经方讲习录（二）

张庆军　张智杰　著

中国科学技术出版社
·北京·

图书在版编目（CIP）数据

经方讲习录 . 二 / 张庆军 , 张智杰著 . — 北京 : 中国科学技术出版社 , 2024.7
(2024.8 重印)

ISBN 978-7-5236-0459-5

Ⅰ . ①经… Ⅱ . ①张… ②张… Ⅲ . ①经方—通俗读物 Ⅳ . ①R289.2-49

中国国家版本馆 CIP 数据核字 (2024) 第 039819 号

策划编辑	韩　翔　于　雷
责任编辑	于　雷
文字编辑	李琳珂　卢兴苗
装帧设计	佳木水轩
责任印制	徐　飞

出　　版	中国科学技术出版社
发　　行	中国科学技术出版社有限公司
地　　址	北京市海淀区中关村南大街 16 号
邮　　编	100081
发行电话	010-62173865
传　　真	010-62179148
网　　址	http://www.cspbooks.com.cn

开　　本	710mm×1000mm　1/16
字　　数	342 千字
印　　张	23
版　　次	2024 年 7 月第 1 版
印　　次	2024 年 8 月第 2 次印刷
印　　刷	北京博海升彩色印刷有限公司
书　　号	ISBN 978-7-5236-0459-5/R · 3157
定　　价	58.00 元

内容提要

经方是中华民族的临床经验结晶，亦是中医入门的捷径。学经方就像学棋当读谱、学书临颜柳、作诗先吟唐诗一样，是规范，是基础。学中医而不学经方者，必难成大医。"有是证用是方"，一对一，这就是经方的规矩。

本书是"经方讲习录"系列的第二部，也是经方的提高书。全书共9章，主要针对临床中常见、疑难的病症，根据"有表先解表"的经方治疗原则及"病脉证治"的辨证诊断进行医案详解，结合笔者的临床实践经验，从理论到实践，帮助读者从真实病例中掌握中医诊疗的变化和经方临证的加减使用。

初学者需要的是接地气的经方讲解。笔者用通俗而不简单、专业而不深奥的语言，一步步帮助中医人提高临床功力。本书的诊治方法实用，病案贴近临床实际，适合广大中医药临床工作者、中医药爱好者阅读参考。

前　言

我从医 20 多年了，治了无数的病人，有很多失败的教训，也有难以计数的成功案例。每一年都在进步，每一年都有新的感悟。

这么多年过去了，我一直想说中医的尽头是经方，经方的尽头是病脉证治。对此，我将举例说明。

强直性脊柱炎是公认的世界难题。为了攻克该病，我下了极大的功夫，研究众多名家医案、偏方、验方，但应用于临床却偶尔有效，大都无效，这让我十分困惑。名医大家有从肾虚治疗者，有从督脉治疗者，有从痰瘀治疗者等，各说各的理，且各自应用于临床效果都很好。但为什么我用了效果不好呢？难道这么多的经验，还治不好强直性脊柱炎吗？在种种无奈之下，我把目光投向了经方。

我开始思考强直性脊柱炎到底是经方中的什么病。

病人的第一个症状是背痛。从《金匮要略》病脉证治角度来看，背痛就是胸痹病。原文：胸痹之病……胸背痛……

病人的第二个症状是背强直，这是葛根剂的主治病症。

在病脉证治确定之后，我立即进行了临床验证，凡是强直性脊柱炎的病人，我就用葛根剂加上胸痹病的处方进行治疗。葛根剂包括葛根汤、桂枝加葛根汤、葛根加半夏汤、葛根芩连汤，胸痹病处方包括瓜蒌薤白白酒汤、瓜蒌薤白半夏汤、枳实薤白桂枝汤、人参汤。根据病人病情选择具体处方。

临床应用之后，疗效果然提高了不少，但仍未达到我心中理想的程度。有些病人症状改变不明显，怎么办呢？还是找经方，依据病脉证治。

经过苦心探索之后，我发现强直性脊柱炎还属于《金匮要略》中的"痉病"。因强直性脊柱炎的病人还有一个重要症状，久病则无法平躺睡觉，即卧不着床，或驼背，也可以认为是角弓反张，只不过与原来大家认为的角弓反张方向相反。

70%的强直性脊柱炎病人合并有巩膜炎。

《金匮要略·痉湿暍病脉证治第二》载：病者身热足寒，颈项强急，恶寒，时头热，面赤目赤，独头动摇，卒口噤，背反张者，痉病也。

我查阅了大量相关文献资料反复思索之后，认定强直性脊柱炎属于痉病是毫无疑问的。痉病处方包括瓜蒌桂枝汤、葛根汤、大承气汤。

于是，我又在临床进行了验证，疗效再次大幅度提高，特别是加上大承气汤后，强直性脊柱炎的病人症状改善迅速，简直不可思议。我反复询问了强直性脊柱炎病人，大部分人大便正常，不干不黏。从伤寒病角度是无法理解用大承气汤的，但从痉病角度必须用大承气汤，而且强直性脊柱炎病人服用大承气汤后，没有出现大便次数增多的问题。

目前，针对强直性脊柱炎的疗效已经非常明确了，这都是经方的功劳，病脉证治的功劳。

经方之妙，妙不可言。我们唯一要做的就是好好学习，老老实实继承，下大功夫研究。

最近我又下大功夫研究痉病，认为偏瘫后遗症、帕金森、小儿多动症、癫痫、甲状腺功能亢进症手抖等疾病均可诊断为痉病，并在临床进行验证，也取得了不错的疗效。等我把验证成果及经验总结之后，再向大家汇报。

我只是对痉病进行了深入研究，便尝到了大甜头，解决了好多临床疑难问题。《金匮要略》共25篇，还有很多宝藏等着我们去发掘，因此我每天都兴奋不已，像"打了鸡血"一样研究经方，甚至感到每天的时间都不够用。

感谢帮忙整理稿件的蔡先锦、石丽霞、李蔚、张凡，以及给予极大支持的出版社编辑。最后，送给广大的中医人士一句话：中医的尽头是经方，经方的尽头是病脉证治！

张庆军

于汤阴

目　录

壹

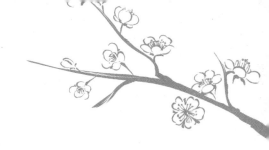

第1章　有表先解表

《经方讲习录》理论方面的内容偏多一些，而本书作为第二部，主要讲怎样在临床中去运用病脉证治，特别是对一些复杂的病。

一、《伤寒论》解表论

表证有的非常明显，如发热、怕冷、身痛、脉浮等；有的比较隐蔽，如鼻塞、轻微头痛、肩周炎、腰酸背沉、慢性咳喘等。遇到以下情况需考虑先解表。

(1) 遇到外感风寒，病情加重的。

(2) 平时容易咳嗽，打喷嚏，流涕，流泪的。

(3) 有慢性病，稍受凉就会复发或者加重的。

(4) 吐泡沫痰，擤泡沫鼻涕，小便里有泡沫，白带里有泡沫，大便里有泡沫。

(5) 感觉到身体酸，如鼻子酸、头酸、四肢酸、腰酸。

(6) 脉上鱼际，脉浮的。

患者来了，追问病史，一是反复回忆，看第一次得病是不是与感冒有关，是不是与受凉有关；二是好好分析，看这次病情复发或加重是否与受凉有关。

（一）解表方

《伤寒论》113 个处方里含有麻黄和桂枝的解表方有 44 个，含有生姜的虽未统计，但实际上生姜也是有解表作用的。

1. 大青龙汤

本方很有名，知道小青龙汤便知道大青龙汤，但是临床常用小青龙汤，用大青龙汤者寥寥无几。而大多人不用是因为不知该如何用。

大青龙汤主要治疗：第一，溢饮。病溢饮者，小青龙汤主之，大青龙汤也主之。患者四肢肿胀、疼痛、沉重，是风湿、类风湿。肿胀分两种情况，一种是肉眼就能看得到的；另一种是患者自己感觉到的，肉眼看不出。这种用手按不出坑的肿胀是溢饮的特点，属痰饮病，不是水气病，如果是水气病就能按出坑来。类风湿患者，关节肿胀，按一下，也是按不出坑的。患者自觉四肢肿胀，憋得难受，汗出不来，这就是溢饮。

第二，沉重。患者自觉四肢沉重，抬不起来，没有力气，医生把脉却发现脉有力。对照《伤寒论》第38、39条大青龙汤方，患者四肢疼痛，容易理解，但沉重往往就忘记了，总想给补一补，其实不能补。这时就应该用大青龙汤治疗。若临床不知道大青龙汤的用法，会导致很多患者的治疗过程比较曲折。

笔者曾治疗一位女性，就诊时自觉脚板是胀的，但是按不出坑来，无水肿，X线检查正常，实验室检查也正常，能做的检查都做了，未发现明显病变，但就是两只脚疼痛难忍，严重时甚至不能挨地。其脚痛成为疑难怪症，四处治疗，凡是知道的名医她都找过了，但都效果不佳。

我一按脚上没有坑，但患者自觉肿胀，认为是痰饮病，肿在四肢上，为溢饮病。病溢饮者，小青龙汤主之，大青龙汤也主之。患者就诊时兼有烦躁症状，故应用大青龙汤。开出此方也是参考了患者患病经过、治病经历及处方用药，综合分析后决定。患者服药1天就不痛了，表明对症了，疗效就很快。

2. 桂枝去芍药加蜀漆牡蛎龙骨救逆汤

此方少有人用，笔者曾治疗一位北京的患者，处以该方，效果超级好。关于该方使用，第一，它是桂枝汤的加减方，要先确定患者有表证。怕风、怕冷、爱汗出，可使用桂枝剂。第二，患者诉其爱做梦，多梦就是龙骨牡蛎证，经方里面一共有5个龙骨牡蛎汤，可用排除法确定具体处方。患者口不苦，故将柴胡加龙骨牡蛎汤先排除了，通过这样一个简单的方法，最后确定了桂枝去芍药加蜀漆牡蛎龙骨救逆汤方，而其方中的蜀漆可用常山代替，用量在6g以内。

桂枝去芍药加蜀漆牡蛎龙骨救逆汤与桂枝加龙骨牡蛎汤怎么区别呢？只需记住桂枝加龙骨牡蛎汤是虚劳病的处方，是芤脉即可。

3. 桃核承气汤

《伤寒论》载，"血自下，下者愈。"有的精神病患者，有自杀的倾向，多用刀割腕或用刀砍自己。

我见过一位患者每天下午必须得用剪刀扎自己，我掀起衣服看了看，扎得鲜血淋漓的。她认为自己在放血，且扎了以后，自觉舒服、快乐，与我们所想的失血、疼痛不一样。而"血自下，下者愈"讲的就是这种感觉，血能出来了，人就舒服了。以后我们看到一些精神病患者喜欢放血的，用玻璃片割自己的，用刀割自己的，砍自己的，一律用桃核承气汤，用后就好，吃了以后就算再让患者扎自己，他也不扎了。

4. 解表方

小青龙汤、大青龙汤、小建中汤、五苓散、乌梅丸、甘草附子汤、半夏散及汤、当归四逆汤、当归四逆加吴茱萸生姜汤、炙甘草汤、茯苓甘草汤、苓桂枣甘汤（茯苓桂枝甘草大枣汤）、苓桂术甘汤（茯苓桂枝白术甘草汤）、桂枝甘草龙骨牡蛎汤、桂枝二越婢一汤、桂枝二麻黄一汤、桂枝人参汤、桂枝去芍药汤、桂枝去芍药加附子汤、桂枝去芍药加蜀漆牡蛎龙骨救逆汤、桂枝甘草汤、桂枝加大黄汤、桂枝加芍药生姜各一两人参三两新加汤、桂枝加芍药汤、桂枝加附子汤、桂枝加厚朴杏子汤、桂枝加桂汤、桂枝加葛根汤、桂枝汤、桂枝附子汤、桂枝麻黄各半汤、桃核承气汤、柴胡加龙骨牡蛎汤、柴胡桂枝干姜汤、柴胡桂枝汤、黄连汤、麻黄升麻汤、麻黄汤、麻杏石甘汤、麻黄连翘赤小豆汤、麻黄附子甘草汤、麻黄附子细辛汤、葛根加半夏汤、葛根汤。

一共有44个处方，占113个处方的比例是39%。也就是说，在113个处方里单纯解表、同时解表的处方占比超过三分之一，充分证明了治病时必须要考虑患者有无表证及如何解表，这是很关键的问题。

（二）解表条文详辨

第44条　太阳病，外证未解，不可下也，下之为逆，欲解外者，宜桂枝汤主之。

患者得了太阳病，就要先解表，表未解时，不可以用下法。当今临床患者感冒了，不解表，而直接输液、使用抗生素就是用了下法，就是逆治。患者感冒了，不解表直接服用清热解毒口服液也是用了下法，也是逆治。

第106条　太阳病不解，热结膀胱，其人如狂，血自下，下者愈。其外不解者，尚未可攻，当先解其外；外解已，但少腹急结者，乃可攻之，宜桃核承气汤。

此条强调：患者有表证，伴有瘀血者，应当先解表，再活血化瘀。或者解表、活血化瘀一起用，绝对不可以只活血化瘀。

现在的脑梗死患者，一旦发病立刻打急救电话，直接输液，活血化瘀，但导致很多人留下了后遗症。有表先解表，中风病更应如此。

第152条　太阳中风，下利，呕逆，表解者，乃可攻之。其人漐漐汗出，发作有时，头痛，心下痞硬满，引胁下痛，干呕短气，汗出不恶寒者，此表解里未和也，十枣汤主之。

判断表已解的简便方法就是患者不恶寒了。患者表证伴胸腔积液时必须先解表，表解了之后才可以泄水。

当今社会，遇到心包积液、胸腔积液、腹水的患者，有几个医生会去仔细诊断患者有无表证呢？治疗效果不佳或者留有后遗症的主要原因是没有先解表，而直接利水利尿，与脑梗的误治情况一模一样。

第161条　伤寒发汗，若吐若下，解后心下痞硬，噫气不除者，旋覆代赭汤主之。

表证伴有痞证，可先解表，也可以解表治痞一起用。此条明确指出，"解后"，即表证解了之后，如果患者有心下痞硬，噫气不除，就用旋覆代赭汤；如果表未解，就要先解表。大家在临床上见到一位噫气不除的患者，别忙着直接用旋覆代赭汤。大家在临床会看到不少旋覆代赭汤失误的案例，也会困惑为何好多老师、医生、病案都讲了"噫气不除者，旋覆代赭汤"，但临床上却时灵时不灵，这是因为没有先判断患者有无表证。患者无表证，就灵，有表证，就不灵。大多失误的医生都是因为不知道要先解表，但其实条文中已经讲得非常清楚了，只是大家没有仔细研究罢了。笔者专门把这些条文都挑出来，就是要告诉大家要注意患者有无表证，有表先解表。

表没解的情况下要先解表，表证伴有痞证要先解表，当然在一些特殊情况下可以同时解表攻痞，总之得先解表。两种情况，一种情况是单纯先解表；另一种情况，解表治痞同时进行，如第163条的桂枝人参汤，就是解表治痞一起。

第163条 太阳病，外证未除，而数下之，遂协热而利，利下不止，心下痞硬，表里不解者，桂枝人参汤主之。

这是表里同解的一个处方。

看到这里或许一些人会有疑问，医圣说的都是对的，不能更改吗？我们就必须得遵守吗？《伤寒论》被称为经典，代表着一个领域的顶峰，并经后人证实确实行之有效。如果我们还没有建立起完整的六经辨证体系，那么学习经典，并验之临床，不断总结经验，就会大大提高诊疗水平。

第164条 伤寒大下后，复发汗，心下痞。恶寒者，表未解也，不可攻痞，当先解表，表解乃可攻痞。解表宜桂枝汤，攻痞宜大黄黄连泻心汤。

此条主要讲的是恶寒者，即怕冷表未解的情况。"不可攻痞"，是说患者既有表证，又有痞证，表证合并痞证的时候，不能先治疗痞证，需先解表，这是有严格规定的，不能随便改。"当先解表，表解乃可攻痞"，表证解了以后，我们再去治痞证，这就是我们总结的"有表先解表，表解再治痞"。解表可用桂枝汤、麻黄汤、葛根汤、桂枝加葛根汤等；攻痞可用半夏泻心汤、甘草泻心汤、生姜泻心汤、大黄黄连泻心汤、附子泻心汤等。这里的"宜"字不是"主之"，就是可供参考的意思。临床应用时，可以根据患者情况自行选择，而不是见到患者既有表证又有痞证，都先用桂枝汤，不是这个意思。临床需要根据患者具体的情况，是什么样的表证，就用对应的方来解决。患者有恶寒，就是有表证，表证伴有痞证时，要先解表，再治痞。

第234条　阳明病，脉迟，汗出多，微恶寒者，表未解也，可发汗，宜桂枝汤。

有恶寒，就是有表证，要先解表，这里讲了太阳阳明合病的处理原则，先解表，也可以表里同解，如厚朴七物汤。

我们前面讲了，患者既有太阳病（表证），又有大便干（阳明病）的情况，在临床上很常见。我们治疗的感冒患者，很多人都大便干，这时就可用第234条所讲，先发汗解表，宜桂枝汤。这是太阳表证合并阳明病的处理原则。

第235条　阳明病，脉浮，无汗而喘者，发汗则愈，宜麻黄汤。

第234条讲了阳明病合并有表证汗出多的处理方法，第235条介绍患者大便干，无汗出，又有表证的处理方法。采用同样的原则，这里可用麻黄汤。两种情况，都讲了。

如果一个阳明病大便干的患者，同时兼有太阳病不汗出的麻黄汤证时就应该先解表，用麻黄汤。绝对不能直接用下法，直接用下法是大错特错。

第262条　伤寒瘀热在里，身必黄，麻黄连翘赤小豆汤主之。

患者有表证伴黄疸时，需要表里同治，用麻黄连翘赤小豆汤，或者麻黄醇酒汤先解表。

这里讲的是患者既有表证，又有黄疸的处理方法。两种方案，一种是表里同治，用麻黄连翘赤小豆汤；另一种是单纯先解表，用麻黄醇酒汤。

笔者在本书反复强调，患者有表证的时候，两个解决方案，要么单纯解表，要么表里同治，没有别的路可走。当然，如果能够表里同治，尽量表里同治。

二、《金匮要略》解表论

（一）中风历节病的解表

1. 中风病

中风病的处方，侯氏黑散，方中有桂枝。侯氏黑散治疗冷瘫，或者叫冷中风。

这类患者都喜欢吃热饭，不喜欢吃凉饭，越热越喜欢，饭必须一直煮，端下来给其服用，就会觉得有点凉。

笔者治疗的一些癌症患者到最后会出现阴阳离绝的现象，在去世前几天，会出现两种情况。

第一种情况，热得要命，一刻不停地吃冰棍儿，我见过好几个，一分钟也不能停，必须得吃冰棍儿，不管是冬天还是夏天。以后也许你们会碰到这样的患者，这些危重患者到了快离世的时候，就是不停地要吃冰棍儿，该怎么治疗呢？我们分析一下，患者不停地吃冰棍儿，说明是热证，还是虚热证，就可服用六味地黄丸。我曾用此药治过几位患者，疗效迅速，吃了就好。

第二种情况，喝热水。正在沸腾的热水，不能端下锅来，患者从锅里舀上来喝，这种情况就属于寒证，用附子理中汤、附子理中丸。患者咨询，我都是让其买一盒附子理中丸，吃后即好。患者将沸腾的热水舀起来就喝，绝对不能停，谁阻止就会骂谁，且饮用后没有烧伤。正常人要是喝这样的水，一会儿就需要到急诊治疗烧烫伤了，但患者喝后没事。用附子理中丸治疗后，寒证已除，再让他喝，他也不喝了。

2. 历节病

历节病的处方，桂枝芍药知母汤，方中有麻黄、桂枝。

（二）血痹虚劳病的解表

1. 血痹病

血痹病的处方，黄芪桂枝五物汤，方中有桂枝。

2. 虚劳病

虚劳病的处方，桂枝加龙骨牡蛎汤，方中有桂枝。龙骨牡蛎系列的处方，一共有 5 个，具体如下。

第一个，桂枝加龙骨牡蛎汤。扎脉，梦多，就用桂枝加龙骨牡蛎汤。

第二个，柴胡加龙骨牡蛎汤。三阳合病，患者胸闷烦惊，方中有桂枝、柴胡、大黄。

第三个，桂枝甘草龙骨牡蛎汤。心慌兼有多梦可用。桂枝甘草汤治疗心下悸，欲得按者。

第四个，桂枝去芍药加蜀漆牡蛎龙骨救逆汤（简写为救逆汤）。本方证是桂枝证加惊狂。

第五个，二加龙骨牡蛎汤。临床很少用。

临床使用我们可以用排除法，一共就 5 个汤，排除 4 个汤，剩下的 1 个就正确了。

（三）肺痿肺痈咳嗽上气病的解表

咳嗽上气病的第一个处方，射干麻黄汤，方中有麻黄。治疗支气管哮喘首选射干麻黄汤的前提是脉有力。如果脉无力，加补药，把射干麻黄汤的量变为 20%，补药的量变为 80%。比如一个脉无力、下肢凉的支气管哮喘患者，射干麻黄汤用 20g，四逆汤用 80g，采用这样的比例，病才能好。

《金匮要略·妇人杂病脉证并治第二十二》：妇人吐涎沫，医反下之，心下即痞，当先治其吐涎沫，小青龙汤主之。涎沫止，乃治痞，泻心汤主之。

这里再一次强调了表证伴痞证时，需先解表，再治痞。我们判断患者无表证的标准就是患者不恶寒，不怕冷，不怕风，就表示没有表证了。

当一个患者既有表证，又伴有胸腔积液的时候，一定要先解表，再治水。如果这个时候用利尿的药，如药物呋塞米、螺内酯、氢氯噻嗪这一类，或者用中药的十枣汤、控涎丸等方案治疗的话，患者预后就会差。可能当时会见效，但之后病情会恶化，越利水，积液越多。无论是西医，还是中医，这样的错误，在治疗胸腔积液、腹水、心包积液等疾病的时候，天天在犯。

以前的胸腔积液往往都是结核性的，现在的胸腔积液一发现都是癌症，癌性胸腔积液。大家一定要记住，我们在治疗肝硬化腹水或者癌性腹水时要先解表，解表之后再去利尿，这个顺序不能颠倒。这样的患者很容易感冒，感冒了就要辨证吃中药。如果我们碰到患者感冒，先别去管水的事儿，先治好感冒。患者没有感冒，我们也要想办法找到其表证，实际上是一定会有的。患者到胸腔积液、腹水、心包积液的程度，身体会非常的虚弱，抵抗力非常的差，风、寒这些邪气很容易就进入患者体内。

此条所说的吐涎沫，就是泡沫痰，用小青龙汤治疗。再次强调了既有表证，又有痞证，当先解表，再治痞。

三、飞蚊症

※　病案

患者，男，电脑编程员，31岁，湖北人。2年前某天晚上加班赶程序，眼睛盯着电脑屏幕时，忽然视野中央出现了一个小黑影，怎么擦也擦不掉，后来一看到明亮的地方，视野里就会有小黑影。

经医院眼科检查，诊断为玻璃体混浊，又叫飞蚊症，是用眼过度导致的，在医院开了滴眼液。用了滴眼液并且注意休息后，症状并没有减轻，且视力开始明显下降。

自行上网搜索飞蚊症，发现后期出现失明的概率高达20%以上，使他更加恐惧和担心，现在才31岁，几年后失明该怎么办呢？于是踏上了漫漫求医路。在此期间，补充过叶黄素，也用过含有激素的眼药水，但症状逐渐加重，视物模糊，视力减退。后至眼科配了眼镜，刚开始感觉有效，5个月后戴眼镜也没有效果。患者主诉眼前有飘动的小黑影，特别是看白色明亮的背景时更加明显。

分析：头不痛，颈部不适，怕冷恶风，轻易不汗出。口不苦，胸胁没有满痛。口不渴，大便正常。脉有力，舌质淡，舌苔水滑。怕风，怕冷，脉有力，是太阳病；轻易不汗出，是麻黄剂；颈部难受，是葛根剂；舌苔水滑，是茯苓剂。

处方：葛根汤加茯苓。葛根 40g，麻黄 9g，桂枝 20g，生姜 30g，炙甘草 20g，白芍 20g，茯苓 20g，大枣 6 个。

冷水泡半小时，水开后煮半小时，每日 1 剂，2 次分服，早上、中午饭后喝。服药后，盖被子出微汗。

疗效：仅服药 1 次，微汗后病情迅速减轻，7 天后症状缓解了 80%。又服 7 天，诉无疗效，再次病脉证治。患者颈部不适、怕冷恶风等症状消失，正常汗出，其他症状也消失。仅腹诊时，肚脐右侧有压痛。

处方：当归芍药散。当归 9g，白芍 48g，茯苓 12g，白术 12g，泽泻 24g，川芎 24g。加黄酒和水一起煮。

5 剂后症状全部消失，飞蚊症解决了，嘱患者注意眼睛休息，不要吃生冷油腻，换一个工作。1 年后未再复发。

飞蚊症是眼科疾病，这位患者也吃了不少中药，如杞菊地黄丸及补肝益肾类药物，但都没有见效。事实上患者是个太阳病，治疗时需要先解表，实际治疗效果也证明了这一点。本病案唯一遗憾的是最开始未用葛根汤合当归芍药散，这也是导致患者恢复慢的主要原因。

四、暴盲症

《中医是无形的科学》中的"暴盲症用麻黄汤"病案摘录如下。

2000 年，一位 37 岁农妇患原发性高血压 18 年，由于暴怒引发蛛网膜下腔出血，昏迷 48 小时，醒后暴盲。诊见寒战，咳逆无汗，查颅内血肿、水肿，双眼底出血、水肿。眼科专家陈达夫先生"目疾六经辨证大法"有云：凡目疾，无外证而暴盲，为寒邪直中少阴，毛孔闭塞所致，当用麻黄附子细辛汤。附子温少阴，麻黄开太阳（即打开毛孔），细辛托邪外透。

医生见该妇人身体强壮，寒战无汗，脉有力，是太阳病，直接开了1剂麻黄汤。麻黄15g，杏仁10g，桂枝10g，甘草5g。

第二天复诊，夜里汗出，小便特别多，8小时尿量约3000ml，头胀痛消失，眼睛胀痛消失，眼也不红了，血压竟然正常了，已经可以看到模糊的人影了，又用通窍活血汤冲服水蛭粉12g。调理一段时间，终于复明了，左右眼视力分别为1.2、0.8，病愈3年后随访，血压一直稳定。

这位患者高血压暴盲，用病脉证治的方法来分析，是太阳病，无汗是麻黄剂。

病脉证治：病，太阳病；脉，脉有力；证，头痛、眼痛；治，麻黄汤。

近期疗效：当天见效。远期疗效：高血压也治好了。

五、便秘

※　病案1

高某，女，23岁。常年便秘，大便5～6天一行，腹部无不适。患者认为长期不大便，对身体不好，四处治疗。

有位医生曾用过承气汤类，服药后每天都有大便，但停药后又变成原来的样子。这说明她的便秘不应该用攻下的方法。后来换了医生，用了麻仁润肠丸之类润下剂，服药后效果不明显。患者也用了润肠茶、珂妍胶囊、复方芦荟胶囊，均为用时有效，停用无效，大便仍5～6天一行，患者认为上面的药物都不对症，后找到我看病。

病脉证治：病，太阳病；脉，脉有力；证，自汗出，怕风；治，桂枝汤。桂枝9g，白芍9g，炙甘草6g，生姜9g，大枣3个。

5剂后，自汗、怕风症状消失，大便畅通，每天1次。又吃5剂，停药后，大便仍然每天1次，不干燥，1年后未复发。

分析：有表先解表，表解再治痞，痞解再治其他。患者脉有力是三阳病；口不苦，排除少阳病；大便干，确诊为阳明病。除此上述症状外，患者自汗出，怕风，有太阳病，而且是桂枝证。

患者不大便，但是腹部并未感到不适，充分说明不可以用攻下的方法，而应该考虑患者大便干是汗出多，肠道缺水造成的。因此，解决汗出多才是关键，有表先解表，患者既然是太阳病桂枝证，就要先解表。

第234条　阳明病，脉迟，汗出多，微恶寒者，表未解也，可发汗，宜桂枝汤。

本案患者是《伤寒论》第234条所载的情况，患者大便干，又有太阳病，桂枝证时，先用桂枝汤。

※　病案2

患者，男，39岁，安徽人。要求治疗便秘，症状自汗出，怕风，大便干，脉有力。自诉不大便时会腹胀不适，为了解决该症状，经常吃大黄、番泻叶之类。这位患者是金匮病里的腹满病，又伴有太阳表证，因此用厚朴七物汤。厚朴40g，甘草15g，大黄15g，大枣10个，枳实15g，桂枝6g，生姜25g。

1剂后大便畅通，3剂后大便正常，停药后怕风，自汗，便秘，腹胀均消失，疾病痊愈。

《金匮要略·腹满寒疝宿食病脉证治第十》：病腹满，发热十日，脉浮而数，饮食如故，厚朴七物汤主之。

太阳桂枝证与阳明大便干合病时的两种情况：腹部不胀的，用桂枝汤；腹胀的，用厚朴七物汤。

六、阳痿

※ 病案 1

蒋某，男，41 岁，吉林人。阳痿多年。自诉第一次得病是由于冬天受凉，从此开始阳痿，四处治疗，都是人参、鹿茸、海马、附子、蜂房、蚂蚁、韭菜子、枸杞之类，一点儿效果也没有。平时基本上不汗出，腹部、腰部自觉发凉，口不苦，大小便正常，脉浮有力。

病脉证治：病，太阳病；脉，脉有力；证，不汗出；治，麻黄汤。麻黄 9g，桂枝 6g，炙甘草 3g，杏仁 6g。

5 剂后汗出，阳痿减轻，又服 5 剂痊愈。本案患者症状是阳痿，但通过病脉证治分析之后是太阳病，用麻黄汤治疗。

※ 病案 2

我还治过一个 29 岁的男性，因一次同房后受凉感冒，从此开始阳痿，前医也是各种补，不见效，他的脉是无力的，也是轻易不汗出，下肢凉，精神差。

处方：麻黄附子细辛汤。

9 剂痊愈。他以前也用过大剂量附子，但从未有效，是前医不知道有表先解表的缘故，患者有表必须先解表，不然的话，无论用什么药也不会见效的，这是多个病例证明的真理。

分析：不汗出，太阳病；脉无力，下肢凉，精神差，少阴病。故属太阳少阴合病。

第 301 条　少阴病，始得之，反发热，脉沉者，麻黄附子细辛汤主之。

※ 病案3

患者，男，43岁。阳痿2年多，自行购买了肾宝合剂、龟龄集及其他补肾壮阳的药物，吃了很多，一直无效。

病脉证治：病，太阳少阳合病；脉，脉有力；证，怕风怕冷，易汗出，口苦；治，柴胡桂枝汤。

分析：怕风，怕冷，易汗出，太阳病的表证，桂枝剂；口苦，少阳病；大小便正常，排除阳明病。脉弦浮有力，太阳少阳合病，既有太阳病，又有少阳病。

大家看一下我写"证"的时候，并没有写阳痿或者糖尿病，什么都不写，只写六经病的关键症状。至于患者是头痛，还是阳痿；是高血压，还是高血糖，都没有关系。我们只考虑六经病的关键辨证治，不考虑其他东西，如病名，化验指标，患者乱七八糟的症状等。

如果患者的症状是头痛，是这个处方；如果是关节疼痛，也是这个处方；如果是类风湿，还是这个处方。这是病脉证治的结果。我们只有掌握了这个方法，才可以对付千变万化的症状，对付稀奇古怪的病名。

只要我们诊断为太阳少阳合病，就是柴胡桂枝汤。如果诊断为太阳病的麻黄证，又有少阳病，那就用麻黄汤合小柴胡汤。

其实这些方法《伤寒论》书里都讲过了，讲的时候就是以桂枝汤为例给大家详细说明。这三十多种情况是以桂枝汤为例，如果遇到其他的情况就可以随症加减，任意合方。只要有这个汤证，就必须把这个汤合起来。患者有葛根汤证，又有小柴胡汤证，就必须把这两个汤合起来。《伤寒论》就是这样讲的，任意合方。只是以桂枝汤为例进行说明，剩下的情况就需要自己领悟。

患者吃了5剂以后好转，10剂恢复正常。治疗男科病不能光想着补肾，一定要看看有没有表证，一定要病脉证治。这正是本章讲述的核心思想：病脉证治，有表先解表。

七、糖尿病

对于糖尿病，靠中药降糖历来是把握不大。我治糖尿病并发症效果可以，但降糖往往疗效不尽人意。我也看了很多书，目前全小林老师应该是中药降糖的高手，现分享一下自己的点滴经验。

※ 病案1

曾治过一位男患者，53 岁。糖尿病多年，一直吃降糖药控制，但控制得不太好，血糖一直在 9mmol/L 左右，他找我治疗时是想让我解决他的皮肤瘙痒。全身皮肤瘙痒，夜里痒得特别严重，抓的身上血痕累累，皮肤干燥，脱屑，十分痛苦。用扑尔敏（马来酸氯苯那敏片）、息斯敏（氯雷他定片）后稍微轻一点点，外用过止痒的药膏等，疗效也不明显。患者对我说：糖尿病的事儿你不用管，只要把痒止住就行了。

处方：桂枝麻黄各半汤合桂枝茯苓丸。桂枝 14g，白芍 10g，生姜10g，炙甘草 10g，麻黄 9g，杏仁 10g，大枣 5 个。配合桂枝茯苓丸中成药。

疗效：半个月后瘙痒停止，出乎意料的是他的血糖也变正常，降至5～6mmol/L。

分析：头不痛，颈部无不适，怕冷，怕风；口不苦，胸胁无痛满现象；大便正常；脉浮有力。怕风怕冷，脉浮有力，是太阳病。太阳病瘙痒选择桂枝麻黄各半汤。腹诊结果是肚脐左侧有压痛，选用桂枝茯苓丸。

患者天天量血糖，因此他很清楚这是中药的效果，后来逐渐停用降糖药，血糖仍正常。这是笔者用中药降糖的一个成功案例，很意外，但仔细分析，又不意外，坚持病脉证治就能创造奇迹。

※ 病案 2

有位慢性糖尿病患者一直在医院用药物治疗，血糖控制不理想。慕名来找温老师要求服用中药，最开始温老师根据疲劳、乏力等认为气阴两虚，用益气养阴的验方治疗，血糖不下降，后来根据患者轻微头痛，每天早上爱打喷嚏，大便不通畅，每次大便 1 小时以上，很是苦恼，然而大便并不坚硬。

从时方角度讲，是风寒郁表，腑气不通，从经方来说，予麻黄汤很符合，就开了小剂量麻黄汤 5 剂，没想到复诊时症状全消，血糖正常。

这是温兴韬老师解表降糖的成功案例，笔者在临床也正开展这项工作。糖尿病患者小便大多有泡沫，泡沫就是表证，那是不是很多的糖尿病患者最开始血糖高就是感冒后遗症导致的呢？虽然目前还没有证实这一说法的准确性，但不管怎么样，大家必须清楚一点，不管是糖尿病，还是其他疾病，必须有表先解表，这是原则。

八、窦性心动过缓

笔者治疗窦性心动过缓患者至少有几十例，都是很快就治好，并且是除根。

※ 病案

患者，男，60 多岁。窦性心动过缓，心率每分钟 40 多次。平素感到身上无力，头晕，记忆力差，反应迟钝，认为是年纪大了，就应该如此，后来有一次出现了晕倒，到医院检查确诊为窦性心动过缓，在医院住院治疗一段时间有效，出院后又恢复老样子，还晕倒了几次。

刻诊：脉无力，下肢凉，精神差，怕冷。

病脉证治：病，少阴病，表证；脉，脉无力；证，下肢凉，精神差；治，麻黄附子细辛汤。

疗效：5剂明显见效，10剂痊愈，15剂根治。

非常有意思的是笔者治疗了几十例窦性心动过缓，病脉证治辨证之后都是麻黄附子细辛汤，可以说这是中医治疗窦性心动过缓典型的一个方案。

九、痛经

※ 病案

贺某，女，17岁。每次经期痛得死去活来，痛不欲生，吃大量的镇痛药效果也不明显，反而把胃吃坏了。

刻诊：平时怕冷，怕凉，怕风，手脚冰凉。脉无力，舌质淡，苔薄白。

处方：当归四逆加吴茱萸生姜汤。当归15g，桂枝12g，白芍15g，炙甘草10g，细辛3g，大枣6个，通草4g，吴茱萸6g，生姜40g。

分析：有表证，脉无力，手脚凉，自觉腹部也是冰凉的。确诊为厥阴病，所以是厥阴病表证。

疗效：煮药时酒水同煮，每次月经前喝5剂。患者共服了15剂药，痛经消失。

患者怕冷，怕风，是明显的表证，但她是厥阴病的表证，遂用了当归四逆加吴茱萸生姜汤。六经都有表证，有表要先解表，解表的代表药物是麻黄、桂枝，因此，凡是有麻黄或者桂枝的处方都有解表的作用。

《金匮要略·中风历节病脉证并治第五》处方：侯氏黑散、风引汤、防己地黄汤、崔氏八味丸都含有桂枝。《千金》越婢加术汤、《千金》三黄汤都含有麻黄。《古今录验》续命汤则既有麻黄又有桂枝，说明中风病需要解表治里同用，而现代医学治疗采用大量的冰凉液体加活血化瘀，中医也是拼命地活血化瘀。治好中风，有表先解表，必须要记牢。

十、乳腺增生

※ 病案

郭某，女，27岁。两侧乳房乳腺增生，每次来月经之前，乳房胀痛，乳房里的肿块增大，月经过后疼痛减轻，肿块缩小。

处方：柴胡桂枝干姜汤合当归芍药散。柴胡24g，桂枝9g，干姜9g，天花粉12g，黄芩9g，牡蛎6g，当归9g，炙甘草6g，白芍12g，川芎9g，泽泻9g，白术12g，茯苓12g。去渣再煎，每次月经前5天开始服药，月经来就停药。

疗效：共吃15剂，乳腺增生消失。

分析：怕风，怕冷，有表证，桂枝证。口苦，柴胡证。大便不干，吃了凉东西难受，有干姜证。手脚凉，当归证。精神可，睡眠好。脉无力，确诊为厥阴病。

十一、经前期紧张综合征

※ 病案

患者，女，22岁。平素爱生闷气，不善交际，每次月经之前，口苦，恶心，不想吃饭，心情紧张。经询问得知，平素爱汗出，怕风，怕冷，大便正常，脉弦细有力，这是太阳少阳合病，又叫少阳表证。

处方：柴胡桂枝汤。柴胡24g，炙甘草6g，桂枝9g，黄芩9g，人参9g，半夏9g，白芍9g，生姜9g，大枣6个。去渣再煎，每次月经前5天服药。

疗效：20剂后症状消失。

十二、闭经

※ 病案

焦某，女，40岁。半年前去地里干活，结果突然下了暴雨，高热，全身酸痛，咳嗽，不汗出。现代医学治疗后体温正常，咳嗽消失，但遗留了怕冷，身体沉重，次月发现闭经。排除了怀孕的情况后，又服用中药治疗闭经。用过活血化瘀、滋补肝肾、补气养血等疗法，均无效，现在已经半年了，闭经仍没治好。

刻诊：怕冷无汗。口不苦，胸胁无痛满。大小便正常。脉浮紧有力。

病脉证治：病，太阳病；脉，脉浮紧有力；证，不汗出，闭经；治，麻黄汤。麻黄9g，杏仁6g，桂枝6g，甘草6g。

服药后，喝粥盖被。

疗效：1剂后，身上汗出，又吃3剂加桃仁6g后，月经来临，闭经治愈。

十三、结肠炎

结肠炎治疗口诀：有表先解表，必须要记牢。表解再治痞，这是必须地。按照顺序来，疗效顶呱呱。

※ 病案

张某，男，43岁。腹痛，腹泻，反复发作7年。大便每天4～5次，大便里有黏液，经常腹痛，乏力，舌淡，苔薄白，脉浮有力。在某医院确诊为肠易激综合征，吃了很多固本止泄的中药无效。

刻诊：怕风，怕冷，易汗出。口不苦，口不渴。脉浮有力。

病脉证治：病，太阳病；脉，脉浮有力；证，怕风，易汗出；治，桂枝汤。桂枝 9g，白芍 9g，甘草 9g，生姜 9g，大枣 3 个。

疗效：连吃 10 剂，大便已成形，无黏液，又吃 10 剂，腹痛消失，再吃 10 剂，未复发。

十四、打鼾

以前的人打鼾，不重视，觉得没什么，更不会想着治疗。后来经过一系列的科普宣传，特别是打鼾猝死的病例，好多人害怕了，就开始治疗了，有用仪器治疗的，有用手术治疗的，也有不少人是希望用中药来治疗，我每年也能碰到几例患者。凡是要求治疗打鼾的，大多数是因为打鼾太严重了，不仅自己受不了，家属也受不了。

古代没有把打鼾看作病，故在文献中少有记载。从解剖角度解释，所谓的打鼾，就是在呼吸的时候由上气道所发生的异常音响，多在睡着的时候，张开口，鼻孔和口一起呼吸的时候发生。睡着的时候，咬肌和其他肌肉都会变为弛缓状态，因此下颌很低，自然地变成张开嘴巴，同时舌头会向后下方移靠，阻碍空气的流通，引起软口盖的振动而变为鼾声。

喝酒之后软口盖发生轻度的麻痹，所以酒后容易发生鼾声。这时就可用麻黄连翘赤小豆汤来治疗湿热夹表证。

导致打鼾的疾病有鼻息肉、鼻中隔偏曲、腺样体肥大、鼻甲肥大、扁桃体肥大、脑出血等。

※ **病案 1**

卢某，男，39 岁。打鼾特别严重，身体肥胖，血压稍高。

刻诊：鼻塞，颈部难受，轻微怕冷，不汗出。口不苦，胸胁不难受。大小便正常。脉有力。

病脉证治：病，太阳病；脉，脉有力；证，鼻塞，打鼾，不汗出，颈部难受；治，葛根汤。葛根40g，麻黄9g，桂枝20g，生姜30g，炙甘草20g，白芍20g，大枣6个。7剂。

疗效：患者服药3天后打鼾明显减轻。共吃了12剂，鼻子透气了，颈部舒服了，也不打鼾了。

分析：39岁的男性，打鼾特别严重，身体肥胖，血压稍高一点。鼻子不透气，是表证，只要看到鼻子不透气，就是表证。鼻孔是身体上最大的毛孔，最大的毛孔都不透气了，那就是毛孔闭塞，就是不汗出。

颈部难受，葛根剂；轻微怕冷，表证；不汗出，麻黄剂；口不苦，胸胁不难受，排除少阳病；大小便正常，排除阳明病；脉有力，三阳病，实证。用汗法，葛根汤。

临床治疗打鼾，先看患者有没有表证，有表证，先解表。注意，我没有说必须得用葛根汤，要根据患者的表证具体情况来选择处方。

打鼾伴有颈部难受的往往都是葛根汤，患者爱汗出就用桂枝加葛根汤。两个类型，不汗出的，用葛根汤；爱汗出的，用桂枝加葛根汤。大家平时治疗打鼾，想不到用葛根汤，是因为忽略了表证，忘记要先解表。

※ 病案2

分享一篇日本汉方的经验：加某，12岁，女，1985年4月12日初诊。此女生平素易感冒，一旦感冒必有扁桃体肿大，甲状腺也有轻度肿胀，痰及咳嗽不断，故常张口喘气，尤其在夜间常鼾声大作，颇为困扰。同时并有肾炎，时有颜面浮肿、头痛，或在感冒时腹痛。夏季痱子严重，入秋痱子又易化脓，颈部淋巴结肿大，可在多处触到大豆大小肿块。感冒时鼾声加重，夜尿也加重（感冒时症状加重，说明要解表）。鼾声为往复型，呼气及吸气时均痛苦，腹部腹诊时有胸胁苦满（说明有少阳病）。

　　一般对扁桃体炎，腺病，多用小柴胡汤，而对项背强，感冒时各种症状恶化的鼾声、鼻炎、鼻塞、夜尿等，则以葛根汤为宜。

　　故本例以小柴胡汤提取物粉末剂 1g，葛根汤提取物粉末剂 1g 合方共 2g，每日 2 次作为长服药投给，患者也认真地坚持服用。1 年半后，效果逐渐出现（日本人用量很小，服药时间长，可以加大剂量，疗效会增加，疗程会缩短）。

　　1986 年 12 月来院复诊时称已不再张口喘气，不再打鼾，鼻塞消失，不再易感冒。特别是过去最苦恼的夜尿症也彻底痊愈，好像做梦换了个人一样。葛根汤治愈小儿鼾声及夜尿症的经验，已经有若干例的报道（现在打鼾的小孩子很多，是因为鼻炎、鼻窦炎、扁桃体肥大、腺样体肥大，没有别的病。一个小孩子只要打鼾，一定在这四样病里面。至于再诊断出鼻甲肥大、鼻中隔偏曲，也没什么价值）。

　　患者同时还有肾炎，"时有颜面浮肿、头痛"，肾炎有颜面浮肿的时候，我们首选越婢汤和越婢加术汤。扁桃体发炎，高热的时候，首选李士懋先生的新加升降散，用药后当天见效。只要见了小孩子的扁桃体急性发炎、高热、嗓子痛，就用这个方，绝对比其他的方见效快。

　　"颈部淋巴结肿大，并可在多处触到大豆大小肿块"，在这里要注意淋巴结的肿块，只要是能推动的，包括乳房的肿块，或者身体其他部位的肿块，只要能推动的，都是良性的（炎症、囊肿、脂肪瘤、甲状腺瘤等），只要是推不动的，就需要去医院做进一步检查。

　　"感冒时鼾声加重，夜尿也加重"说明要解表。这是需要记住的点：患者感冒时原来的疾病会加重，就说明要解表。感冒时会复发或者加重的疾病有三种情况。第一种情况，呼吸系统疾病，气管炎、支气管扩张、肺心病、慢性阻塞性肺疾病等；第二种情况，血液系统疾病，血小板减少、再生障碍性贫血、骨髓增生异常综合征、慢性粒细胞白血病、急性粒细胞白血病等；第三种情况，各种肾炎、肾病综合征等。

　　这些明显的只要感冒就复发，或者加重的疾病都要先解表。光输血小板，光利尿，患者是永远也好不了的。我讲的这些，不是仅治打鼾的症状，是要帮助大家治疗大病、难病的，是要治疗那些别人治不好的病的，是要治疗那些医院也治不好的病的。

这位患者腹诊有胸胁苦满，是少阳病，小孩子的病往往都是三阳病。如果见到小孩子得三阴病，一般在医院住够1个月，才能够"成功"从三阳病变成三阴病。一般情况下，小孩子得不了三阴病。这位小女孩胸胁苦满，辨出小柴胡汤，然后合葛根汤，小柴胡汤1g，葛根汤1g，每日2次。患者认真地坚持服用，1年半后，效果逐渐出现。日本人的治疗特点是用药量很小，服药时间长，为了缩短见效时间和疗程，我们加大量即可。

这位女生复诊的时候已不再张口喘气，不再打鼾，鼻塞消失，不易感冒。特别是之前最苦恼的夜尿症也彻底停止。碰到遗尿的时候也得先看看有没有表证，不能直接就用缩泉丸。葛根汤治愈小儿鼾声和夜尿症的经验，已经有若干例的报道，说明此经验可以重复。

下面再看理论。《金匮要略·血痹虚劳病脉证并治第六》中，血痹病用黄芪桂枝五物汤，里面用了桂枝，是表证伴有气虚。需要记住，气虚的表证加黄芪。判断患者有无气虚，第一，有气短症状；第二，有齿痕舌；第三，多数气虚患者劳累后病情加重，不能干活，一干活病就加重了或复发。这三种情况要考虑到气虚。

患者既有气虚，又有表证的时候，要在表证处方的基础上加黄芪，不加黄芪不行。该补必须补，不补真不行。一个气虚的患者，如果单纯地发汗，用麻黄汤，或用小青龙汤，是会出事的。该加上黄芪的时候必须得加，气不虚就不能加黄芪。

黄芪桂枝五物汤和乌鸡白凤丸功能差不多，相当于时方里面的补阳还五汤，当然是类似。

虚劳的第一个处方，桂枝加龙骨牡蛎汤，就是桂枝汤加龙骨、牡蛎。桂枝汤是解表的，桂枝加龙骨牡蛎汤是解表加收敛同用。对虚劳病，有表先解表，但因其是虚劳，不能光解表，所以加了龙骨、牡蛎。虚劳病必须是表里同治，必须一块治。天雄散中也有桂枝。

小建中汤是桂枝汤加芍药加饴糖，是表证伴有太阴虚热证。太阴病的判断方法是脉无力，吃了凉东西难受，这是太阴的虚寒证；而临床上有些人虽然吃了凉东西难受，但是偏偏喜欢吃凉东西，这是太阴病的虚热证。有的患者来了就说，我一吃冰激凌就腹痛，但就想吃，这就是虚热证。虚热证要加白芍。芍药甘草汤、小建中汤都是治疗太阴虚热证的。还有患者说自己手脚热，就想踩到凉地上，脉无力就用小建中汤，小建中汤的条文里面专门写了四肢烦热。

黄芪建中汤中含有桂枝，八味肾气丸也含有桂枝，薯蓣丸也含有桂枝，《千金翼方》炙甘草汤里也含有桂枝。在虚劳病里，除了酸枣仁汤、大黄䗪虫丸、《肘后》獭肝散这 3 个处方没有解表药，其他的处方都含有桂枝，说明虚劳病很多时候都有表证，10 个处方里 7 个有桂枝，使用率 70%，这是从数据上统计。血痹虚劳病里面的所有处方笔者在临床都用过，獭肝散也试过。据记载，獭肝是修复肝脏功能最好的，能够让肝脏再长出来，所以在肝癌患者身上试验一下，看肝脏损伤的部位能不能再长出来，但没有成功，并没有再长出一个新肝脏来。其他的处方都用过，效果不错，特别是桂枝加龙骨牡蛎汤，患者芤脉、脱发，用桂枝加龙骨牡蛎汤，效果超级好。

在临床的疾病中，至少 70% 的患者有表证，这种就要先解表。解表的方法是单独先解表还是表里同治，要根据具体情况使用，但不管怎么样，表是一定要解的，不解不行。虚劳病 10 个处方中 7 个含有解表药，比例 70%；中风病 8 个处方，7 个含有解表药，比例 87%。一方面，我们从实际的病案，打鼾，来讲解表的重要性。另一方面，我们从理论上，从数据上来给大家讲解表的重要性。希望大家一定要重视解表。

十五、三叉神经痛

三叉神经痛到底能有多痛，只有得过的人才知道，电击样灼痛，痛到想自杀。

第1章　有表先解表

※ **病案1**

李某，男，51岁。

病史：三叉神经痛5年，左侧疼痛，吃饭、刷牙、受风、受凉都能诱发，每次疼痛发作10秒左右，怕冷，轻易不汗出，鼻塞，偶尔打喷嚏，下肢凉。脉无力。

病脉证治：病，少阴病表证；脉，脉无力；证，怕风，怕冷，不汗出，下肢凉；治，麻黄附子细辛汤。麻黄10g，黑附子9g，细辛3g。3剂。煎药时不要盖盖子，煮足30分钟，10g附子先煎、不先煎均可。

只开3剂，是应患者要求，患者常年治疗，吃了很多药，很少见效，害怕吃了无效。患者特地在我们当地找个旅馆住了下来，观察疗效，方便调换处方。结果吃了3剂后明显见效，发作次数减少，疼痛程度减轻。效不更方，又吃了30剂，三叉神经痛彻底停止。后服30剂巩固，未再复发。患者受凉、受风都能诱发，充分说明了有表证。临床治疗三叉神经痛，不能光想着全蝎、蜈蚣，要先看患者有没有表证。

怕冷，鼻塞，轻易不汗出，偶尔打喷嚏，都是有表证的表现。如果不知道治病要先解表，患者就是在你面前打喷嚏，也认为无所谓，照样是全蝎加蜈蚣，只会让患者质疑医术。

下肢凉，脉无力，少阴病，是附子剂。患者轻易不汗出，是麻黄剂。既有麻黄，又有附子的处方即麻黄附子细辛汤，太阳少阴合病，又叫少阴病伴有表证。

笔者在此强调一下，不是说见到三叉神经痛就用麻黄附子细辛汤，而是说见到少阴病表证的时候用麻黄附子细辛汤，不用管患者是不是三叉神经痛，牙痛也是这个方，打鼾还是这个方。我们学习经方，学习中医，就是学习病脉证治，如果不辨证，只背验方，就等于白背，到最后都是靠蒙来治病。

这位患者开了3剂药，吃了3天以后明显见效，疼痛次数减少，程度减轻。效不更方，又吃了30剂，三叉神经痛彻底消失了，后再吃30剂，再未复发。患

·025·

者见效之后，希望多吃一段时间以求巩固。

我还治疗过一位女患者，也是三叉神经痛，脉无力，怕风，怕冷，与上述患者一样，是少阴病表证，同样予麻黄附子细辛汤，最后治愈。

三叉神经痛是临床上的顽固病、疑难病，不管疼痛有多剧烈，我们照样是病脉证治，有表先解表，这是必须坚持的原则。

※ 病案 2

分享一则范仲林的医案供大家学习，全文如下。上文所述是脉无力的患者，范仲林老师治疗太阳证偏头痛（三叉神经痛）脉有力的患者。

邢某，女，67 岁。河北任丘人，农民。

病史：1975 年春节，左面部疼痛，其后逐渐转为剧痛，阵阵发作，持续 3 年之久。任丘某医院、北京某医院等均诊断为"三叉神经痛"。经针灸、中西药物治疗，未见明显好转。1978 年 12 月 18 日来诊，按太阳证偏头痛论治，两诊而愈。

初诊：近日来疼痛加剧，痛甚时脸肿发亮，眼不能睁，夜不能眠，坐卧不宁，生活无法自理。微恶寒，无汗，舌质淡红，苔淡黄润夹白，根稍厚腻。此为太阳伤寒表实证偏头痛，风寒夹湿侵袭，无从达泄，法宜解表开闭，散寒除湿，以麻黄汤加味主之。麻黄 10g，桂枝 10g，炙甘草 18g，杏仁 18g，法半夏 15g，2 剂。

分析：患者头面左侧剧痛，病属偏头痛。头居人之首，位高而属阳。手足三阳经脉，以及脏腑清阳之气，皆会于此。舌质淡红而润，苔淡黄夹白不燥，即为风寒夹湿，入侵肌腠，郁闭不解之象；参之头一侧痛甚，微恶寒无汗，显系邪犯太阳经脉；再参之无阳明、少阳病情，更无三阴之候，亦可以佐证。因此，本例偏头痛，不必拘于头痛偏侧多属少阳，或头痛日久，多属内伤之常规。而应从实际出发，按六经辨证，太阳伤寒表实之证具，邪无达泄之路而上扰，以致多年头痛不愈，急用麻黄汤以开之。

二诊：服药 2 剂，疼痛明显减轻，余证亦随之好转。原方再服 2 剂。

三诊：剧痛消失，夜能安睡，精神顿觉清爽，多年痛楚若失，不胜欣喜。舌质正常，苔黄腻退。头部微觉恶风，头左侧尚有轻微阵痛。风邪未尽，尚有病后营卫不和之象。宜祛风解肌，桂枝汤和之，以善其后。桂枝 10g，白芍 12g，炙甘草 10g，生姜 15g，大枣 20g，2 剂。

服 2 剂，病愈，遂停药。嘱其免受风寒。观察约 1 个月，情况良好。患者诉头痛 3 年，真是痛苦极了，四处求医，还是不好。范老看了 3 次，每剂药只四五味，病就治好了，真使我感动。遂返回家乡。其后，向其亲属追访，知病未复发。

分析：目前，"三叉神经痛"的病因还不十分清楚。老年人患此病尤多，可能与神经传导功能障碍有关。现代医学治疗，多采用镇痛剂、酒精封闭等法，无效时则考虑开颅行三叉神经感觉根切除术。这样虽能解除剧痛之苦，但术后面部易出现后遗症，且不易为患者所接受。

中医学认为，举凡风寒暑湿等外邪，气血痰郁之内伤，均可引起头痛。本例按仲景六经辨证，应属太阳经证，伤于风寒雾露所致。故急投开表、逐邪、发汗之峻剂麻黄汤，直达病所；继而以桂枝汤和之。用麻黄汤加法夏者，"其用有四：除湿化痰涎，大和脾胃气，痰厥及头痛，非此莫能治"。

"疼痛加剧，疼痛厉害的时候脸肿发亮，眼不能睁，夜不能眠，坐卧不宁，生活无法自理。微恶寒，无汗"，用麻黄剂。

"舌质淡红，苔淡黄润夹白，根稍厚腻"，说明了患者有湿。患者除了受寒，还有湿，是一个寒湿证。前文没有太多地讲关于湿的问题，只讲了一个湿热的代表方，湿热夹表用麻黄连翘赤小豆汤，而寒湿夹表就用麻黄加术汤。此案范老师没有加白术，而是加了半夏。

我们看书的时候，一方面要充分地学习这些老前辈的经验，先看上几遍，思考这样用方的原因，是如何诊断的，又是如何得出这个方的，重点学习医案的诊断思路。另一方面，看看他们的不足在哪里，我们能不能避免或改进。

患者微恶寒，无汗，是麻黄剂，范仲林老师虽没有提脉有力还是脉无力，但肯定是脉有力。"此为太阳伤寒表实证偏头痛，风寒夹湿侵袭"是因为患者舌苔稍微有点厚腻，故辨为风寒湿。我们学习医案的时候，只学诊断。学习中医没有诀窍，如果有诀窍，那就是学习诊断，只要把诊断学会了，处方很容易，关键是诊断。

"患者头面左侧剧痛，病属偏头痛。头居人之首，位高而属阳。手足三阳经脉，以及脏腑清阳之气，皆会于此。"大家看文献里面都是文言文，给我们的学习带来很大的障碍，要是文言文不过关，好多东西就会看不懂。

"舌质淡红而润，苔淡黄夹白不燥。"这里的"不燥"指的是舌苔不干燥，在这里给大家讲一下舌苔干燥与否的问题。我们判断一位患者到底是"燥"还是"湿"，特别是湿疹的患者，要先看他的舌苔，如果舌苔是湿润的，那就是"湿"，不管是寒湿还是湿热，就是"湿"；如果舌苔是干燥的，尽管是湿疹，但他是燥证，也需要滋阴。这条经验适用于任何疾病，如干燥综合征。不能一看干燥综合征就滋阴，而应该看舌苔，如果舌苔是湿润的，就不用滋阴，如果舌苔是水滑的，就需要利水，用五苓散，不但不能滋，还得利。糖尿病，传统认为是气阴两虚，用山药、黄精、玉竹、知母，但舌苔湿润的，千万不能滋阴，越滋阴血糖越升高，症状越严重。

我们作为中医，不能光看干燥综合征的"干燥"两字，还是要看患者的舌苔，不能看到湿疹就利湿，患者舌苔干燥得不行了，还在利湿，属于火上浇油，这都是临床需要注意的地方。对此，范仲林老先生专门提出了"不燥"，不干燥，才能让患者汗出。如果干燥，患者体内都没有水，也就无法汗出。

"即为风寒夹湿，入侵肌腠，郁闭不解之象；参之头一侧痛甚，微恶寒，无汗，显系邪犯太阳经脉。""微恶寒，无汗"，太阳病就是汗出障碍，因此为太阳病。

"再参之无阳明、少阳病情。"没有大便干，就没有阳明病；没有口苦，没有胸胁苦满，就没有少阳病。

"更无三阴之候，亦可以佐证。"太阴病实际上就是吃饭障碍，即"吃凉东西难受，脉无力，太阴病"。厥阴病是脉无力，手脚凉。其中手和脚不包括上肢，不包括下肢。少阴病是脉无力，四肢凉，四肢是不包括手和脚的。患者既手脚凉，又四肢凉，按少阴病治疗，这是特殊情况。患者单独的手脚凉，厥阴病；单独的四肢凉，少阴病；患者手脚凉又合并有四肢凉，按少阴病治疗；患者手不凉，脚凉，厥阴病。临床上，患者不一定手脚都凉，单独下肢凉，而脉无力的，也是少阴病。

"因此，本例偏头痛，不必拘于头痛偏侧多属少阳，或头痛日久，多属内伤之常规。"这就是说"病久必虚，病久必瘀，病久必及肾"的说法是不正确的。

"而应从实际出发，按六经辨证，太阳伤寒表实之证具，邪无达泄之路而上扰，以致多年头痛不愈，急用麻黄汤以开之。二诊，服药 2 剂，疼痛明显减轻，余证亦随之好转，原方再服 2 剂。三诊，剧痛消失，夜能安睡，精神顿觉清爽，多年痛楚若失，不胜欣喜。舌质正常，苔黄腻退。头部微觉恶风。"由原来的怕冷变成了怕风，这是一个关键点，患者原来是微恶寒，现在微恶风，治疗就从麻黄剂变成桂枝剂。

范仲林老师的经验，患者变成桂枝剂了，后面用了桂枝汤。如果这位患者变成口苦，用小柴胡汤；如果患者既有口苦，又有怕风的，用柴胡桂枝汤；患者既有口苦，又有大便干的，用大柴胡汤。治疗方案虽千变万化，但不离其宗，就这几个方，来回用，病就好了。而不用考虑三叉神经痛、结肠炎、癫痫等，只按照这一套，病就好了。

"服 2 剂，病愈，遂停药。"范仲林老师水平比我们高，仅 6 剂药患者痊愈。

并不是顽固的病治不好，只是说不知道诀窍在哪里，所有的病都是能治好的，大家一定要坚信这一点，只要不死，就能治好。

三叉神经痛目前病因尚不清楚。大多病因不清楚的疾病，都猜测第一是与遗传基因有关；第二是与生活因素有关。现代医学无特效疗法，只能对症治疗，头痛止痛，血压高降血压，血压低升血压，而中医只需要辨证清楚，对证治疗就会痊愈，也因此学会中医非常难。

现代医学治疗，一是止痛，二是封闭，实在不行，就手术切除。其实，外邪就是表证，邪就是贼，就像我们家里进小偷一样。邪分六种，风寒暑湿燥热，风寒和风热是临床最常见的两个类型，其他的还有风湿、风燥，以及大家最容易误诊的暑病，其实除了中暑，在临床上暑病还有很多，而且往往都是一些治不好的病，只是没有人认识罢了。

诊断暑病的办法，第一，每到夏天，病情发作、恶化，特别是进入三伏天后发生，则为暑病；第二，第一次得病在三伏天的，后来成了后遗症，也是暑病。这两个标准，非常准确。

十六、面瘫

※ 病案1

王某，男，53岁。早上起床后，突然发觉嘴歪、眼斜、流涎，四肢活动正常。到医院诊断为面神经炎，住院治疗1周后病情不轻反重。按金匮病病脉证治诊断为中风病，患者怕冷，不汗出，诊断为《古今录验》续命汤证。

处方：麻黄15g，桂枝15g，当归15g，人参15g，石膏15g，干姜15g，甘草15g，杏仁15g，川芎5g。

服2剂后，症状明显减轻，又服8剂痊愈。后来患者回忆患病很可能是前一天坐三轮车吹风受凉了。

"王某，男，53岁。早上起床后，突然发觉嘴歪、眼斜、流涎，四肢活动正常。"如果四肢活动不正常，就是脑梗死。患者本来就是因为风寒得的病，住院输凉液体后，病情就加重了，故不轻反重。

此案有人建议加附子、细辛，合上就是麻黄附子细辛汤，有的还建议加黄芪。加必须得有加的证据，有气虚加黄芪，没气虚则不加，没有气虚的情况下加黄芪就会影响效果；加附子也得有少阴病才能加，没有少阴病不能加，有少阴病必须加。该加必须加，不该加就不能加。

"服2剂后，明显减轻。"减轻必须符合的标准是一定要汗出，微汗出。没有微汗出的情况下，病情是不会减轻的。

"又服8剂痊愈。后来患者回忆患病很可能是前一天坐三轮车吹风受凉了。"追问面瘫患者病史，往往都有这样的情况，比如电扇一直对着一边吹；或者坐车的时候放下车窗，吹着一侧脸儿了。

面神经炎十分常见，往往与受凉有直接关系，所以大家在临床千万不能忘记解表。

《古今录验》续命汤里有补药当归、人参、干姜，也说明了患者是身体虚弱又受了外寒。越是身体虚弱之人越容易受外寒，因此用补药的同时，也要用解表药，这就是表里同治法。《古今录验》续命汤里是有麻黄汤组成的，等于麻黄汤又加了一些其他药，如石膏、干姜、人参、当归、川芎，这样的患者往往身体虚弱，不能单独用麻黄汤，而要解表治里同用。

面神经麻痹又叫面瘫。网上有篇文章《续命汤治疗儿童周围性面瘫3例》写得很好，我把它摘录下来，供大家学习参考。

※　病案 2

在门诊上有个周围性面瘫的小女孩，针刺2次后就再也没来过，1周过去了也不知道她好了没有，于是我打电话做了随访。

当时小女孩的父母很心疼她扎针，一扎针小女孩就哭，妈妈也跟着哭，于是我就建议家长配合中药一起治疗面瘫，这样能缩短疗程，病好得快，家长拿了药以后就不来了，再也没复诊扎针。

当我打通电话，孩子爸爸得知是我后很高兴，说女儿扎针太痛苦，舍不得。回去就吃中药，结果没几天面瘫就好了，感激之情溢于言表，我也很高兴，嘱咐家长让其多锻炼患侧面部，注意避风，饮食上也要注意。

第二天我又治愈了一个小女孩的面瘫，这个小女孩才2岁多，特别坚强，扎针时忍住不哭，我也是推荐服用中药，结果是很快痊愈，总共治疗了5次，最后一次来时已经痊愈，也就没有针刺了。虽然小女孩的脸因扎针而有点淤青，但是又恢复了漂亮可爱的模样。

治好周围性面瘫的是我们的经方——续命汤，光看续命汤这个名字就感觉这不是一个普通的方子，确实是这样，续命汤不仅能治疗面瘫，而且更多的是用来治疗中风偏瘫，效果很好。

还有个大一点儿的女孩患面瘫久治不愈，已经留下后遗症，爷爷奶奶带着来，要求做面部推拿治疗，我也是推荐用了这个方子，开了10天的药。10天以后，爷爷奶奶又来了，反馈说，孩子的面瘫已经基本痊愈，中药真好用啊！

这就是经方的魅力，孩子得了周围性面瘫要及时治疗，不及时治疗会留下后遗症，一笑一哭，嘴歪眼合不上，很影响以后的生活和社交。

孩子比较惧怕扎针，一扎针就哭得稀里哗啦的，因此家长也比较抗拒用针灸治疗，但是用中药就不一样了，不仅疗效很好，而且孩子和家长都容易接受。

《金匮要略·中风历节病脉证并治第五》：《古今录验》续命汤治中风痱，身体不能自收，口不能言，冒昧不知痛处，或拘急不得转侧。麻黄、桂枝、当归、人参、石膏、干姜、甘草各三两，川芎一两，杏仁四十枚。

上九味，以水一斗，煮取四升，温服一升，当小汗。薄覆脊，凭几坐，汗出则愈，不汗更服。无所禁，勿当风。并治但伏不得卧。咳逆上气，面目浮肿。

服药要求是吃到小汗出。注意治疗期间不能受凉，不能吹风。

续命汤是有解表作用的，里面有麻黄汤，在临床上治疗神经性的病变，特别是突发性的神经病变、脑部病变、脊髓病变等，很多都是大病、重病、疑难病，像急性炎症性脱髓鞘性多发性神经病，效果非常好。

续命汤在《千金翼方》里面有一个系列，共六七个，包括大续命汤、小续命汤，其总的原则是解表加上治里，表里同治。

服药要求"当小汗"，小汗可以认为是微汗或者比微汗更厉害一些，但绝对不是大汗；"薄覆脊"，用被子盖住整个背部；"凭几坐"，叫人坐到这儿；"汗出则愈，不汗更服"，目的就是要患者汗出，不汗出就再喝，喝到汗出，就可以停止服药；"无所禁，勿当风"，没有其他禁忌，但是需要注意不能受风受凉，"但伏不得卧"特别是一些肺癌患者或者哮喘患者，因为有大量胸腔积液，只能在床上坐着，背后垫着被子，无法平躺。这类患者是绝对不能平躺的，如果躺下来，就会咳嗽，喘或脸肿，也可以用此方治疗。

十七、黄疸

黄疸好治。《金匮要略·黄疸病脉证并治第十五》一共提到了 12 个处方，其中桂枝加黄芪汤里有桂枝，茵陈五苓散里有桂枝，小建中汤里有桂枝，《千金》麻黄醇酒汤里有麻黄，占所有处方的三分之一。

先讲黄疸。只要患者脸黄，就是黄疸。很多贫血的患者脸黄，不管什么样贫血，缺铁性贫血也好，溶血性贫血、失血性贫血也罢，只要脸黄，就是黄疸。医圣张仲景的年代是没法化验胆红素的，舌苔黄腻就是黄疸。

前一段时间有医生问我，有一个溶血性贫血患者，该怎么治，医院已经不给治了。医院不给治就说明医院认为没有治愈的希望，或者认为患者很快就要离开人世了。贫血的处方在《金匮要略》第十五篇的黄疸病里面找，具体是用哪个处方，根据患者病情选择，一共 12 个处方，我们选对的概率是十二分之一。我在这里告诉大家，溶血性贫血用猪膏发煎。

我看书，特别是《伤寒论》和《金匮要略》，这里的每个汤都要看的，越是大家不用的，我越是仔细看，反复看，反复思考，医圣写到上面是为了解决哪一个类型的病，针对哪一种情况而设，如《千金》麻黄醇酒汤，很多人可能都不知道有这个方子，而我就要考虑其存在的价值是什么。

溶血性贫血患者死亡率很高，贫血还不能输血，越输血越贫血，最后导致没法儿治。有种病叫蚕豆黄，也是溶血性贫血，吃猪膏发煎就好了，且这药很便宜，组成也很常见，猪油和头发即可。猪膏发煎的做法：把猪油先熬好，趁热的时候把头发倒进去，赶紧盖上盖，比例无所谓，最好用年轻的健康男性头发，白发不能用，用之前洗一洗。这个方不好吃，就是猪油的味儿，可以用这个猪油做饭、炒菜。足见《金匮要略》中方子的价值。

黄疸的诊断标准前文已讲，单纯脸黄的，是黄疸；单纯舌苔黄腻的，是黄疸；既脸黄，又舌苔黄腻的，是黄疸；只脸黄，无舌苔黄腻的，也是黄疸。

第 262 条 伤寒瘀热在里，身必黄，麻黄连翘赤小豆汤主之。

现在的黄疸患者，到医院里面去，没有痊愈，然后找到中医，但中医照样也治不好，其原因就是现代医学用的是茵栀黄注射液，中医开的是茵陈蒿汤，用的一样，故没有见效。这时我们应该想到黄疸是表证，需要先解表。

能够解表的麻黄剂有 2 个处方，一是《千金》麻黄醇酒汤，二是麻黄连翘赤小豆汤。桂枝剂有 1 个处方，桂枝加黄芪汤。这 3 个汤的区别，汗出用桂枝加黄芪汤；不汗出的，剩余 2 个方子任选其一。注意用桂枝加黄芪汤和麻黄连翘赤小豆汤的时候，要加活血化瘀药，即对应条文里面的"瘀热在里"。所有的湿热病一定有瘀血，用药加三棱、莪术，效果比较好。

黄疸治疗的原则，第一，解表；第二，活血化瘀。

还有一个想不到是黄疸的病——过敏性鼻炎。

过敏性鼻炎，对寒冷地区的人来说，小青龙汤是首选，或者小青龙汤加减，如加附子、石膏。寒冷地区包括中原地区，即山东、山西、安徽、河北、北京等北方地区。南方地区的过敏性鼻炎，不能用小青龙汤，如广东、上海、福建，就不要用小青龙汤了，而是用麻黄连翘赤小豆汤。

如果用麻黄连翘赤小豆汤时想增加疗效，可以加活血化瘀药。凡是黄疸，都需要活血化瘀。

※　病案1

江某，女，19岁，广州人。每天早上起床后鼻子痒，流清水鼻涕，打喷嚏，十几声甚至几十声，诊断为过敏性鼻炎。舌红，苔黄腻，脉浮有力，曾用过敏煎、小青龙加石膏汤等无效。这是伤寒黄疸。

病脉证治：病，黄疸表证；脉，脉浮有力；证，鼻塞，舌苔黄腻；治，麻黄连翘赤小豆汤。麻黄6g，连翘6g，杏仁6g，赤小豆30g，大枣6个，生姜6g，炙甘草6g，桑白皮30g，三棱9g，莪术9g，天花粉9g。

疗效：1剂即效，8剂痊愈。

分析：我们根据患者的舌苔黄腻诊断为黄疸，再根据她有鼻子痒，流清水鼻涕，打喷嚏，诊断为表证，最后诊断为黄疸表证。黄疸表证有3个方，分别是麻黄连翘赤小豆汤、《千金》麻黄醇酒汤、桂枝加黄芪汤，最后选择是麻黄连翘赤小豆汤。1剂即效，8剂痊愈。《千金》麻黄醇酒汤就麻黄一味药，单纯解表，不管湿热；麻黄连翘赤小豆汤是湿热连带表证一同治疗。一个是单解表，一个是表里同治，此患者表里同治更为妥善。

煎麻黄醇酒汤的时候酒的用量不受限制，因为煮药时酒就挥发了，剩下的都是水。注意得掀开盖煮，绝对不能盖着盖煮，一半水，一半酒，酒水各半，或纯用酒煮也没关系。

赤小豆对急性无菌性炎症效果很好，强调急性、无菌性、炎症、外用。如急性乳腺炎，将赤小豆粉碎，加点温开水，搅拌成稠状即可，外敷，哪有硬疙瘩敷哪，哪痛敷哪，敷上去以后用保鲜膜盖上就行了。摘下的时候非常黏，如果摘下的时候患者疼痛明显，可以用水让它变湿，1天见效。

另外，治疗腮腺炎也是 1 天见效，最多用 3 天。原来治疗腮腺炎都是用仙人掌，贴仙人掌膏药；用抗病毒药，如板蓝根；效果一般，反而用赤小豆效果最好。赤小豆当归散中的赤小豆需用发芽的，这里的赤小豆不用发芽，麻黄连翘赤小豆汤也不用发芽。

再看一下桑白皮，麻黄连翘赤小豆汤里面就有桑白皮，还有人说用连翘根，用连翘就有效，连翘根找不到，就可以按原文的方子用，效果也很明显，再加上活血化瘀的药，就可缩短疗程。黄疸的患者活血化瘀，最简单的就是用血府逐瘀胶囊，也可加三棱和莪术。

临床上，舌质红，舌苔黄腻，辨证为湿热证，湿热证很难治疗，有一句话叫"如油入面"，不好去湿热，但如果找对方法就好治疗了。第一，解表；第二，活血化瘀。

※ 病案 2

曾治过一位患者，男，38 岁。平时爱喝白酒，一次感冒之后头痛，发热，怕冷，又喝了泡有人参的药酒。爱喝白酒，本身就是湿热体质，现在感冒又喝泡人参的酒。导致病情恶化，全身疼痛，脸黄，小便黄。这里脸黄就可诊断为黄疸，但也需要注意如果在临床上问患者小便黄不黄，很多人都回答黄，接着一定要再问一句，饮水多了黄不黄。如果饮水多了不黄，饮水少了黄就不是小便黄，真正的小便黄是喝多少水都黄。

住院，输液半个月，效不明显，医院建议转院，患者遂找中医服用中药，服用了 20 天，都是茵栀黄、龙胆泻肝丸之类，无效。

分析：患者口不苦，大便不干，排除少阳病、阳明病；患者身体疼痛，怕冷，不汗出，脉浮有力说明有太阳表证；患者有黄疸，最后诊断为黄疸表证，不汗出为麻黄证。处方：麻黄连翘赤小豆汤。5 剂痊愈。治疗黄疸病最容易忽视的就是解表，有表先解表，黄疸病也不例外。

※　病案3

《岐黄用意》里有一篇文章《麻黄汤治疗黄疸》很有价值，摘录如下。

湖南陈华医师1976年冬晨出诊，系老叟农夫呻吟在床，问其病由，知其近因兴修水利当风，复淋大雨，夜间感觉不舒，继而怕冷，盖被两床无济于事。一身酸痛，心中烦闷，饮食不思，小便涩少。坐而视之，举家惊恐，其面目黄染如橘，形体亦然。舌苔薄黄少腻，脉象浮紧而弦，此乃伤寒表实发黄之症。所谓"无汗，小便不利，肾病发黄"者，此之谓也。麻黄连翘赤小豆汤本为此而设，然此证寒之有余而热之不足，且发表之力逊者，料难逐邪。遂投以发汗峻剂麻黄汤大散表邪，加茵陈10g利尿退黄。药仅二帖，患者诸症悉除。他曾以此法治类症三例，均效如桴鼓。

分析：患者怕冷，盖被子也无济于事，这是伤寒。一身酸痛，只要有"酸"的，都是表证。陈华医师认为这个患者刚得病，伤寒的因素非常多，属于寒多于内里的湿热，用麻黄汤，然后加茵陈，药仅2剂，诸症悉除。后来又用了类似的方法治疗了3例，效果都很好。

我们主要就学诊断，患者黄疸之前显然是感冒了，因此，追问病史非常关键。患者有感冒史，往往伴有表证，大家要牢牢记住这一句话。患者有感冒史，说明是感冒后遗症。既然是感冒后遗症，就一定有表证，只是后来的误诊误治，导致感冒的症状掩盖得越来越深，再加上患者一直强调间接胆红素、总胆红素、白蛋白、肝功能、肾功能，而不说鼻子不透气，怕冷等，这时就需要医生的辨别能力。

十八、荨麻疹、湿疹

所有的皮肤病都有表证，这是毋庸置疑的。但是怎么解表，如何找到对应方，如何知道患者是否合并有其他的情况，如瘀血、水饮、各种虚等，是另一步诊断的问题，必须要明确的是表证先解表。

※ 病案1

患者，女，57岁。荨麻疹2年了，特别痒，脉浮有力，容易汗出，怕风怕冷，舌质淡，苔薄白润，腹诊正常。

病脉证治：病，太阳病；脉，脉浮有力；证，怕风，怕冷，易汗出；治，桂枝汤。

分析：57岁的女患者，荨麻疹2年，非常痒。容易汗出，怕风，怕冷，属太阳病。腹诊正常，说明没有合并瘀血。我们用病脉证治这套程序进行诊断的时候，不写荨麻疹，不论患者是荨麻疹还是湿疹，是银屑病还是白癜风，我们都不管，就连痒与不痒也不管，只写怕风，怕冷，易汗出，然后用桂枝汤，5剂痊愈。

这是帮助大家从无效症状中脱离出来，不能一直想患者说的这个症状，那个症状，说得越多，受到的干扰越大。

※ 病案2

陈某，女，28岁。湿疹，瘙痒，流黄水，低热，体温37.2℃，有点怕冷，舌苔黄厚腻，舌质红，脉浮有力。

患者有太阳表证，又有伤寒黄疸证，因此用麻黄连翘赤小豆汤。服药后盖被子微汗出，7剂痊愈。

分析：这位女患者湿疹，瘙痒，流黄水，低热37.2℃，有点怕冷，舌苔黄厚腻。其中有点怕冷是表证。舌苔黄厚腻是黄疸。这是黄疸表证，湿热夹表。患者有太阳表证，又有伤寒黄疸证，因此用麻黄连翘赤小豆汤。服药后盖被子微汗出，7剂痊愈。

此患者是脉浮有力，用麻黄连翘赤小豆汤。如果有一位乙肝患者，怕冷，舌苔黄腻，没有其他特别的症状，要求转阴，脉浮无力。首先要肯定，这位患者还是伤寒的黄疸表证，也用麻黄连翘赤小豆汤，但是要合方。即加补药，或者加上补的方剂。气虚加黄芪，血虚加当归，阴虚加熟地黄，阳虚加附子。

补药的量要大，麻黄连翘赤小豆汤治疗的是实证，是脉有力，是需要泻的，现在一位虚的患者不得已而用，就需要找帮手，就得补，且补的力量得足！

我们把麻黄连翘赤小豆汤看成一味药，现在加黄芪，那么麻黄连翘赤小豆汤用1g，黄芪用4g，比例为1：4。黄芪用200g，麻黄连翘赤小豆汤用50g，才能把病治好，补药要占80%。大家是要习惯这个用法的，之后在临床上碰到这样的情况一律可以按照这个方法。大量的补，很小量的去攻。肿瘤患者脉无力，身体虚弱，就需要大补。但也不能只补而不管肿瘤了，该管还是要管，按照这个比例，用一点，效果就会非常好。补阳还五汤中黄芪120g，而其他的赤芍、地龙加起来30g，补药占80%。

※　病案3

高某，男，32岁。荨麻疹半年，颈部不舒服，见风吹则荨麻疹加重，脉浮有力，大小便正常，口不苦。

病脉证治：病，太阳病；脉，脉浮有力；证，颈部难受，怕风；治，桂枝加葛根汤。桂枝20g，白芍20g，炙甘草20g，生姜30g，大枣6个，葛根40g。

疗效：12剂痊愈。

分析：患者，男性，32岁，荨麻疹半年，颈部不舒服。见风吹则荨麻疹加重，是怕风。脉浮有力，太阳病。大小便正常，排除阳明病。口不苦，排除少阳病。这样的患者我在治疗的时候往往还会根据腹诊的情况加一个处方。

※ 病案 4

王某，女，23 岁。上大学时寝室潮湿，得了荨麻疹，以后每到冬天碰冷水就会发作，全身出大片大片的疹子，越抓越痒。脉浮紧有力，不汗出，舌苔白腻，大小便正常，不口苦。

病脉证治：病，太阳病；脉，脉浮有力；证，不汗出，苔白腻；治，麻黄加术汤。麻黄 15g，桂枝 10g，炙甘草 10g，杏仁 10g，白术 20g。

疗效：9 剂痊愈。

分析：凡是接触冷水发病的是寒湿；凡是接触白酒发病的是湿热。寒湿的舌苔最常见白腻苔；湿热的舌苔最常见黄腻苔。

这位患者上大学的时候，住的新楼，潮湿，得了荨麻疹，以后每到冬天碰冷水就会发作。遇冷水发作一定是寒湿，不仅是寒，而且有湿，祛寒湿的代表药物为白术。

大家记住，遇冷水病情加重的，一定是寒湿。患者脉浮紧有力，不汗出，麻黄剂；舌苔白腻，说明有寒又有湿；大小便正常，排除阳明病；不口苦，排除少阳病。

下雨天病情严重，是因为阴雨天寒湿加重。《金匮要略·痉湿暍病脉证第二》治疗湿病的第一个处方麻黄加术汤，治疗的就是这种情况。麻黄加术汤中白术的量也是最重的。

※ 病案 5

孙某，女，30 岁，教师。淋雨后患荨麻疹，特别痒，阴雨天加重，每天傍晚加重，用了不少抗过敏的药，全身都是红片。怕冷，不汗出，舌苔黄腻，脉浮有力，腹诊肚脐左侧有压痛。

　　处方：麻杏苡甘汤合桂枝茯苓丸。麻黄 5g，炙甘草 10g，薏苡仁 5g，杏仁 5g，桂枝 9g，茯苓 9g，牡丹皮 9g，桃仁 9g，白芍 9g。

　　疗效：20 剂痊愈。

分析：30 岁的女性，淋雨后患荨麻疹，表证；阴雨天加重，每天傍晚加重，湿病。不仅关节痛而且阴雨天加重的是湿病，所有的疾病只要阴雨天加重，都是湿病。心绞痛阴雨天加重，一样是湿病。关节痛、皮肤病、胃病、肾病等，只要是阴雨天加重的，统统是湿病，就在湿病的 6 个处方里面找。

湿病傍晚加重的就一个汤，麻杏苡甘汤。患者腹诊肚脐左侧有压痛，桂枝茯苓丸。

临床上有一个症状叫虫行皮中，又叫蚁行感，患者会诉有虫子在皮肤里面跑，或者身上有蚂蚁在爬。笔者曾治过这样的患者，有的是感觉蚂蚁在脸上，有的是感觉在胳膊，还有的是感觉蚂蚁在嗓子眼。蚁行感在身体外表，还能抓一抓，拍一拍以缓解，但在食管里面，患者毫无办法，这种情况一律都是防己黄芪汤，吃了就好。不论患者有皮肤病，还是没有皮肤病，只要有蚁行感，一律防己黄芪汤。

这就是抓住处方的特点，或者说抓住本质。

一位皮肤病患者，诉非常痒，抓得皮肤出血了。这个跟前文所说用剪刀扎的患者一样，把自己弄得鲜血淋漓，患者才觉得难受有所缓解。血自下，下者愈，桃核承气汤。

有的患者痒，喜欢掐，掐的流水就不痒了，这种要利水，考虑五苓散，或猪苓汤。水出来痒就轻了，这是水饮病。这都是本质。

皮肤病是必须解表的，因为皮肤病本身就是表证。上面以荨麻疹为例，讲了一些类型。临床关键是病脉证治，熟练地掌握伤寒病病脉证治和金匮病病脉证治，这些是治病的基本功。

十九、股骨头坏死

※ 病案

患者，男，49 岁，甘肃人。以股骨头坏死就诊。当时的症状是左侧髋部疼痛难受，经 X 线检查确诊，多处治疗了 3 年无效，医院建议手术，患者拒绝，一心想吃中药治愈，四处打听来到我的诊所。

我先让患者讲治疗经过，都用过哪些治疗方法，还有药物。患者讲得很详细，等他讲了之后，我又问他第一次得病的经过。他说，第一次得病应该是哮喘发作时，他去输液，输的液体不清楚，但推测应该是抗生素加激素。

我又问他之前的病史，他答：得股骨头坏死前有支气管哮喘，常年喷药，严重时就去输液。这时已经很清楚了，这个患者由于有支气管哮喘，需要经常用激素治疗，其喷的药，吃的药，输的液体里一般都含有激素，长年累月下来，股骨头就坏死了。

我又问他支气管哮喘的致病经过，还有发病原因，特别是第一次是怎么得支气管哮喘的。患者答：也是冬天的一次感冒发热，输液后病好了，但开始哮喘了。我问他哮喘时嗓子叫唤不叫唤，答：叫唤。

经过我的详细询问，结论如下：感冒误治导致支气管哮喘，支气管哮喘长期用激素导致股骨头坏死。治疗一定要先解表，因其本身就是表证误治导致的感冒后遗症。

最好的方案是表里同治。根据患者哮喘，痰鸣音，诊断为咳嗽上气病，射干麻黄汤证；根据患者芤脉，夜尿次数多，诊断为虚劳病，肾气丸证。最后处方射干麻黄汤合金匮肾气丸，20 剂。

20 天后，患者疼痛减轻，哮喘基本消失，就最开始 3 天喷了几次，后面再也没有喷过药。

继续用药 20 天，哮喘一直未复发，疼痛减轻了 90%，停用射干麻黄汤，继续服用金匮肾气丸 1 个月，疼痛消失，减量服用金匮肾气丸，半年后停药，疾病治愈。

分析：通过对患者刨根问底，十分清楚地发现是表证没有得到及时彻底解决，导致了一系列病变。

在临床上，大病、重病、疑难病往往是小病引起的。也就是说，小病是本，大病是标；原发病是本，继发病是标。治病求本，就是求小病，求原发病。所以研究重病，不如研究小病，会治小病了，重病自己就好了，这就是把大病变成小病，小病变没病，大病化小，小病化了。

《金匮要略·肺痿肺痈咳嗽上气病脉证治第七》关于咳嗽上气病的治疗，咳而上气，喉中水鸡声，射干麻黄汤主之。除此之外还有皂角丸、厚朴麻黄汤、泽漆汤、麦门冬汤、越婢加半夏汤、小青龙加石膏汤，一共 7 个处方。

除了皂角丸和麦门冬汤，其他处方都含有解表药（麻黄和桂枝），比例达到了 70%，充分说明了咳嗽上气病要重视解表，要时刻想到解表。

二十、脑动脉硬化

※　病案 1

王某，女，60 岁，农民。平时经常头晕，到医院检查，提示脑动脉硬化，脑供血不足，服用阿司匹林等药物。前几天受凉后头晕突然加重，同时头痛，颈部难受，全身怕冷，不汗出，口不苦，大小便正常，脉有力。

病脉证治：病，太阳病；脉，脉有力；证，无汗，怕冷，颈部难受；治，葛根汤。5 剂。

疗效：服药后微汗出，头晕头痛怕冷消失。改吃桂枝加葛根汤，又吃 1 个月，所有症状全部消失。改为间段用药，又加上川芎之类活血化瘀药，吃了一段时间，脑动脉硬化痊愈。

分析：现在动脉硬化患者比较多，有冠状动脉粥样硬化，脑动脉硬化，以及身体其他部位的动脉硬化。现代医学治疗动脉硬化通常采用药物或植入支架，仅吃1年阿司匹林的人都是很少的，大多患者是吃三五年，甚至十年二十年。

此患者前几天受凉后头晕突然加重，平时也经常眩晕，脑动脉硬化患者的眩晕并不是非得天旋地转，往往都是头部稍微晕一点儿，头脑不清楚。同时头痛，颈部难受，葛根剂；全身怕冷，不汗出，麻黄剂；口不苦，排除少阳病；大小便正常，排除阳明病；脉有力，说明是三阳病。

处方很简单，碰到这样的情况，就必须用葛根汤，用麻黄汤就不对。这113个方里面只有它对，用其他112个全是错的。

表证解了以后，就简单了，使用活血化瘀，很快就会痊愈。如果没有先解表，那再怎么解决也解决不了，无论用什么方子，住院还是吃药，都不会见效，因为患者有表证，表证没有解，只注重活血化瘀不管用。

脑动脉硬化主要症状是眩晕，头昏沉不清。很多患者在受寒时，头痛眩晕、麻木症状会加重，说明了有表证，需要先解表。脑动脉硬化患者的脑动脉管壁较厚，脑血管狭窄，血液流通不顺利，就像公路一样，本来公路就窄，天一冷，血管一收缩，公路就更窄。更狭窄以后，患者症状就加重了，头痛，眩晕，麻木，甚至中风梗死，这也是强调要解表的重要原因。凡是冬天病情加重的，首先考虑表证，脉有力的，麻黄，要解表；脉无力的，附子加麻黄。

※ 病案2

患者，女，52岁。脑动脉硬化，平时怕冷，头晕，爱汗出，身体弱，易感冒，脉无力。

病脉证治：脉，脉无力；证，怕冷，爱汗出；治，桂枝加附子汤。

桂枝9g，白芍9g，炙甘草6g，生姜9g，大枣6个，黑附子6g。

疗效：10剂后效果明显。吃了2个月，症状消失，很少感冒，也不怕冷了。

分析：少阴表证有两大类，第一类是不汗出的少阴表证，麻黄类的表证，用麻黄附子细辛汤、麻黄附子甘草汤。第二类是汗出的少阴表证，桂枝汤证，用桂枝加附子汤或者四逆汤加桂枝。一个患者既有表证又有少阴病时，必须表里同治，既要解表，又要用附子，这才是正确的治疗方法。

我们再看一下少阴表证，前文已经介绍了麻黄附子细辛汤、麻黄附子甘草汤两个汤，而少阴表证中还有爱汗出的一类，这类患者就可以用桂枝汤加附子，还可以用四逆汤加桂枝。

二十一、失眠

失眠一症的治疗同样是有表先解表。太阳少阴同病时，我们知道有 3 个处方：麻黄附子细辛汤、麻黄附子甘草汤、桂枝加附子汤。需要注意，麻黄在晚上服用时会让人兴奋，睡不着觉，而早上、中午服用就可以让人白天不瞌睡，夜晚睡得香。

失眠患者中有很多人与表证有关，需要病脉证治先解表，我们绝对不能一见失眠就只想到酸枣仁，只想到安神。

朱进忠老师有个经验，凡是服用镇静药睡不着觉的，那么酸枣仁、首乌藤、合欢花之类的也不要用了，绝对无效。

※　病案 1

患者，男，40 岁，白领。失眠 10 多年，白天精神差，昏昏欲睡，懒得动，怕冷，不容易汗出，吃饭正常，小便正常，大便稀溏，身体胖，面色白，舌质淡，苔薄白，脉沉无力。

病脉证治：病，少阴病表证；脉，脉沉无力；证，精神差，失眠，不易汗出；治，麻黄附子细辛汤（早上、中午饭后吃，晚上不吃）。

疗效：吃 5 剂后，身上出了微汗，白天精神明显好转，夜里睡眠改善，又吃 15 剂，彻底痊愈。

分析：上述患者是太少两感，就是太阳不入少阴，是少阴表证，由于汗出少，故选择了麻黄附子细辛汤。失眠患者里有一部分人，白天的时候没有精神，但是晚上却十分的精神，这种类型往往适合麻黄附子细辛汤。白天吃了麻黄附子细辛汤后可以提神，令精力旺盛，到了晚上的时候容易疲乏，自然就能入睡了。切记麻黄附子细辛汤可以提神，千万不能在晚上喝，一定要早上或者中午饭后喝。用麻黄附子细辛汤时必须病脉证治，得病脉证治诊断出来是麻黄附子细辛汤，才能用。

麻黄附子细辛汤治疗失眠的特点是太少两感。太少两感确定了，再看到白天晕晕乎乎的，晚上睡不着的。白天没精神，夜晚特精神。就要想到麻黄附子细辛汤。

※ 病案 2

患者，女，63 岁。失眠 18 年，身体酸痛发沉，不汗出，怕冷，下肢凉，脉沉无力。

病脉证治：病，少阴病表证；脉，脉沉无力；证，不汗出，怕冷，下肢凉；治，麻黄附子细辛汤。

疗效：服药后微汗出，身体舒服，下肢凉消失，共吃 1 个月，失眠彻底治愈。失眠 18 年，吃了 1 个月的麻黄附子细辛汤就痊愈了。

分析：表证，只要见到"酸"字的，那就一定是表证，酸痛的，更加是表证。不汗出，怕冷，是表证里的麻黄剂。下肢凉，脉沉无力，是少阴病。

"但欲寐"需要想到少阴病的提纲"少阴之为病，脉微细，但欲寐也"。但欲寐就是光想睡觉，嗜睡症就是只想睡觉，往那里一坐就睡着了，就叫"但欲寐"；还有一种情况，失眠也叫"但欲寐"，失眠的患者因睡不着，光想睡觉，也是"但欲寐"，所以要理解，但欲寐包含了两个意思。

六经病里与睡眠关系最密切的是少阴病，提纲证里面也提到了，"但欲寐"，睡眠不好是少阴病的本质。汗出障碍是太阳病，大便障碍是阳明病，睡眠障碍是少阴病。另外我们还得看有没有表证。

判断患者有无表证的方法：凡是有酸的感觉的都有表证；凡是有泡沫的都有表证，如大便含泡沫、小便含泡沫、白带含泡沫、痰含泡沫；凡是怕风怕冷的都有表证；凡是痒的都有表证，如皮肤病痒，就是有表证，"痒者为风"。

当然，还有其他情况，表证很常见，所以要引起重视，病脉证治要先解表。失眠要解表，笔者之前是有过教训的，以前我治疗失眠不重视这一点，结果疗效比较差，后来在把脉的时候注意到很多失眠患者的脉都会上鱼际，而脉上鱼际就表明有表证，之后我就开始重视解表了，疗效显著提高。

最出名治疗失眠的柴胡加龙骨牡蛎汤里面就含有桂枝，麻黄剂里治疗失眠效果最好的处方是麻黄附子细辛汤。

临床治病经验很重要，理论更重要，现在这么多的疑难病不见效，治不好，与忘记了病脉证治，忘记"有表先解表"有直接关系。

见到失眠只想重镇安神，只想酸枣仁汤；见了胸腔积液、腹水只想利尿；见了湿热黄疸只想清热利湿；见了血压高只想降压；见了血糖高只想滋阴等，偏偏忘记了，最重要的是病脉证治，是有表先解表。

二十二、面部过敏

※ 病案

陈某，女，17岁，学生。面部过敏史半个月，有一次去旅游，太阳光线太强，回来后面部发痒，并且有细小的红点，服用氯雷他定片，效果不佳。平时容易汗出，怕风，怕冷，舌质淡，苔薄白，脉浮有力。我观察其面部发红伴瘙痒，应该是汗出不畅导致的。

处方：桂枝麻黄各半汤。

疗效：服药后盖被子出了微汗，5剂愈。

分析：第 23 条　面色反有热色者，未欲解也，以其不能得小汗出，身必痒，宜桂枝麻黄各半汤。痒是因为汗出障碍，故所有皮肤病患者得病的部位都是有汗出障碍的，这点是需要记住的。

二十三、痤疮

凡是背部的痤疮，葛根汤是特效方。背部是葛根剂，如果得痤疮的部位不汗出，脉有力直接用原方，脉无力用葛根汤合真武汤。

葛根汤解决的痤疮部位是背部和后项部，其他部位的痤疮疗效不明显，上述两个部位的痤疮用葛根汤，一般 3～5 天就可以明显见效或者痊愈。痤疮有表也要先解表。

二十四、胃灼热

※　病案

40 岁的女性，胃灼热 1 年，询问病史，诉以前有支气管炎，每到冬天就咳嗽吐痰，泡沫多。泡沫痰，有表证，痰易吐，怕冷，更是表证，口不苦，排除少阳病，大小便正常，排除阳明病，脉浮有力，确定太阳病。

处方：小青龙汤。9 剂后症状消失。

分析：治疗胃病，如浅表性胃炎、萎缩性胃炎、胃痛、胃胀、胃灼热等，先看有没有表证，有表先解表，如果通过解表病好了就不用再治了。

患者是先得气管炎，后得胃灼热。因此，气管炎是本，胃病胃灼热是标，治病求本，要先治气管炎，气管炎是呼吸系统疾病，一定不能忘记表证，有表先解表。

二十五、胃病

呼吸系统疾病为表证的可能性极大，肾病也大多与表证有关，因此类疾病大多有遇感冒复发，关节疼痛加重的特点，而感冒本身就是表证。但很多医生在面对某些疾病时，容易忘记表证，如胃痛、抑郁症、失眠等，下面我们以胃病为例，谈一谈怎么样病脉证治，怎么样有表先解表。

※ 病案1

患者，女，30岁。身体差，易感冒，弱不禁风，消化吸收弱，纳差。前医行补气、补血法，且自行服用很多保健及补品，却越来越不想吃东西，还有的医生用保和丸之类帮助消化，效果也不明显。

平时怕冷易汗出，桂枝证；脉浮无力，三阴病；精神差，少阴病；诊断为少阴表证。桂枝加附子汤，小剂量，用小剂量是因为患者脾胃功能原本就差，用大剂量无法消化。治疗胃病，量一定要小，再小，更小。李东垣的《脾胃论》里每剂药总重量不超过15g，所以治疗胃病量要小，多用丸剂、胶囊、散剂、汤剂，每味药一克半克的就可以了。5天见效，20天痊愈。

表证实质上就是太阳病，但有时会出现太阳病而脉无力的情况。尽管患者是太阳病的表现，但是脉无力，这个时候不能将其定为太阳病，而是表证。

在临床中，很多胃病患者属于以下三种情况：太阳病；胃病合并太阳病；胃病合并有表证。

有表先解表，只要患者有表证，一定要先解表或同时解表。在经方里，解表有两个药物，麻黄和桂枝。

※ 病案2

王某，男，52岁。胃痛、胃灼热七八年，反复发作，吃了药有效，能控制一段时间，但过一段时间又再次发作，无法除根，现代医学确诊为反流性胃炎。

胃病患者要除根，我的经验是需要半年以上的时间。先正确的治疗一两个月，或者两三个月。等胃病的症状消失以后，患者还需要注意规律饮食。三分治，七分养，养上三到四个月胃病才能除根。

胃病难治的原因是，胃里有病变了，有炎症、溃疡等问题，但患者还要吃饭，还要往胃里进盐、醋、水、饭等，从而导致反反复复。就类似于，我们的皮肤上有一个伤口，伤口还没有痊愈，就天天撒盐，伤口就一直无法愈合。

胃镜挺可怕的，特别是做胃镜病理活检的，需要在胃里面钳一块肉去化验，钳一块儿肉的地方就很不好长。我见过好多的病例，本来患者胃不痛，但是自从做了胃镜活检之后，出现疼痛，并且怎么治都治不好。大家想一下，硬生生地从胃里钳出来一块儿肉，造成了人为的伤口，再加上饮食所进油、盐、醋、水等，伤口更无法痊愈。

现在胃病患者非常多，患者天天都得吃饭，也就是天天刺激胃，所以，笔者在临床给患者看病的时候，不会跟他说十天半个月就能好，这是不可能的事。虽然有的人症状很快消失，但是要想达到根治的目的，最少是需要半年。并不是说半年一直服药，而是饮食方面需要注意。

这位患者反流性胃炎，胃痛、胃灼热七八年，我进行了详细的问诊、腹诊、脉诊、舌诊。问诊时可以按照问诊单来问，除了问诊单还要问一些其他的东西。问着问着患者就笑了，说看了这么多年的病，大医院小医院都去过，从来没有医生这么关心过我，问得这么细，都是三五分钟就把我打发了，有的一两分钟就把我打发了。

我也跟他开玩笑，问他是喜欢医生认真的看病还是马虎的看病，他说当然喜欢医生认真地给我看病，看得越仔细越好。作为医生对待患者，态度一定要认真，每个患者都认为自己的病是独一无二的，自己的病是和别人不一样的，我们要认真地对他们负责。在聊天的过程中，虽然有的是没用的信息，但也会得到很多有用的线索、细节。

患者问诊结果如下：①怕风，怕冷，轻易不汗出，背沉。②口不苦。③大小便正常，口不渴。④平时基本不吃凉东西，所以不知道吃了凉东西是不是难受。⑤手脚不凉。⑥休息正常，精神正常，四肢不凉。⑦舌质淡，苔薄白，脉有力。

患者怕风、怕冷，轻易不汗出，背沉，其他的都没有，诊断为太阳病，应该用葛根汤。患者服用葛根汤以后，12天症状消失，然后改为间断用药法，注意饮食，未再复发。

第31条　太阳病，项背强几几，无汗，恶风，葛根汤主之。

患者背沉是"项背强几几"，是单纯的"背强几几"。"项背强几几"包括了三种情况：第一种情况，单纯的"项强几几"；第二种情况，单纯的"背强几几"；第三种情况，"项背强几几"。

患者背沉是"项背强几几"，是葛根剂；怕风，怕冷，不汗出，脉有力是太阳病里麻黄剂的症状，所以选用了葛根汤。

下面用病脉证治的方法分析一下本病案。病，太阳病；脉，脉有力；证，怕风，怕冷，不汗出，背沉；治，葛根汤。

胃病患者背沉，怕风，怕冷，就是表证，有表先解表，表解再治痞。临床上治胃病的时候用葛根汤；治口吃的时候用葛根汤；治偏瘫的时候用葛根汤；治颈肩腰腿痛的时候用葛根汤；治感冒发热的时候用葛根汤；治肠炎的时候也用葛根汤。所以很多疾病都会表现出葛根汤证，只要患者出现了葛根汤证，我们就用葛根汤来治疗。千万不要认为葛根汤就是一个简单的感冒处方，它可以治疗很多内科杂病，只要是按照病脉证治的方法，得出来结论是葛根汤，那就用，效果肯定好。

此处再三强调葛根汤，强调表证是让大家记住病脉证治的大原则，知道表证也会导致很多内科疾病。

学习这个病案我们看到，患者有怕风、怕冷、不汗出、背沉一系列表证的表现，是太阳病，同时又有胃痛和胃灼热的表现。而我们只用解表的方法，"有表先解表"，解表之后胃痛、胃灼热就消失了。大家记住，通过解表，问题得到了彻底的解决，是一个常见现象。还有的患者通过解表之后不仅表证解决了，里证的问题也减轻了，但是没有彻底解决，这个时候就需要再去解决里证。比如这位患者通过正确解表之后，胃痛、胃灼热的症状减轻了，但是没有彻底痊愈，这个时候可以再专门地去解决胃痛和胃灼热的问题，再次辨证。

学会解表，能治好很多病，包括疑难病，特别是患者发热、感冒的时候，是治疗疾病的最佳时刻。这个时候千万别乱输液，一输液就会把病情复杂化，甚至让病情恶化。

现在临床上这么多的患者治不好，大病、疑难病、重病很多，究其原因，都是没有按照顺序来治疗，都忘记了"有表先解表，表解再治痞"，忘记了需要把这两个问题解决了以后再去治其他的问题。

二十六、麻木

※ 病案

患者，男，50岁，公务员。两脚麻木，没有糖尿病，也没有颈椎病（麻木患者我们要排除糖尿病的并发症、颈椎病、腰椎压迫等疾病）。

遇寒冷以后麻木更加严重，是表证，怕冷恶寒。吃饭正常，大小便正常，口不苦，排除少阳病和阳明病。脉浮有力，显然是太阳病。再次仔细询问，患者病史已经3年多了，服药、针灸、理疗无效。腹诊无瘀血，没有压痛。

平时特别怕风，怕冷，容易汗出，偶尔会打喷嚏，桂枝汤证。

处方：桂枝汤。桂枝30g，白芍30g，生姜30g，炙甘草20g，大枣6个。

疗效：喝药后微汗三法，果然，出了汗，麻木立刻消失。

经方好比按钮，想要灯亮，只要开关一按，灯就亮了。要想关，开关一按，灯就关了，效果是最快的。药喝到肚子里，就见效了，不用吸收。按钮"啪"一按，就关了，就不麻木了，就是开关问题。

患者说汗一出，麻木马上就没有了，太神奇了！困扰了 3 年之久的痛苦居然这么简单就消失了，可见中医必须认识表证，必须有表先解表。

临证问答

问：麻黄附子细辛汤中附子是不是要先泡 40 分钟呢？

答：泡多少分钟是无所谓的，中药都要泡的，泡 1 小时、2 小时或更长时间。

问：附子不先煮 1 个多小时，会有毒吗？

答：我给大家讲一下中药的毒性是怎么理解的。李可老先生治疗患者的时候并没有先煮，而是边煮边喝，可能这个药开了 3 分钟后患者就灌进肚子里了，有没有毒性呢？有，但是我们用中药的目的是治病。举一个例子，菜刀每家基本都有，菜刀的刀刃能杀人，但你用它杀过人吗？附子有毒，毒性能杀人，但我们不是用它来杀人的，菜刀是用来切菜的，如果菜刀没有刀刃，大家也就不会买了。

如果附子没有毒性我们就不用了，我们用的是它的毒性，用其毒性来治病救命的。诊断正确，是少阴病，是附子证，那怎么用，患者都不会中毒。如果没有诊断准确，那附子的毒性就是会伤人的。

问：高血压的患者能不能用麻黄呢？

答：有表证不汗出的可以用，前提是不能停降压药。我举个例子，假如这个患者高血压 160mmHg，吃着降压药，用葛根汤是安全的。高血压患者吃着降压药，再吃麻黄剂也是安全的，我用过很多。但是患者有心律失常的，就不能用，用了以后会心慌的受不了。所以用之前一般要问一下，有没有心脏病，主要是心律失常问题，如果是窦性心律过缓，还会专门用麻黄，而心律失常特别是期前收缩，室性心动过速或心率忽快忽慢的患者，即使判断出是麻黄证，也用荆芥、防风来代替麻黄，保证安全，效果虽然差一点，但绝对有效。

问：治疗三叉神经痛成人和儿童中药的量分别是多少呢？

答：三叉神经痛患者一般都是成人，儿童很少。用量方面，成人用15g，儿童一般10岁以上就可以用成人的2/3，10岁以下用5g。重点学诊断，其他的不关键。

问：心律失常的患者可不可以用附子呢？

答：只要患者是少阴病，就必须得用，李可老先生的破格救心汤就是专门用附子治疗心衰等心脏病。

问：芍药甘草汤的主治是什么呢？

答：芍药甘草汤治疗脚跟痛。此外还有一个主要的作用就是解决静脉栓塞问题。静脉曲张也属于静脉栓塞，可以赤芍、白芍一块儿用，口服、外用都可以；静脉血栓可内服加外用。需要注意，有表先解表，静脉栓塞如果有表证也得先解表，所有的疾病都是这个原则。解表之后还要注意有无痞证。

问："痞"是什么意思？

答："痞"就是胃部难受，胃部不舒服。举个例子，十字路口，红绿灯一坏，就"痞"了。中部全部堵住，该过来的过不来，该过去的过不去，废物排不出去，营养上不来，就"痞"了。

第 2 章 痹 证

一、痹证经验杂谈

(1) 患者居住环境要通风、干燥、向阳，床铺不能安放在风口处。

(2) 舌红少苔的患者不能吃辛热的食物；舌淡苔白的，不能吃水果等寒凉的食物；舌苔厚腻的，不能吃油腻的食物。

(3) 白术附子汤，服药后会头晕；防己黄芪汤，服药后如虫行皮中。这都是正常反应。

(4) 使用外用药出现痒疹、水疱时，应立即停用。

(5) 服用激素类药的患者不可以一下子停药。

(6) 尽量少与水打交道，房间潮湿要放石灰，被子潮湿用电吹风。

(7) 脾胃功能差的患者，不要吃银耳、阿胶，不要喝牛奶。

(8) 风寒湿痹，游走性疼痛，温暖后疼痛减轻，舌苔腻。

(9) 着痹，特点是受病的肢体、关节或筋骨肌肉感到明显沉重，举动费力，自觉若带重物。

(10) 尪痹，疼痛表现为夜间"痛如虎咬"，关节变形。

(11) 湿热痹（刘渡舟经验），小便黄赤不利，尿味儿大，用吴鞠通的加减木防己汤：防己 18g，桂枝 10g，生石膏 30g，杏仁 12g，滑石 15g，白通草 9g，薏苡仁 20g。用之奇效。

经方讲习录（二）

加减法：①肢节痛甚，加片姜黄、石见穿、海桐皮、络石藤。②风盛，见疼痛掣引，加桑叶、桑枝，重用桂枝。③湿盛，肢体肿，加滑石、苍术、萆薢、茯苓皮。④面色赤，口涎自行流出，是阳明热盛，重用生石膏，加知母。⑤体痛而无汗，可加羌活、苍术。⑥汗出多，加生黄芪、炙甘草。⑦痰饮多，加半夏、陈皮、厚朴。⑧大便干，加大黄。⑨出现对称性结节红斑，加紫草、牡丹皮、板蓝根。⑩舌见瘀血点，脉沉迟，加鸡血藤、地龙、红花、当归。⑪妇女带下淋漓不绝，加苍术、白术、茵陈、黄柏、苦参。⑫治痹证，首先分清寒热。⑬治痹过程中，若患者病情时轻时重，关节肿胀反复发作。仔细诊察发现其中不少人都有咽部红肿的表现，此为病情不稳定的重要原因。因而在治痹之剂中要加入玄参、麦冬、桔梗，甚至加入山豆根、板蓝根、牛蒡子、射干等利咽解毒之品。

寒热错杂痹，常见的有三种情况：①关节怕冷，但摸着热。②自觉关节热，但摸着凉。③上肢热，下肢凉。

二、脾胃与关节疼痛的关系

不少颈肩腰腿痛患者长期用激素、镇痛药，甚至免疫制剂，损伤了脾胃，导致吃饭吸收不好。此时应该注意先调理脾胃，如香砂六君丸之类，等脾胃调理好了再治疗颈肩腰腿痛。也可以在治疗颈肩腰腿痛的处方里加上调理脾胃的药，如四君子汤、麦芽、谷芽、神曲之类。

根据《黄帝内经》理论，脾胃主四肢。所以有的人是先有脾胃病，后有颈肩腰腿痛。按照治病求本的原则，这个类型要先治疗脾胃，等脾胃病治好了颈肩腰腿痛也就痊愈了。

有些东西其实非常的简单，简单到不能再简单，但是要把它找出来、说出来却非常难，东西明明白白摆在那儿，却没有人能看明白，几百年，几千年都没有人说出来。关节病的核心也是这样，一个简单的道理，但很多年都没有人看清楚。我第一次正式的提出关节病的核心。

临床治疗关节病很容易见效，但是要除根就不是那么容易了。

患者身体很虚弱，但开出的处方并没有补的药，或者没有补对，没有抓住关节病的核心。要想搞清楚关节病的核心，就必须搞清楚关节到底是什么。其定义：骨与骨之间的连接称为骨连接，骨连接又分为直接连接和间接连接，关节是间接连接的一种形式。《现代汉语词典》的解释：关节是骨头与骨头之间连接的地方，可以活动。可看出其特点就是可以活动。

人体有八大关节，肩关节、肘关节、腕关节、髋关节、膝关节、踝关节，还有脊柱上的颈椎、腰椎，承担着人体活动的绝大部分关节动作功能，人的每一个全身性的动作，都需要这些关节的支持，同时这些关节也是人体最受累的部位。

讲骨关节病，就要先把关节搞清楚，特别是关节在中医里是什么。经过这么多年的研究，笔者认为关节就是一个枢纽，在经方里面，对应着枢纽的是少阳病和厥阴病。枢纽出了问题，关节就是枢纽，所以治疗关节病就必须考虑少阳、厥阴病，其中脉有力是少阳病，脉无力是厥阴病。少阳病的代表药物是柴胡和黄芩，厥阴病的代表药物是当归和吴茱萸，这个问题想通了之后，很多疑问会豁然开朗。

关节病的核心是少阳病或者厥阴病，也就是说只要关节病变就要考虑柴胡剂或者当归剂，这样伤寒病就有了辨证的方向。今后见了关节病，不是必须口苦，必须胸胁苦满，而是只要见了关节病那么就是少阳病或者厥阴病。提出这个观点是要有勇气的，因为有人会认为这是胡说八道，但是很多病例证明了这个理论是正确的。笔者从实践出发，多次临床验证之后才记载于本书。因此治疗颈椎病、肩周炎、腰椎间盘突出症、膝关节疼痛、痛风、风湿性关节炎、类风湿关节炎、强直性脊柱炎等关节疾病时，无论是大关节病变还是小关节病变，都要考虑柴胡剂或者当归剂。

下面简单谈柴胡剂应用指南。

第一种情况，太阳病，爱汗出，柴胡桂枝汤。

第二种情况，四肢凉，脉有力，四逆散。

第三种情况，大便干，脉有力，大柴胡汤。

第四种情况，失眠心烦胆小，柴胡加龙骨牡蛎汤。关于柴胡加龙骨牡蛎汤的应用，在临床上不论患者是失眠、焦虑症、抑郁症还是其他，只要是心烦加胆小就用柴胡加龙骨牡蛎汤。

第五种情况，脉无力，柴胡桂枝干姜汤。

第六种情况，没有上述症状的，用小柴胡汤。

三、骨赘

骨关节炎的病理表现，往往伴有关节边缘的骨赘，而临床诊断骨关节炎也需要参考影像学检查判断有无骨赘。骨关节炎的本质改变是关节软骨的破坏，是一种退行性改变。而骨赘则是其继发性改变，是人体自卫、代偿、再生、修复和重建的正常功能，是一种保护性生理反应。骨赘不是病，而是一种生理现象，具有其固有的自然发生发展规律。

在临床上，有些患者会出现颈椎、腰椎的症状，X线检查会发现颈椎、腰椎出现了骨赘，经过治疗患者自觉症状消失，但骨赘却依然存在；有些患者有较严重的症状，X线检查却未见明显的骨赘。这些现象说明骨赘与临床症状并不呈正比，任何事物都有两重性，生理和病理是相互转化的。

骨赘在一定程度上使关节退变，造成骨关节的不稳或微小移位，也可能刺激、压迫神经及血管或摩擦刺激血管滑膜导致渗出、水肿、绒毛肥大增厚等，甚至导致骨与关节变形和错位，从而产生疼痛等临床症状，称为病理性骨赘。

骨赘又叫骨质增生，包括颈椎骨赘、腰椎骨赘、膝关节骨赘、跟骨骨赘。

单味生白术就可以治疗各种部位的骨质增生，总有效率可以达到50%。因此，白术是名副其实的骨质增生专药。

用法：外用。生白术200g煮水，然后用毛巾热敷局部。①颈椎骨赘，热敷颈部。②腰椎骨赘，热敷腰部。③膝关节骨赘，热敷膝关节。④跟骨骨赘，泡脚。

3天就可见效。若3天后无效就不要再用了，3天见效了就坚持多用一段时间，一般需要用 1 个月。其优点是不用服药，没有副作用。热敷后要注意保暖。

笔者曾治疗某患者，两脚都有骨赘，疼痛的不敢落地，只能踮着脚走路，在其他地方用了补肾、活血、止痛等方法，效果均不明显。后来在我的指导下，用生白术 200g 煮水泡脚，每天 2 次，每次半小时，3 天后明显见效，可以正常走路了，坚持用了 1 个月，症状消失。

有的人把白术碾碎取细粉，每次 10g，加黄酒调成糊状，摊在纱布上，外敷于疼痛关节处，胶布固定，每天换药 1 次，效果也很好。

（一）骨质疏松的本质是缺钙

在我国，60 岁以上老人骨质疏松患病率是 36%，最开始时通常没有症状。骨质疏松症是由多种原因导致的骨密度和骨质量下降，骨微结构破坏，造成骨脆性增加，从而容易发生骨折的全身性骨病。所以，最怕老年人跌倒，特别是下雪天，一旦跌倒就容易骨折，这都是骨质疏松惹的祸。

骨质疏松分 3 种：①绝经后的骨质疏松，妇女绝经后 5～10 年。②老年性骨质疏松。③青少年的特发性骨质疏松。

骨质疏松常见症状是疼痛、身长缩短、驼背、骨折。引起骨质疏松的还有很多疾病，此处就不一一细讲了，但不管怎么样，骨质疏松的本质是缺钙。

（二）骨质疏松患者补钙的方法

要想把钙补进去，笔者在临床验证了很多方法，比如高钙片、牛奶、各种补钙产品。事实证明，最佳的补钙产品是龙牡壮骨颗粒。

平时我也喜欢喝这个药，甜甜的，很好喝。以前这个药买不到无糖型的，现在就不用担心，很好买。喝时量要大，一次喝 3～5 袋。我每次腿抽筋就会喝，喝了就见效。老年人腿抽筋就喝龙牡壮骨颗粒，我都是让他们坚持喝一大盒。还可以用鸡蛋壳补钙。把鸡蛋壳洗干净，用砂锅炒成金黄色，研细粉。每次 2g，每天 2 次，对骨质疏松有特殊效果，补钙效果很好。

临床上骨赘经常合并有骨质疏松、颈肩腰腿痛的老年患者，都应该常规配合补钙。方法就是我上面讲的，要么用龙牡壮骨颗粒，要么用鸡蛋壳，这是从根本上治疗，也是减少颈肩腰腿痛患者未来骨折风险的好方案。

四、腰椎间盘突出

（一）腰椎间盘突出的现状

腰椎间盘突出包括坐骨神经痛，在没有做 CT 之前，X 线片是诊断不出腰椎间盘突出的。现在只要患者说腰痛，拍了 CT 几乎都是腰椎间盘突出。对中医来说按腰痛治疗就可以了，可以用中医药治疗，也可以行手法复位等；现代医学会建议患者做微创手术。

坐骨神经痛一般都是一侧沿着腿向下放射，有的是单纯的坐骨神经痛，有的是由腰椎间盘突出而引起的。腰椎间盘突出表现为腰痛，坐骨神经痛表现为腿痛，合起来叫腰腿痛。

（二）腰椎间盘突出疼痛的原因

从现代医学的角度讲，腰椎间盘突出疼痛的原因是神经根水肿。水肿就是水饮，归纳到痰饮病的范围，治疗方法当然就是利水。

水饮在《金匮要略·痰饮咳嗽病脉证并治第十二》篇里按部位来分类：①在肠道里的水饮叫痰饮。②在胁下的水饮叫悬饮。③在四肢的水饮叫溢饮。④除了肠道、胁下、四肢，其他部位的水饮，如头部、膈下等，叫支饮。

坐骨神经痛是下肢的疼痛，因此只要腰椎间盘突出伴有腿痛、腿麻、腿憋胀感的，按溢饮治疗，用大青龙汤或小青龙汤。

腰椎间盘突出的患者，凡是咳嗽、打喷嚏后疼痛加重的，按悬饮治疗，用十枣汤，因为悬饮的特点是咳唾引痛。

病溢饮者，当发其汗，大青龙汤主之，小青龙汤亦主之。

病悬饮者，十枣汤主之。

在临床上，95%的腰椎间盘突出症发生于第四、第五腰椎及第五腰椎、第一骶椎的椎间隙，故腰椎间盘突出症患者多有坐骨神经痛。机制是脊神经根的炎性水肿，十枣汤是利水剂。

※ 病案1

患者，男，38岁，工人。冬天下大雪时出去工作，感冒发热，热退后，腰腿疼痛，诊断为腰椎间盘突出，行针灸、理疗、牵引、按摩等治疗，疗效不佳。

目前症状：腰痛，腿酸痛，沿坐骨神经憋胀感，不汗出，平日有低热，显然是太阳病；口渴，嗓子疼痛，是阳明病；脉有力。腹诊，肚脐左侧有压痛，用桂枝茯苓丸。

诊断：溢饮病。

处方：大青龙汤合桂枝茯苓丸。麻黄24g，桂枝8g，炙甘草8g，杏仁8g，生姜12g，大枣6g，生石膏30g，茯苓8g，牡丹皮8g，桃仁8g，白芍8g。

疗效：1剂汗出，疼痛大减，又吃5剂，疼痛基本消失，改吃《金匮》肾气丸善后。

（三）腰椎间盘经方常见类型

(1) 悬饮：咳嗽、喷嚏后疼痛加重。热性痰饮用十枣汤，寒性痰饮用肾着汤（又称寒湿类型）。

(2) 溢饮：太阳病，小青龙汤。太阳阳明合病，大青龙汤。

(3) 虚劳：《金匮》肾气丸。

（四）腰椎间盘突出要考虑柴胡剂

第一个原因是患者有少阳病。第二个原因是患者有胸胁苦满。第三个原因是关节病本身就是少阳病。

如果一个患者口苦，脉有力，那么就可以确诊有少阳病了，有少阳病自然就要用柴胡剂。在腰椎间盘突出的患者里，只要口苦，脉有力，就要用柴胡剂。如果口苦，脉无力，就要用柴胡桂枝干姜汤，还是柴胡剂。

※ 病案 2

患者，男，37 岁，腰椎间盘突出。症状：腰痛，轻易不汗出，腰痛见冷加重，口苦，大小便正常，手脚不凉，脉有力。

病脉证治：病，太阳少阳合病；脉，脉有力；证，腰痛，见冷加重，无汗，口苦；治，葛根汤合小柴胡汤。

疗效：25 剂痊愈。

腰痛时考虑葛根汤；腿痛时考虑溢饮病的大青龙汤、小青龙汤。熟练掌握伤寒病病脉证治和金匮病病脉证治，就可以从容应对颈肩腰腿痛了。

※ 病案 3

患者，女，41 岁，腰椎间盘突出。症状：腰痛，腰冷，其他症状不明显，脉无力，舌苔湿润水滑。腹诊胸胁苦满，是柴胡剂；又有肚脐右侧压痛，是当归芍药散。

病脉证治：病，肾着病，厥阴病，水分证；脉，脉无力；证，腰冷痛，胸胁苦满，舌苔水滑；治，柴胡桂枝干姜汤合当归芍药散、甘草干姜茯苓白术汤。

疗效：一个半月痊愈。

五、颈椎病

现在颈椎病的发病率越来越高，发病年龄也越来越低，究其原因，大部分人天天低着头玩手机，玩游戏、刷视频、聊天，在路上经常看到有人走着路看手机，也有人骑着电动车看手机。在这样的大环境下，颈椎病发病率增高就不可避免了。

颈椎病最主要病因是肌肉损伤，颈部的肌肉先受到了损伤，或者长期没有活动，或者长期的肌肉劳损，导致肌肉本身受到了损伤。在肌肉受到损伤之后，开始牵拉颈椎，最后导致颈椎发生变形，出现问题。颈椎病最根本的原因是颈部的肌肉先出现了问题，然后关节和颈椎才出现了问题。

避免颈椎病，首先要保护颈部的肌肉，让它不要劳累，可以用颈枕。以前有的颈椎病患者不枕枕头，这是错误的做法，晚上睡觉的时候，不枕枕头会造成肌肉的伤害。也有的枕一卷卫生纸，还有的枕玻璃瓶、输液瓶，一夜之后，颈部痛得更厉害，对颈部造成二次伤害，这也是错误的。比较好的方法，是做一个薄软的小枕头，垫到颈部的下面，这样晚上睡觉的时候颈部的肌肉不需要使劲儿，可以得到放松。

颈部按摩时，一定要力量小，动作轻柔，同时，不要轻易去扳颈部。现在好多美容院或者按摩店都敢扳颈部，经常会听到扳出事的消息，一出事，就是大事，所以颈部的按摩一定要轻柔。现在部分从业人员没有经过专业的培训，也不懂医学知识，就敢乱扳颈部，一旦扳出麻烦来，是会造成截瘫的。另外按摩的力量大了也容易出事，特别是一些老年人，本来就有骨质疏松，甚至有人颈部的疼痛是癌症的骨转移，乱按一定会出事的。所以颈部的按摩力量一定要小。

下面讲颈部的治疗。先讲一下颈椎病麻木的治疗。

※　病案 1

赵某，女，27 岁。

主诉：反复左上肢麻痛 2 年多。

平时经常低头玩手机，天天熬夜，到夜里两三点才睡觉。去医院拍CT诊断为颈椎病，行输液、针灸、按摩、理疗等，效果不佳。以左上肢麻为主，痛为辅，颈部不能够向左转动，满面愁容，不像年轻人的样子，左上肢又麻又痛，抬不起来，怕风，怕冷，吃饭可以，睡觉可以，大小便一般，口不苦，舌质淡，舌苔薄白，边有齿痕，脉沉细无力。

病脉证治：病，血痹病；脉，脉沉细无力；证，左上肢麻痛；治，黄芪桂枝五物汤加葛根。黄芪30g，桂枝30g，生白芍30g，生姜60g，大枣6个，葛根（先煮）20g。

遇到患者手麻，胳膊麻的时候，首先要考虑颈椎病，这是临床上最常见的情况。这位女患者，反复左上肢麻痛2年多。现在很多患者是单纯的麻木，也有的患者除了麻木之外，还会感觉到疼痛，一般情况下是以麻木为主，疼痛为辅，疼痛比较轻，麻木比较严重，此患者的痛苦主要是麻木。

患者平时经常低头玩手机，天天熬夜，到夜里两三点才睡觉。现在年轻人熬夜是个大问题，笔者经常给年轻人做思想工作，夜里十一点不睡觉，叫"不要脸"，脸上容易长痘痘，皮肤失去光泽。夜里一点不睡觉叫"不要命"，夜里是睡觉的，不是工作的，不遵守自然规律就容易得要命的疾病。

这位患者我也给她做了思想教育工作，之后很大程度上改变了熬夜的坏习惯，改为十一点多睡觉了，相较之前已经很不错了。现在的年轻人和大学生能够在十二点之前睡觉，就已经相当不错了，熬通宵的人比比皆是。

患者脉无力，是虚证。以麻木为主要症状，诊断为金匮病里的血痹病。齿痕舌，黄芪剂，当看到齿痕舌的时候，一定是黄芪剂。

血痹病的处方只有一个，黄芪桂枝五物汤。

《金匮要略·血痹虚劳病脉证并治第六》：血痹阴阳俱微，寸口关上微，尺中小紧，外证身体不仁，如风痹状，黄芪桂枝五物汤主之。

"阴阳俱微"指的是寸脉和尺脉。"身体不仁"就是身体麻木。身体麻木，不是单纯的胳膊麻木、头部麻木或是腿部麻木，而是全身各处的麻木。黄芪桂枝五物汤主之。

这位患者需要加葛根，因为她是颈椎病，颈部难受，所以在黄芪桂枝五物汤里面加了葛根。

强调一下，生姜的量比较大。这是按照原方原比例来用的，生姜是具有解表作用的，虽然没有桂枝的力量大，更没有麻黄的力量大，但是具有解表作用。受凉了，喝点儿生姜红糖水，其中的生姜就起着解表的作用，可以微微出点汗。特别是一些危重患者，或者身体衰弱的老人、小孩儿，用生姜来解表是非常好的方法。

黄芪桂枝五物汤里含有桂枝，也是解表的。说明治疗颈椎病手麻、胳膊麻的时候，还是要遵循有表先解表的原则。

夜里玩手机的人，胳膊伸到被窝外面，在不知不觉当中，颈椎就容易受凉，特别在劳累的情况下更容易受凉。处方里面用生姜、桂枝就是为了解表。有表先解表，是非常重要的环节，颈椎病也是要先解表的。

齿痕舌就是气虚，就是黄芪剂。而血虚就是脉无力，手脚凉。所有的虚证都是脉无力。

血虚总结出来"脉无力，手脚凉"这六个字，难度非常大，因为无论在哪一本中医诊断书上，都没有人提出来这一点，都是讲血虚表现为心慌、失眠、眼睑白、面色白这一类，这是不准确的，按照这个标准好多时候临床没法用。笔者也是经过临床上反复验证总结出来的，血虚就是脉无力，手脚凉。脉无力，手脚凉，就是厥阴病。

气虚，脉无力，齿痕舌，气短；血虚，脉无力，手脚凉；阳虚，脉无力，怕冷；阴虚，脉无力，怕热。这四个虚非常重要。治疗骨关节病时经常要用到这四个虚证的补法，治疗其他疾病时也会碰到，所以这四个虚证的诊断，必须得学会，必须得掌握。

这位患者的颈部不能向左转动，就叫颈部僵硬。颈部不舒服，葛根剂，因此在处方里加了葛根。葛根加大量也不要紧。患者吃了5天以后，症状减轻，又吃了5天，痊愈。同时嘱咐患者少玩手机，不要熬夜，经常活动颈部，经常甩一下胳膊。再加上年轻人体质好，所以很快就好了。

※ 病案2

患者，女，36岁，右胳膊麻痛1年，确诊颈椎病。舌质淡，边齿痕，脉无力，明显的血痹病，黄芪桂枝五物汤。另外，她还有一个症状，手脚冰凉。在被窝里暖一夜也暖不热，这是女性的常见症状。

病脉证治：①金匮病病脉证治：病，血痹病；脉，脉无力；证，右胳膊麻痛；治，黄芪桂枝五物汤。②伤寒病病脉证治：病，厥阴病；脉，脉无力；证，手脚冰凉；治，当归四逆汤。

处方：黄芪桂枝五物汤合当归四逆汤。黄芪30g，白芍30g，桂枝30g，生姜60g，大枣6个，当归30g，细辛3g，通草6g，葛根（先煮）20g。

这位患者舌质淡，边齿痕，黄芪剂；脉无力，虚证；又麻又痛，是金匮病里面的血痹病，黄芪桂枝五物汤。还有一个症状，手脚冰凉，在被窝里暖一夜都暖不热，临床上女性很常见。一位脉无力手脚冰凉的患者，就是厥阴病，就是血虚。

这位患者首先用金匮病病脉证治判断为血痹病，用黄芪桂枝五物汤。其次伤寒病病脉证治判断为厥阴病，用当归四逆汤；如果病的时间长了选当归四逆加吴茱萸生姜汤。最后把金匮病的血痹病处方和伤寒病的厥阴病处方合起来即可。

葛根先煮可以增加其疗效。葛根汤里面，葛根、麻黄都要先煮。事实证明，先煮确实可以增加疗效。治颈椎病，葛根是非常重要的一个药物，掌握正确的煎煮方法以后，增加效果，好的更快。

黄芪桂枝五物汤、当归四逆汤里面都含有桂枝，用以解表。解表就要用到微汗三法。喝了药以后，再喝点热水或者比较热的小米汤、面条汤，盖上被子蒙住头。特别是冬天，一定得蒙头，不蒙头不好出汗，也有人说让患者侧着身躺着出汗。平躺、侧着身躺都行，一般不到 1 分钟就会出汗。如果 1 分钟不出汗，就不要继续蒙头了。

细辛用 3g，要煮够 30 分钟，不能盖盖子，绝对不能盖盖子。要不然，吃了以后患者会感觉到舌头麻，也有的人会感觉到心脏麻。万一出现这种情况也不用担心，休息半小时就没事了。

第 351 条　手足厥寒，脉细欲绝者，当归四逆汤主之。

疗效：吃了 10 剂以后，症状基本消失。手脚冰凉的症状一般 7 天以后可明显见效。

只用当归四逆汤对手脚冰凉并不见效，手脚冰凉说明患者内有久寒，必须加上吴茱萸和生姜才见效。

用当归四逆加吴茱萸生姜汤时要加酒煮，即煮药的时候，加点儿黄酒，虽然要求的是清酒，但加黄酒也可以。这位患者一共用药 1 个月，痊愈。痊愈后还需要善后，巩固疗效，以除根，善后也是个大问题。

凡是手麻、胳膊麻的，不单是颈椎病，其他的病也是这样的，只要是麻木症状的除根，一律用乌鸡白凤丸，同仁堂生产的小水丸就可以。汇仁生产的大药丸，现在好多人不愿意吃，但在二三十年前，都愿意吃大药丸，因为甜丝丝的，里面有蜂蜜。

疾病在临床上总是会呈现复杂化，不会单纯的照着课本上得病。

如果患者除了手麻、胳膊麻、脉无力、手脚冰凉，又有舌苔腻，即有湿。湿分两种，第一种是寒湿，第二种是湿热。

寒湿和湿热的鉴别要点看小便颜色。寒湿，小便清，就是小便是白色的。湿热，小便黄。

这里需要强调一点，早上第一次的小便是黄的，不作为依据。一定要问患者喝水多了小便黄不黄，如果黄就是湿热，不黄就是寒湿。

经方讲习录（二）

在治疗骨关节疼痛时会经常碰到这样的情况，需要进行鉴别。比如，有一个患者，特别的怕冷，膝关节疼痛，天冷加重，看舌苔是腻的，这时候一定要问小便，如果小便黄就是湿热，小便不黄就是寒湿。

临床经常会发生误治，治来治去病情反而加重了，就是因为辨证错误部分医生听到患者怕冷，就用温阳的药物，大量的用附子，5g 不行，便用 50g。不见效以后就认为是剂量小，又加干姜，干姜不行加川乌、草乌，所以强调寒湿和湿热的鉴别，这是临床治疗的关键点。

治疗寒湿最重要的两个药：苍术和白术。舌苔厚的用苍术，舌苔薄的用白术。而舌苔腻不好去，有时给患者开了十天二十天的药，舌苔腻就是去不了。去不了就意味着这位患者即使症状减轻，将来也会复发。所以苍术的量要大，从 30g 开始往上用，用到 60g，甚至 90g，效果很好。吃五六天舌苔腻就下去了，下去以后就需要把苍术的量减到 10g 左右，不要再大剂量用了。苍术也可以改成白术。还可以苍术加白术一块用。

湿热的舌苔腻用薏苡仁。薏苡仁也可以从 30g 起步，一直用到 60g、90g、120g、150g。大家都知道薏苡仁赤小豆治疗湿气，实际上去的是湿热。

还有一个特殊类型的腻苔：脉无力，舌根上面腻。舌根是三焦里面的下焦。下焦的腻苔，脉又没劲儿，舌头比较干燥，这个时候就用熟地黄来去这个腻苔，不用熟地黄这个腻苔永远也去不掉。邹孟城的书里专门讲过这个原理，厚腻苔的时候，要加点儿熟地黄，要用滋阴的药。

上面讲了寒湿和湿热的鉴别、用药，以及四种虚的鉴别，这些知识点很重要，临床天天都要用。诊断患者阴阳两虚得有依据，诊断气血两虚也得有证据。

下面讲颈椎病的一个常用药，鸡血藤。在中药里面有一类药叫藤类药，包括天仙藤、海风藤、鸡血藤等，藤类药都是舒筋通络的。鸡血藤的特点是，既有补血的作用，又有活血的作用，适用于血虚血瘀。

鸡血藤性平和，和苍术、薏苡仁一样，可以大剂量用，用 30g、60g 都没事。鸡血藤还有一个独特的作用：大剂量应用的时候，可以增加肌肉的力量。骨关节病患者乏力，就可以考虑应用大剂量的鸡血藤。另外，鸡血藤还可以治疗麻木。

笔者在临床上主要用鸡血藤治疗麻木。见了麻木，不用管是实证还是虚证，都可以在处方里加鸡血藤。

补法在疼痛科有着重要的地位。治疗痹证、骨关节疼痛的时候，不能只想祛风活络，要先想怎么补，补什么，这是非常重要的一个环节，骨关节病是以补为主的。

遇到骨关节病不能只想着用镇痛药、祛风药，要先想怎么补，患者虚在哪里。看到颈椎病手麻、胳膊麻的，黄芪剂。看到齿痕舌的，一定要在黄芪剂里面选。把这个道理搞清楚了，以后看医案，就能看得更明白。

一些医案里用大剂量的黄芪治疗类风湿，但有时在临床一用就错，这是因为不是所有的类风湿都需要用大剂量黄芪。只有见到齿痕舌的患者，才能用黄芪，或者用大剂量黄芪。不管患者是颈椎病、类风湿、还是腰椎间盘突出，只需要考虑是不是黄芪剂，只需要考虑是不是气虚为主导致的疾病。

很多医生都相信"通则不痛，不通则痛"，拼命地活血化瘀。这在骨关节病的治疗里面是错误的，不是说不能活血化瘀，而是要恰当的活血化瘀。错误的活血化瘀会越化越虚，患者本来就虚再活血化瘀，那就更虚了。所以在脉非常无力的情况下，即使有瘀血也不能活血化瘀。

下面以齿痕舌为例讲一讲如何补。齿痕舌就是气虚，只要见了齿痕舌，就要想到气虚，想到黄芪。经方里含有黄芪剂的，治疗疼痛的处方有4个：①黄芪桂枝五物汤，治疗麻木伴疼痛，以麻木为主。看到齿痕舌，又有骨关节病，如果还有麻木，就考虑黄芪桂枝五物汤。②防己黄芪汤，治疗沉重伴疼痛。又沉又重，身体沉重。③《千金》三黄汤，治疗拘急伴疼痛。④乌头汤，治疗关节不可屈伸伴疼痛。

拘急，如胳膊弯成一个固定的程度不能动了，掰回来就回不去了，这种状态就叫拘急。

疼痛不可屈伸，如肘关节痛，往里屈痛，往外伸也痛，但保持这个位置不动，就一点儿也不痛，但凡一屈一伸疼痛就加重，就叫不可屈伸。

这些特点得记住，临床见到这些特点就知道是哪一个了。一位患者，身体沉重，全身像灌了铅一样，又痛，还有齿痕舌，用防己黄芪汤，这样处方很快就出来了。

黄芪桂枝五物汤是血痹病；防己黄芪汤是湿病；《千金》三黄汤是中风病；乌头汤是历节病；实际上都是金匮病。我们辨出病以后，再看到齿痕舌，就可以直接选处方。

上面这些处方治疗的共同特点就是气虚伴有疼痛。这说明患者是先气虚，平时就气虚，受了凉之后产生了各种不同特点不同类型的疼痛。

分析：黄芪桂枝五物汤里有桂枝、生姜，以解表。防己黄芪汤的加减法里要么加麻黄，要么加桂枝，并且在方后明确要求出微汗。出微汗就是汗法，显然是要先解表。《千金》三黄汤里直接就是黄芪加麻黄来解表。乌头汤也是黄芪加麻黄解表。

所以看到痹证的疼痛，不管是颈椎病还是颈肩腰腿痛，只要有齿痕舌，就在这几个处方里选。

※ 病案 3

张某，男，39 岁。在办公室做文案工作，离不开电脑，经常加班，逐渐感到颈部难受，后来又出现了头晕，经 CT 检查确诊为颈椎病，多方治疗效果不佳。

病脉证治：①金匮病病脉证治。病，痰饮病；脉，脉有力；证，头晕，胃部振水音；治，苓桂术甘汤。

心下有痰饮，胸胁支满，目眩，苓桂术甘汤主之。

②伤寒病病脉证治。病，少阳病；脉，脉有力；证，口苦；治，小柴胡汤。

第 96 条　伤寒五六日，中风，往来寒热，胸胁苦满，默默不欲饮食，心烦喜呕，或胸中烦而不呕，或渴，或腹中痛，或胁下痞硬，或心下悸，小便不利，或不渴，身有微热，或咳者，小柴胡汤主之。

处方：小柴胡汤合苓桂术甘汤。柴胡 40g，黄芩 15g，人参 15g，半夏 15g，炙甘草 20g，生姜 15g，大枣 6 个，茯苓 40g，生白术 30g，桂枝 30g，葛根 30g。颈部僵硬不舒加葛根。

患者舌苔薄白，用白术，如果患者舌苔白腻就应该用苍术。现在颈椎病的诊断不用中医了，CT 检查即可，医生考虑怎么治就行。

有的患者描述，身体晃一晃，感觉到胃里面有水，还"哗啦啦"响，这就叫胃部的振水音。有胃部的振水音，又头晕，这是金匮病里面的痰饮病。

有些病在金匮病里面要求有脉象，有的时候不要求，像痰饮病就不要求。而伤寒病都有脉象要求。

颈椎病患者的症状是头晕，胃部有振水音，经过辨证是金匮病里面的痰饮病，治疗用苓桂术甘汤。伤寒病病脉证治：口苦，脉有力，少阳病，用小柴胡汤。

现在患者有两个病，一是痰饮病，处方苓桂术甘汤，二是少阳病，处方小柴胡汤。金匮病和伤寒病合方，最后的处方是小柴胡汤合苓桂术甘汤加葛根，加葛根是针对患者颈部僵硬不舒服。

※ 病案 4

高某，女，41 岁，颈椎病。症状：头晕眼花，怕冷，下肢冰凉，舌质淡，苔薄白水滑，脉无力。

病脉证治：病，少阴病水分证；脉，脉无力；证，头晕，下肢凉，舌苔水滑；治，真武汤。茯苓 30g，白芍 30g，白术 20g，生姜 30g，黑附子 9g。

第 82 条　太阳病发汗，汗出不解，其人仍发热，心下悸，头眩，身瞤动，振振欲擗地者，真武汤主之。

疗效：吃了 1 天就见效了，一共吃了半个月，痊愈。

分析：①脉无力，虚证。②舌质淡，苔薄白，水滑，舌苔水滑是水分病，水分病是茯苓剂，要在含有茯苓的处方里面选一个。③症状头晕眼花，怕冷，下肢冰凉，脉无力，是少阴病，用附子剂。

病脉证治的程序就是通过患者的症状来确诊是什么病。

脉无力，是虚证；脉无力，怕冷，是阳虚，是附子剂，是少阴病；患者又舌苔水滑，是茯苓剂。那么，就必须选一个既有附子又有茯苓的处方，即真武汤。

病脉证治的程序就是先辨病。

颈椎病头晕的常见类型：①苓桂术甘汤。②真武汤。③泽泻汤。泽泻汤治疗头晕非常严重，类似梅尼埃病。头晕得都不能起床了，就可以用泽泻汤。

下面介绍"心下有水气"。

第 40 条　伤寒，表不解，心下有水气。

心下就是胃，胃里面有水气，就是胃里边儿有水。

胃里有水加上咳嗽，用小青龙汤。胃里有水，头晕，用苓桂术甘汤。

胃里有水气有两种情况：第一种，患者诉胃里边有水，"哗啦啦"地响，通过问诊就可以诊断出来。第二种，患者没有讲，医生通过腹诊用四个手指，在患者的心口，往下轻轻一按，如果能听到"咕噜噜"的水声，表示里面就有水，即心下有水气。或者，轻轻地按住患者的胃，轻轻地一划，也响，只要有水就响，里面没水怎么按都不会响。

黄芪桂枝五物汤治疗的情况，第一种，血痹，脉无力，身体麻木。第二种，尊荣人，虚胖，爱汗出，气虚。笔者的临床经验，见到脉无力，齿痕舌，有麻木症状，就用黄芪桂枝五物汤。不论是类风湿、干燥综合征、硬皮病、强直性脊柱炎、骨赘、颈椎病、产后风、坐骨神经痛、肩周炎等，只要是脉无力，齿痕舌，有麻木症状的情况，都用黄芪桂枝五物汤。需要注意，其中生姜的量一定要用到位。

生姜喝了以后，全身温暖，可以汗出。黄芪从 30g 开始用，逐渐加量，有时候量小了效果不佳。但也不需要开始就用很大的量，患者气虚了好几年，开始就用大剂量的黄芪也不行，一点点来，逐渐加量。

如果遇到患者用黄芪桂枝五物汤以后，麻木减轻疼痛却加重了，是因为患者以前就痛，只是被麻木掩盖了，服了黄芪桂枝五物汤之后麻木减轻，疼痛感就显现出来了，患者感觉好像更重了。这种情况需要提前给患者交代一下，一般疼痛 3 天左右就消失了。如果疼痛严重可以服用镇痛片，如双氯芬酸钠肠溶片，辅助治疗。

※ 病案5

赵某，女，41 岁，会计。

主诉：颈部不能自如活动，僵硬沉重半年多。

刻诊：平时怕冷，怕风，容易汗出，口不苦，大小便正常，脉浮有力。

分析：①脉浮有力，太阳病。②怕冷，怕风，易汗出，桂枝剂。③口不苦，排除少阳病。④大便正常，排除阳明病。⑤颈部僵硬，葛根剂。

病脉证治：病，太阳病；脉，脉浮有力；证，怕风，易汗出，颈部难受；治，桂枝加葛根汤。葛根（先煮）40g，白芍 20g，生姜 30g，炙甘草 20g，桂枝 20g，大枣 6 个，鸡血藤 20g。

颈部僵硬是葛根剂。葛根剂有葛根汤、桂枝加葛根汤、葛根加半夏汤、葛根芩连汤。

第14条 太阳病，项背强几几，反汗出恶风者，桂枝加葛根汤主之。

桂枝加葛根汤要注意生姜的用量要大于桂枝的用量。

疗效：9 剂后症状消失，共服 20 剂痊愈。

此患者是用了微汗三法的，不采用微汗三法是不可能这么快就治愈的。

微汗三法，是只第一天晚上微出汗，第二天不让患者出门，往后就不再要求必须出汗了。如果天天出汗，那么患者就没法生活和工作了，因为一出门，受了寒气，就会导致病情加重。

※　病案6

宋某，女，40岁。自诉颈椎病病史十几年，以前是电脑工作者，现在病情加重了，能听到颈部"嘎嘣嘎嘣"响。左手臂麻木，同时头晕，偶有口苦，平时轻易不汗出，怕冷，脉有力。

病脉证治：病，太阳少阳合病；脉，脉有力；证，不汗出，口苦，头晕，颈部难受；治，葛根汤合小柴胡汤加鸡血藤。葛根（先煮）40g，麻黄（先煮）9g，桂枝20g，炙甘草20g，白芍20g，生姜30g，大枣6g，柴胡24g，黄芩9g，半夏9g，人参9g，鸡血藤20g。

第31条　太阳病，项背强几几，无汗恶风，葛根汤主之。

注意：患者病史十几年，喝药后要微汗三法。

疗效：3天见效，1个月愈。

分析：怕冷，脉有力，太阳病。不汗出，麻黄剂。颈部难受，葛根剂。头晕，口苦，少阳病，小柴胡汤。手麻木，加鸡血藤。

患者有麻木的症状，需要加鸡血藤。①脉有力的，单加鸡血藤。②脉无力的，用黄芪桂枝五物汤加鸡血藤。此患者用了葛根汤合小柴胡汤加鸡血藤，如果还有头晕恶心，需要加半夏，用葛根加半夏汤。葛根加半夏汤用于葛根汤证伴有恶心呕吐，也可以用于葛根汤证伴腹泻的症状。也就是说，葛根汤证伴有消化道症状的，加半夏。

※ 病案7

王某，男，49岁。平时最喜欢喝酒，每天都在1斤左右，颈椎病，颈部沉重僵硬，口苦心烦，大便黏，舌质红，舌苔黄腻，脉有力。

病脉证治：病，少阳阳明合病；脉，脉有力；证，颈部难受，大便黏，舌质红，舌苔黄腻；治，大柴胡汤合葛根芩连汤。柴胡40g，黄芩30g，白芍15g，半夏15g，生姜25g，炒枳实15g，大枣6个，大黄10g，葛根（先煮）40g，炙甘草20g，黄连30g。

疗效：3剂后大便通畅，症状顿减，共吃15剂，症状消失。

对于湿热类型的颈椎病，用葛根芩连汤。

第34条　太阳病，桂枝证，医反下之，利遂不止，脉促者，表未解也，喘而汗出者，葛根黄芩黄连汤主之。

第103条　太阳病，过经十余日，反二三下之，后四五日，柴胡证仍在者，先与小柴胡汤。呕不止，心下急，郁郁微烦者，为未解也，与大柴胡汤，下之则愈。

此患者，天天喝酒，每天喝上1斤，这样的一个酒客，得了颈椎病先要考虑湿热，不能用桂枝汤。

分析：脉有力，三阳病。颈部难受，葛根剂。口苦，脉有力，少阳病，柴胡剂。大便黏，舌质红，舌苔黄腻，这是湿热。小便黄，湿热。

最后的处方是大柴胡汤合葛根芩连汤，吃了半个月症状消失。

大剂量用药有两种情况。

第一种，按一两等于15g，处方里的每味药都是大剂量。都大剂量的时候让患者先少量服用。比如李可的破格救心汤，有时候附子用到120g，并不是120g一下子全喝进去了，而是一小口一小口给患者喝，患者醒了就不喝了。很多人不知道这一点，药熬成以后一下子就让患者全喝进去了。剂量大的时候慢点儿喝，先少喝点儿，2小时喝1次，一旦见效就停止。再如用葛根汤、小柴胡汤，所有的剂量都按一两折算 15g，这个时候可以先喝 1/3。特殊情况像破格救心汤就一小口一小口喝。

第二种，加大关键药物的剂量，只加大一味或者两味。这是现在比较好的治疗方案，也是我提倡的方案。比如患者气虚非常严重，用补阳还五汤，可以只加大黄芪的量，其他的量不变。葛根汤里只加大麻黄的量或者只加大葛根的量。临床验证只加大其中关键药物的剂量，不仅效果好，还安全。

颈椎病小结

(1) **颈部僵硬**：①易汗出，桂枝加葛根汤。②不汗出，葛根汤。③不汗出，呕吐，葛根加半夏汤。④不汗出，腹泻，葛根加半夏汤。⑤不汗出，又吐又泻，葛根加半夏汤。

(2) **手麻、胳膊麻**：①专药：鸡血藤。②脉无力，齿痕舌，黄芪桂枝五物汤。③脉无力，手脚凉，当归四逆汤，当归四逆加吴茱萸生姜汤。

(3) **头晕**：①心下有水气，苓桂术甘汤。②头晕不能起床，泽泻汤。③少阴病，真武汤。

六、肩周炎

肩周炎俗称五十肩，顾名思义，50 岁左右的人才会得肩周炎，但现在不少年轻人也会得肩周炎。

※ 病案 1

患者，女，38 岁，左肩肩周炎。见冷后疼痛加重，容易汗出，早上口苦，大小便正常，舌质淡，苔薄白，脉有力。

病脉证治：病，太阳少阳合病；脉，脉有力；证，怕冷，易汗出，口苦；治，柴胡桂枝汤。柴胡 24g，黄芩 9g，桂枝 9g，人参 9g，半夏

9g，白芍 9g，生姜 9g，炙甘草 6g，大枣 6 个。

　　第 146 条　伤寒六七日，发热，微恶寒，支节烦疼，微呕，心下支结，外证未去者，柴胡加桂枝汤主之。

　　疗效：12 剂愈。

　　左边的肩周炎和右边的肩周炎往往会出现不同的类型，左右有别。最常见的类型是见冷后疼痛加重，即怕冷。

　　分析：患者又怕冷又容易汗出，桂枝剂；早上口苦，柴胡剂；大小便正常，排除阳明病；脉有力，说明是三阳病。最后诊断结果是太阳少阳合病，用柴胡桂枝汤。

　　一般情况下方中用人参，而不用党参去代替，南方地区用西洋参，中部以及北方地区一律用人参。西洋参就不能用 9g 了，用 3g 或者 5g。

　　好多医生不认识"心下支结"症状。患者的描述：感觉胃里面有一根棍子。有的人就认为胃里面不可能有一根棍子，这可能是神经官能症或者是精神病。其实这就是"心下支结"。笔者在临床曾见过几例，患者来了就说，我的胃里一直有一个棍撑着，但到医院检查什么也查不出来。"心下支结"并不是拍 CT 能看到真得有一根棍，而是患者的自觉症状，这个症状比较特殊，是柴胡桂枝汤证。有的病看起来非常奇怪，但真正了解了以后就觉得没什么了。

　　还有一位患者，和这位患者一样，只是多了一个症状，腹诊，肚脐左侧压痛，用桂枝茯苓丸，即柴胡桂枝汤加上桂枝茯苓丸，半月愈。

　　※　病案 2

　　患者，女，46 岁，左肩肩周炎。怕风，易汗出，口苦，不敢吃凉东西，食后腹痛，上厕所，大便稀，手脚凉，脉无力。

　　病脉证治：病，厥阴病；脉，脉无力；证，怕冷，易汗出，口苦，吃了凉东西难受，干姜剂，手脚凉。治，柴胡桂枝干姜汤合当归芍药散。

柴胡 24g，桂枝 9g，干姜 9g，天花粉 12g，黄芩 9g，牡蛎 6g，当归 9g，炙甘草 6g，白芍 12g，川芎 9g，泽泻 9g，白术 12g，茯苓 12g。

疗效：20 剂痊愈。

分析：怕风，易汗出，桂枝剂。口苦，柴胡剂。不敢吃凉东西，食后腹痛，上厕所，大便稀，干姜剂。手脚凉，脉无力，厥阴病，当归剂。

口渴的加大天花粉的用量，此患者是用了 12g，可以用到 18g、24g、30g。

还可以加大白芍的用量。白芍的量，我用的还是比较轻的，如果按照当归芍药散的比例，白芍的量应该非常大，可以用到 30g、60g，甚至 80g。因为处方里面有甘草，白芍量加大以后可以辅助起到止痛的作用。这就是前文所说大剂量用药的一种方法，挑出来其中的一味或者两味关键药加大剂量。患者疼痛不明显，口渴，加大天花粉剂量；患者疼痛明显，不口渴加大白芍剂量。

左边的肩周炎脉有力，柴胡桂枝汤；脉无力，柴胡桂枝干姜汤合当归芍药散。这个方案是左肩肩周炎最常见的类型，右肩也会见到。

※ 病案 3

患者，男，53 岁，建筑工人，右肩肩周炎。体格健壮，天天喝白酒，右肩疼痛剧烈，胳膊都抬不起来，迫切要求治疗。脉有力，口苦，大便干，是少阳阳明合病，大柴胡汤，这是最常见的一个类型。左少腹有压痛，用桃核承气汤。

病脉证治：病，少阳阳明合病；脉，脉有力；证，口苦，大便干，左少腹压痛；治，大柴胡汤合桃核承气汤。柴胡 24g，黄芩 9g，白芍 9g，半夏 9g，炒枳实 9g，大黄 6g，生姜 15g，大枣 3 个，炙甘草 6g，桃仁 9g，桂枝 6g，芒硝 6g。

疗效：7 剂见效，15 剂痊愈。如果量大一些，三两天就能治好。

通过病脉证治程序标准，到最后得出的处方就是一样的，不会出现一百个人一百个处方。

像桃核承气汤、大柴胡汤、柴胡加龙骨牡蛎汤、大承气汤这一类容易出现类似排病反应的处方，需要先叮嘱患者，吃了以后会腹痛，上厕所后肚子就不痛了。还有一些鼻炎、鼻窦炎的患者，开始没有鼻涕，单纯鼻子不透气、头痛，用药以后，有的人会排出来大量的鼻涕，需要不停地擤鼻涕，那是原来存在鼻窦里面的，现在排出来是好现象，但也需要提前告知患者，否则患者可能会胡思乱想。有的女性患者吃了桃核承气汤会排出一些血块来，这是以前体内的瘀血排出来了，也需要提前给患者交代。

第106条 太阳病不解，热结膀胱，其人如狂，血自下，下者愈。其外不解者，尚未可攻，当先解其外，外解已，但少腹急结者，乃可攻之，宜桃核承气汤。

有时候只看原文无法应用桃核承气汤，现在推广腹诊以后，碰到左少腹压痛，直接用就行，有了依据，该用就用，不该用则不用。如《经方发挥》里，赵明锐老先生记载了一个桃核承气汤治疗顽癣的病案，用桃核承气汤后痊愈。但并不是所有顽癣用桃核承气汤都能痊愈，真正的依据在腹诊。

※ 病案4

患者，男，38岁，右肩肩周炎。经常口苦，便秘，脉有力，是少阳阳明合病，大柴胡汤。肚脐左侧有压痛，桂枝茯苓丸。

病脉证治：病，少阳阳明合病。脉，脉有力。证，口苦，便秘，肚脐左侧有压痛。治，大柴胡汤合桂枝茯苓丸。柴胡24g，黄芩9g，白芍9g，半夏9g，炒枳实9g，大黄6g，桂枝9g，桃仁9g，牡丹皮9g，茯苓9g，生姜15g，大枣5个。

疗效：9剂痊愈。

胡希恕先生用大柴胡汤合桂枝茯苓丸治疗哮喘效果好，但好多人临床怎么用也用不好，不知道该什么时候用。按照病脉证治的程序就很简单，一位哮喘的患者，只要口苦，大便干，然后再加上腹诊，就可以得出大柴胡汤合桂枝茯苓丸，还可以得出大柴胡汤合桃核承气汤，瘀血的处方也可以通过腹诊来确定。

一位右肩的肩周炎患者，如果伴有背部的酸痛，就是葛根剂，酸痛是表证，又是在背部，就要先考虑葛根剂。轻易不汗出，葛根汤。怕冷，早上口苦，是柴胡剂，脉有力用小柴胡汤。临床会出现各种不同的组合，通过病脉证治可以准确地把处方选出来。

患者肩部的疼痛往往是柴胡剂；背部的疼痛往往是葛根剂，如果患者背部疼痛，舌苔腻，是胸痹病，瓜蒌薤白半夏汤。

经验：桑枝是引经药，引到手臂；胳膊痛，手指肿胀的，用天仙藤。

※ 病案 5

李某，男，51 岁。右肩疼痛，抬不起来，活动受限。医院确诊肩周炎，治疗好几年了，各种方法都无效，肌肉开始萎缩，特别是夜里酸胀疼痛更加明显，肩膀冰凉怕冷，关节肌肉都粘连了，口不渴，平时大便干，舌淡，舌苔厚腻，脉滑，一只手脉有力，另一只手脉无力。

患者舌苔厚腻，是痰湿。肩部粘连了就是痰，就像胶水一样粘着了都是痰，瘀血是不会粘连的。舌苔厚腻的肩周炎，是特殊类型，疗效差，辨证的要点其实非常简单，只用看舌苔厚腻，别的就不看了。

处方：指迷茯苓丸。茯苓 30g，半夏 30g，枳壳 15g，生姜 15g，白芍 60g，当归 60g，黑附子 5g，玄明粉（冲服）10g，白芥子 10g，鹿角霜 10g，天仙藤 1g，蜈蚣 1 条。

用冷水泡 1 小时，大火煮半小时，加入优质的黄酒二两。趁热饭后服用，每天 1 次。

疗效：12 剂痊愈。

吃了药后会拉肚子，大便里面会排出黏痰黏物，越拉肚子会越舒服，这时候不要看患者大便的次数，要看便后舒不舒服。只要越拉越舒服，即使每天排便20次，也不用理会，这是体内的废物在往外排，体内垃圾排完以后就会停止排便。疼痛减轻，舌苔不厚腻之后就不再天天服药了，改为间断用药，2天吃1次，然后3天吃1次，4天吃1次，越吃越少，直到最后停药。

指迷茯苓丸治痰证类型肩周炎疗效确切，关键是诊断。牢记诊断要点：①肩部粘连；②舌苔厚腻。

临床上还有一种情况，也要考虑指迷茯苓丸，患者开始左边的肩周炎疼痛，痛了一段时间换成右边，左右肩来回换的也可以用指迷茯苓丸。处方里半夏的剂量要大，因为全靠半夏来化痰。

（一）肩周炎误诊

肩周炎的误诊属于现代医学方面的知识。

一位患者肩部疼痛，或者胳膊疼痛，或者颈部疼痛，要考虑到冠心病、心绞痛或者心肌梗死，可以做心电图进行筛查。

例如，有患者来了，诉肩部疼痛，就得问患者疼痛持续多长时间，如果痛的时间比较短，不超过半个小时，反复出现，要考虑心绞痛，就不能当成肩周炎治疗。肩周炎的疼痛一般是持续性的疼痛，持续几个小时。所以如果患者痛了一夜就不用怕，肯定是肩周炎，但如果患者说就痛了一会儿，要小心，避免误诊。

颈部、胳膊还有腰部的疼痛，也可能是癌症骨转移引起的。很多疼痛科医生都误诊过，当成普通的骨关节病来治疗，最后一查是癌症。一旦治疗效果不好的时候，要建议患者赶紧去检查，做ECT骨扫描，以确定。

糖尿病也可引起肩膀的疼痛，这样的患者得先控制血糖，血糖降下去之后肩周炎的疼痛往往就减轻或者消失了。

带状疱疹该发的没发出来也可能会有肩膀疼痛。有些关节疼痛的患者，最开始实际上是带状疱疹，但因为疱疹没有发出来，所以想不到是带状疱疹，只留下了非常剧烈的疼痛。治疗很简单，首选瓜蒌红花汤、瓜蒌薤白半夏汤，但不能误诊。

（二）肩周炎治疗中的细节处理

注意阴虚。特别是瘦人，平时口干的患者，舌苔干燥，这时候要加天花粉或者加大生白芍的用量。这都是临床经常会碰到的情况，明明患者本身体内已经很缺水了，还不知道要加大白芍的量，导致吃了药疼痛加重，临床上并不少见。本来疼痛轻，吃了药痛的更严重了，往往是阴虚，白芍的量用小了。

注意服药后微汗三法。最好身上微微汗出后，就抓紧活动一下肩关节，有利于痊愈。

七、膝关节疼痛

※ 病案

患者，男，50岁。左脚脚趾头，红肿热痛，反复发作多年，目前疼痛厉害，不动不痛，一动就痛得钻心，遂卧床休息。尿酸570μmol/L，大便干，脉有力。

处方：桂枝芍药知母汤合大柴胡汤。桂枝20g，生白芍15g，生甘草10g，麻黄10g，生姜15g，生白术25g，知母20g，防风20g，黑附子9g，柴胡24g，黄芩9g，大黄3g，姜半夏9g，炒枳实9g，大枣5个，土茯苓30g。

分析：关节痛，脉有力，少阳病，柴胡剂。大便干，脉有力，阳明病，大黄剂。患者既有少阳病，又有阳明病，这是少阳阳明合病，用大柴胡汤。关节的疼痛，表现为不动不痛，一动就痛，是典型的历节病。

吃了7剂以后，疼痛消失，又吃了7剂巩固，然后改为乌鸡白凤丸，以除根。

下面介绍膝关节疼痛的治疗经验。

(1) 在现代医学里，有一个病叫膝关节脂肪垫炎，在局部可以摸到一个拇指头大小的脂肪块，如果用手指向后方挤压，同时让膝关节伸直，疼痛就会更加明显。治疗这样的疾病用越婢加术汤，如果是脉无力的患者，就必须加大补药的用量，让补和攻的力量比为 8 : 2。

(2) 膝关节积液，就是膝关节的肿胀，是下肢的肿胀，即溢饮，因此可以用小青龙汤、大青龙汤来治疗。其他地方的肿胀，只要是四肢的，都可以考虑这个方案。比如类风湿关节炎手指的肿胀，痛风脚趾的肿胀，都可以考虑小青龙汤、大青龙汤、小青龙加石膏汤。

(3) 在膝关节疼痛的患者里面，也是可以根据腹诊用药的，比如有的患者需要用大黄牡丹汤，而有的患者用桃核承气汤就完全可以治愈。

(4) 根据伤寒病的病脉证治判断为大柴胡汤或大承气汤的患者，只要确定是这个病，效果是非常确切的，腹诊有确切的结果也是可以用的。

(5) 有时膝盖的疼痛，也可治牙齿。部分膝关节患者的疼痛与牙齿有关，这个时候要通过治疗牙齿来治疗膝关节疼痛。

仔细想一想，非常有道理，牙齿是骨头，膝关节也是骨头。临床也有膝关节疼痛的患者通过把牙齿的病治好了以后，膝关节疼痛痊愈了的验案。

(6) 膝关节疼痛辨为湿病的，用湿病的处方。

(7) 治疗膝关节疼痛的时候，最常加的药物就是治疗腿抽筋的木瓜，或桑寄生、怀牛膝等补肾类药。伴有骨质疏松的加骨碎补。

(8) 患者膝盖痛，同时还有腰痛、背痛、脚痛（腰痛、背痛、膝盖痛、脚痛为四联征）的时候，用独活寄生汤。

(9) 对于筋痛有抽搐感的患者，最佳的处方是芍药甘草汤，可以加木瓜，有时候还加薏苡仁。

(10) 膝关节积液辨为湿热的，用四妙散。

(11) 两膝的关节突然红肿热痛，甚至肿大的非常厉害，属急性化脓性关节炎的可能性非常大，积液往往是脓性的，用四神煎。四神煎是治疗此病的特效方。

(12) 中老年膝关节的疼痛，伴腿和脚没有力量的，病的时间比较长，特别是膝关节不肿的情况下，应该从补入手，不要一味地按照风湿去治疗。即使这个患者有时候也出现受冷加重，阴雨天加重，也应该重点考虑年龄大、脉无力、身体弱、骨质疏松、骨赘、退行性病变等因素。这个时候要补钙，补肝肾。有的人光补钙不行，也有的人补钙后立马见效，补钙可以用龙牡壮骨颗粒。

病情轻的患者用龙牡壮骨颗粒、乌鸡白凤丸就会见效；稍微严重一点的应该用左归丸、右归丸；再严重的用阳和汤；更严重的用龟鹿二仙汤。其治疗关键是补。

我在临床上治膝关节疼痛的患者很多，女性多见，大概占80%，主要用桂枝芍药知母汤合柴胡剂，或者合当归剂。一般3天见效，7天就不痛了，疼痛消失以后，用乌鸡白凤丸善后。

治疗膝关节疼痛的经验：第一个是膝关节不动不痛，一动就痛，为历节病，用桂枝芍药知母汤，临床常见。第二个是走平路或上楼梯没问题，但一下楼梯就疼痛加重，用防己黄芪汤。

第三个是膝关节走平路或下楼梯没问题，上楼梯疼痛严重，用越婢加术汤。

下楼梯疼痛加重，防己黄芪汤；上楼梯疼痛加重，越婢加术汤；上下楼梯疼痛都加重，越婢加术汤合防己黄芪汤。

第四个是患者腹诊，一侧胁下有压痛的，不论是左侧还是右侧，都用大黄附子细辛汤，如果两侧都有压痛的不用。笔者的这些经验，大家可以自行到临床上验证，按照病脉证治的方法是有效的。

桂枝芍药知母汤的加减方法：①掣痛难忍，难以屈伸的，见到热疼痛减轻的，怕冷比较明显的，用桂枝芍药知母汤，注意加大麻黄和附子的剂量。②身体关节，重着肿胀，到阴雨天加重，更加难受的，可以加大白术的量。③关节红肿热痛的，比如痛风的患者关节红肿热痛，说明已经化热，加大白芍、知母的量，也可以加生石膏，还可以合上三妙散、四妙散。④白天轻，夜里重的加大白芍、知母的用量。

临证问答

问：能否在方中加点去瘀血的药？

答：可以。

问：这个患者可以合上之前学的经验，用三妙散加防己、黄芪吗？

答：可以。

问：膝关节疼痛，不管是骨赘、增生、积液，还是半月板磨损等问题，都是按照这个思路辨证吗？

答：都要先辨病，不考虑现代医学的诊断。

问：头发爱出油，属于黄汗吗？

答：属于黄汗，或者黄疸。

问：桂枝芍药知母汤分寒热吗？

答：桂枝芍药知母汤是寒热错杂。

问：除了历节病的特征，此患者还有运用附子的指征吗？从病历看，都是热象。

答：历节病的诊断：不动的时候不痛，一动就痛，不用看患者是痛风还是腰椎间盘突出，或是骨赘、颈椎病、肩周炎等，不用考虑现代医学的病名。

八、腰椎骨质增生

※ 病案

患者，男，62 岁。诊断为腰椎骨质增生，腰痛，右腿痛，夜里腿抽筋，腰不动不痛，弯腰就痛。

手脚凉，脉无力，厥阴病，当归剂；不动不痛，弯腰就痛，历节病，桂枝芍药知母汤。

处方：桂枝芍药知母汤合当归四逆加吴茱萸生姜汤，同时配合龙牡壮骨颗粒治疗腿抽筋，《金匮》肾气丸治疗腰痛。

25 天后，腰痛腿痛全部消失，改为《金匮》肾气丸、乌鸡白凤丸善后。

临证问答

问：脉无力的历节病，可以用病脉证治方子的同时，吃乌鸡白凤丸吗？

答：可以。

问：膝关节肿胀有没有水肿病或者痰饮病的可能性？

答：有。

问：痛风急性发作期是不是属于病欲剧时？

答：是的。

问：肩周炎，爱汗出，历节病，用桂枝芍药知母汤，里有麻黄，如何把控呢？

答：需要注意，伤寒病是伤寒病，金匮病是金匮病。金匮病辨出历节病了，就需要用麻黄，用桂枝芍药知母汤，和伤寒病是两码事，一定要区分。

该用就用。当年我为了把《伤寒论》和《金匮要略》合到一起，用了一两年的时间，最后发现是绝对不可能合到一起的，是不可能的，临床治疗是必须分开的。所以提出了两套辨证体系：伤寒病病脉证治，金匮病病脉证治。

举个例子，强直性脊柱炎的患者，如果用伤寒辨病，是辨不出来有阳明病的。但是通过金匮辨病辨出痉病，那么就需要用到大承气汤。实践证明，强直性脊柱炎的患者用上大承气汤以后，疗效明显提高。

问：腰椎间盘突出，坐骨神经痛，右患腿怕冷，左腿不凉。算不算腿凉呢？脉有力，是四逆散证吗？

答：请大家记住，所有关节的疾病只要脉有力，就是柴胡剂。只要脉无力，就是当归剂。记住这个结论。

问：坐的时间久一点，再起来膝关节就僵硬，这是怎么回事？可以用温胆汤合二陈汤、指迷茯苓丸吗？

答：痰病。可以。

问：劳累后膝关节痛，怎么考虑？

答：虚劳病。

问：我遇到一个患者，膝关节躺久了僵直，走路久了也僵直，这也是痰病吗？

答：躺久了，痰病。走路久了，虚劳病。这个患者属于虚劳病合并痰病。

问：患者，女，73 岁。退化性关节炎，不走路不痛，走路会痛，属于历节病吗？

答：是的。另外，年龄大了，考虑虚劳病，用阳和汤。

问：膝关节僵硬，痰病，用什么处方？

答：二陈汤、温胆汤、指迷茯苓丸等。

问：一个患者，用大青龙汤，喝第二次的时候，小便不出，不能睡觉，这是怎么回事？

答：这是麻黄的副作用，男性前列腺增生患者慎用。以后再用时可以用荆芥和防风代替，也可以用麻黄时加蝉蜕 6g。

问：关于腹诊，是脉有力的患者用，脉无力的患者不用吗？

答：只要腹诊确定了，脉有力，直接用。脉无力，加补药用。

九、腰痛

※ **病案 1**

王某，男，53 岁。2022 年 1 月 2 日初诊。

主诉：过敏性鼻炎，鼻子痒，受凉打喷嚏流清鼻涕；怕冷；腰痛。

刻诊：舌质红，舌苔腻，脉有力。

予处方 14 剂，配合荆芥煮水外敷，盐酸萘甲唑啉滴鼻液，中成药。

请大家思考，该用什么处方（提示：一个经方，再加一味中药，一个中成药，答案见下文）？

2022 年 1 月 10 日二诊：腰痛明显减轻，鼻炎症状减轻，继续原方案治疗。

过敏性鼻炎鼻子痒，受凉以后打喷嚏流清水鼻涕，是麻黄剂，表证。脉有力，是三阳病，鼻子痒，太阳病。舌质红，舌苔腻，诊断为湿热。

因此患者是湿热表证，处方是麻黄连翘赤小豆汤。由于舌苔腻，加薏苡仁。

荆芥外敷是治疗鼻炎经常用到的外治方案。荆芥 5g 用纱布包起来，放到锅里，倒半锅水，水开了以后煮 10 分钟，然后把荆芥挑出，再把毛巾放到水里面，浸湿后拧得不干不湿，外部热敷，从鼻孔一直到额头，让患者闭上眼睛就可以了，不要盖住鼻孔，以免影响患者呼吸。

每天晚上热敷 1 次，每次热敷 10 分钟到半个小时，热敷完以后不要出门，不要洗澡，也不要吹空调。不要见风，每天晚上热敷 1 次。

这个方法对各种类型的鼻炎效果都非常好。笔者曾在临床让患者单纯只用荆芥外敷，取得了非常好的效果。

有的家长给孩子热敷了 1 个小时，也是可以的，但注意不能烫伤。临床曾见过烫成燎泡的，所以一定要交代这一句，每天热敷 1 次，注意不要烫伤，晚上热敷完以后不要见风，最好睡觉前敷。

如果是在夏天热敷，一定要注意空调的温度。电扇也不能对着吹，要让电扇对着墙吹，反过来的这个风才可以。

治疗腰痛的中成药是《金匮》肾气丸。

盐酸萘甲唑啉滴鼻液即滴鼻净，主要用于鼻甲肥大的鼻炎患者。方法是每天早上往每个鼻孔滴一滴儿，每天晚上往每个鼻孔滴一滴儿，连续用 5 天，间隔 5 天，然后打开一瓶新滴鼻净，再按上法持续用 5 天，一般 20 天就好了。

需要注意 6 周岁以下的儿童是不用滴鼻净的。

以上总结为，见了腰痛就用北京同仁堂生产的《金匮》肾气丸；见了鼻炎就用滴鼻净加荆芥外敷；见了甲状腺功能减退（简称甲减）就先考虑柴胡加龙骨牡蛎汤。见了爱上火就用下瘀血汤。

凡是腰痛都可以常规用《金匮》肾气丸。吃了 2 周不见效，就需要换方。

也有人用黄酒送服《金匮》肾气丸，但大部分人都用白水送服。虽然很多患者得病之前喜欢喝酒，但得病之后吓坏了，认为喝酒会加重，甚至恶化，也就不敢喝酒了。

严格来说《金匮》肾气丸用黄酒送服效果会更好，但不能用几块钱的便宜黄酒，得用贵一点儿的优质黄酒。

答案：初诊处方麻黄连翘赤小豆汤加薏苡仁。麻黄 6g，连翘 9g，杏仁 9g，桑白皮 30g，赤小豆 30g，生姜 3 片，炙甘草 6g，大枣 6 个，薏苡仁 30g。14 剂。配合荆芥煮水外敷，盐酸萘甲唑啉滴鼻液,《金匮》肾气丸。

临证问答

问：《金匮》肾气丸对脉、舌，有没有要求？

答：治疗腰痛时，我都是首选《金匮》肾气丸，有效率非常高，可以达 60% 以上，所以就直接用了。

问：《金匮》肾气丸是不是腰痛善后药？

答：是的。

问：腰痛，脉有力，可以用《金匮》肾气丸吗？

答：我都是先直接用。如果无效，再用其他方案。

问：小青龙汤加石膏用于哪种类型？

答：用于过敏性鼻炎寒湿类型。

问：《金匮》肾气丸是用水蜜丸还是浓缩丸？

答：一般用浓缩丸。病情严重的，用水蜜丸。

问：如果附子过敏用什么？

答：我还没有碰到过。真的过敏，再想办法。

问：麻杏薏甘汤是用于湿热的表证吗？

答：麻杏薏甘汤是湿病，见阴雨天加重的。

问：麻黄连翘赤小豆汤加葛根、薏苡仁，可以吗？

答：可以。

问：荆芥煮水外敷能不能改成荆芥水蒸气喷雾到脸上？

答：这个需要验证，我没有用过这个方法。

问：腰酸怎么治疗？从来没痛过，一直酸，弯腰都直不起来，脉无力。

答：腰酸，有表证，有肾虚，可以用桑寄生、金毛狗脊，再加解表的
药物来治疗。

※ 病案2

段某，男，72岁。2021年6月12日初诊。

腰痛，腿没劲儿，有慢性支气管炎史，纳可，睡眠可，大小便正常。

予中成药两瓶。请大家思考，该用哪个中成药（答案见下文）？

2021年6月26日二诊：腰不痛了，腿有劲了，感觉气管炎也有好转。

处方不变，继续巩固。

分析：这个医案变得简单了。大家一看就知道是《金匮》肾气丸。临床上腰
痛，从现代医学的角度来讲，80%都是腰椎间盘突出，其他情况较少。中医传统
认为腰痛就是肾虚。我们讲过腰痛用葛根剂，葛根汤、桂枝加葛根汤、肾着汤。
腰凉用肾着汤。大便黏，怕热，爱喝酒用葛根芩连汤。

在临床上，《金匮》肾气丸治疗腰痛有效率实在是太高了，效果非常好。所以
建议碰到腰痛的时候先用此方，成功率60%以上。

如果患者吃了 2 周不见效就不能再吃了，要调换方案。

答案：初诊处方《金匮》肾气丸，2 周。

临证问答

问：2 周后无效用什么好？

答：如果 2 周以后无效，就得按照病脉证治的步骤辨证用药。例如腰凉的用肾着汤。脉有力，不爱汗出的用葛根汤。脉有力爱汗出的用桂枝加葛根汤。怕热，大便黏的，用葛根黄芩黄连汤。

问：腰痛合坐骨神经痛如何治疗呢？

答：腰痛，坐骨神经痛，腰椎间盘突出，首选《金匮》肾气丸。

※ 病案 3

王某，女，68 岁。2021 年 11 月 28 日初诊。

刻诊：腰痛 2 天，感觉右侧腰有一股气拧着，活动后减轻；感冒 1 周。有高血压史、冠心病史、脑梗史；怕冷，汗出少，口不苦，大便正常，手脚不凉，可以吃凉东西；左脉有力，右脉无力；舌质淡红，苔薄白，舌苔水滑。

予处方 7 剂，配合中成药。请大家思考，该用什么处方（提示：两个经方合方，一个中成药，答案见下文）？

2021 年 12 月 4 日二诊：腰痛明显减轻，感冒已好；纳可，睡眠可，大小便正常；脉有力；舌质淡红苔薄白。

分析：这个医案腰痛首选《金匮》肾气丸，其次葛根剂。怕冷又汗出少，是麻黄剂。葛根剂里面含有麻黄的只有葛根汤，所以要选葛根汤。冠状动脉粥样硬化性心脏病是可以用麻黄的，而心律失常是不能用麻黄的。

高血压的患者原则上只要辨证出来是麻黄剂，就可以用麻黄。但是为了安全起见，高血压药不能停，必须得同时吃降压药。心律失常的患者，特别是跳得快的绝对不可以用麻黄，用了以后心率会更快，很危险。

这位患者还有一只手的脉是无力的，属虚实夹杂证。一个手的脉有力，用葛根汤；另一只手的脉无力，就需要合上真武汤。

患者的脉无力，怕冷，少阴病用真武汤，这是常规治疗。当判断出腰痛的患者是葛根汤的时候，如果还有一只手脉无力，就要合上真武汤。

中成药肯定要选《金匮》肾气丸，因为考虑到患者有高血压，遂用荆芥、防风代替麻黄，也是为了避免医患纠纷。

答案：初诊处方葛根汤合真武汤。葛根 20g，荆芥 3g，防风 3g，桂枝 9g，生姜 3 片，大枣 3 个，炙甘草 6g，白芍 6g，茯苓 9g，白术 9g，黑附子 9g。7 剂。配合《金匮》肾气丸。

临证问答

问：一只手脉有力，另一只手脉无力，用葛根汤合真武汤是常规治疗吗？不要求真武汤的症状吗？

答：一般当我们辨出来葛根汤的时候，一只手有力，一只手无力，很多时候舌苔是湿滑的。舌苔湿润的，湿滑的，常规来说都是合真武汤。

问：一手脉有力，一手脉无力，说明什么问题？

答：一手脉有力，说明是实证，一手脉无力是虚证，所以患者是虚实夹杂证。

※ **病案 4**

蔡某，男，42 岁，长沙人。2021 年 12 月 11 日初诊。

主诉：手足心发热，睡觉脚要放到外面，会热醒，脚心有时像火烧一样；腰痛；涎多；心慌；头昏沉；脾气差；睡眠浅；全身多发脂肪瘤，能推动。

刻诊：无明显怕热怕冷，手脚不凉，口不苦，有时便秘，不能吃凉东西；饮食可以；舌质淡红，舌苔薄腻，脉大。腹诊左少腹压痛。

予处方 7 剂，配合中成药。请大家思考，该用什么处方（提示：两个经方合方，两个中成药，答案见下文）？

2022 年 1 月 2 日二诊：腰痛减轻，睡眠改善，手足心发热程度减轻，心慌，口水不多了。舌质淡，舌苔白腻，无压痛，脉大。

处方：原方 14 剂，中成药变成一个（答案见下文）。

2022 年 2 月 19 日三诊：腰痛减轻 80%，心慌偶尔出现，手足心好转 60%，睡眠改善，舌质淡，舌苔白腻。原方麦冬加至 30g，生地黄加至 50g，14 剂，配合二诊的中成药。

2022 年 3 月 5 日四诊：腰不痛了，手足心热基本痊愈。

分析：这个患者的关键点就是脉大。在《伤寒论》里，阳明脉大。也就是说，脉大是阳明病。阳明病，脉大，怕热，这是基本特征。

在《金匮要略》里，脉大为劳，即脉大是虚劳病。这个患者不像我们现在看到的这么简单，曾用过好多方，在我这儿进行了多次的治疗，我也非常感谢患者的信任。在我印象中他应该是用过升阳益胃汤的，有效，但是效果不显著。这个病案，我是摘选了效果比较好的时间段的处方，最后的效果也是比较好的。

效果好的原因就是认识到脉大为劳，采用了虚劳病的处方。虚劳病有心慌，因此选了"虚劳病篇"的炙甘草汤。

炙甘草汤里面是有生地黄的，考虑到患者手心热、脚心热也是生地黄剂，所以最终用的炙甘草汤。左少腹压痛，合上桃核承气汤。

至于中成药，腰痛，选择了《金匮》肾气丸；不能吃凉东西，有时候便秘，考虑到脉大是虚劳病，用了附子理中丸。

这个医案最重要的价值就是脉大为劳。当然我们最后验证的结果，用了桃核承气汤合炙甘草汤以后，腰痛、心慌、手足心热、睡眠都改善的非常明显，患者痛苦的症状减轻，遗憾的是脂肪瘤没有变化。

答案：初诊处方炙甘草汤合桃核承气汤。炙甘草20g，桂枝9g，生姜3片，西洋参6g，生地黄30g，阿胶6g，麦冬9g，麻子仁15g，大枣3个，桃仁9g，大黄2g，芒硝6g。7剂。配合《金匮》肾气丸、附子理中丸。

二诊中成药只吃《金匮》肾气丸。

临证问答

问：需要加黄酒吗？

答：需要，一直在加黄酒。

问：脉大怎么摸出来？我们只学会有力无力。

答：关于脉的问题，是脉大还是脉细，脉有力还是无力，到面授班和跟诊的时候，特别是跟诊的时候好好学。

问：大黄的量怎么这么少？以脉来定剂量？

答：大黄的量是根据患者大便的情况定的。目前我们大黄用量都很小，不用大量。

问：这里舌淡红，苔薄腻，有没有考虑湿热病，合方三物黄芩汤？

答：舌淡红的话是寒证，不考虑湿热。

问：当初脉大有力，为何没诊断为阳明病？

答：脉大要么是阳明病，要么是虚劳病。这个患者最后治疗的结果提示了脉大有力的时候，非常有力的时候，往往有虚劳病的可能性，这就是脉大为劳的最新解释。

问：很多心脏支架术后的患者脉比较浮大，算是虚劳病吗？

答：算。

问：太阴病，脾不好，用滋腻的地黄可以吗？

答：可以，加上砂仁。

问：脉大有可能是无力吗？

答：脉大分三种情况，第一种情况，脉大有力可能是阳明病，白虎汤、白虎加人参汤。第二种情况，可能是虚劳病。第三种情况，脉大无力的是芤脉，那一定是虚劳病了。

这个患者的迷惑点儿就在这里，脉大有力到底是哪种情况。我们治来治去，最后考虑到脉大有力有可能是虚劳病，用了炙甘草汤。后来又验证了一些其他的患者，发现也会出现这样的情况。

十、痛风

这些年痛风患者逐渐增多，以前我认为只有吃海鲜才能得痛风，但现在好多患者的生活经历表明并不是这样的，有的人几乎没有吃过海鲜或者很少吃海鲜，还是得了痛风。

这几年我治了一部分痛风患者，慢慢地总结了一些经验，今天就把这些经验给大家分享一下。

（一）经验一

这个经验有一个小经历，是一次外出讲学时偶然与一位马来西亚的老师闲聊中得来的。他本人以前患有痛风，吃了好多经方、时方的方子，效果都不好，后来服用这个处方彻底除根。这个处方就是三妙散加防己、黄芪。

处方应用要点：三妙散的剂量要小，黄芪和防己的量要大。

以前我指导学生治疗痛风用大柴胡汤合茵陈蒿汤、桂枝茯苓丸，他们说用了有点效果，但不理想。我回去后，用这个方子在临床上进行了验证，下面结合几个病案讲一下治疗的效果。

※　**病案 1**

患者，男，63 岁，痛风。痛得不能走路，齿痕舌（此处专门强调一下，这个患者是齿痕舌）。

处方：三妙散加防己、黄芪。苍术 9g，黄柏 9g，怀牛膝 9g，防己 15g，黄芪 15g。

疗效：服药 3 天以后，疼痛减轻。一共吃了 20 天，就不痛了。

※　**病案 2**

患者，男，46 岁，痛风。

痛得嗷嗷叫，也是齿痕舌。

处方：三妙散加防己、黄芪。苍术 12g，黄柏 12g，怀牛膝 12g，防己 18g，黄芪 18g。

疗效：吃了 20 天，不痛了。

※　**病案 3**

患者，男，53 岁，痛风。患者肌酐都高了，这叫痛风性肾病。痛得不愿意下床，脚痛，没法走路，也是齿痕舌。

处方：三妙散加防己、黄芪、土茯苓。苍术 9g，黄柏 9g，怀牛膝

9g，防己15g，黄芪15g，土茯苓30g。

疗效：吃了60剂以后肌酐化验正常，肾功能恢复正常，当然也早就不痛了。

后来我反复琢磨，这个处方里面有防己和黄芪，很显然是从防己黄芪汤里面取了两味药。既然患者是黄芪剂，就应该是齿痕舌。我们结合处方来分析一下，合用了三妙散，患者应是气虚加湿热。

这是处方起效以后，再反过来分析痛风的病因病机类型和实质，得出的结论是气虚加湿热。再看一个火神派用当归四逆汤的加减方治疗痛风的病案。

一个痛风患者，手脚冰凉，脉无力，舌质淡，脚上的大踇趾红肿热痛。那这个患者就不能用三妙散加防己、黄芪的处方了。因为三妙散加防己、黄芪是气虚加湿热，现在这个患者是寒湿，处方用了当归四逆汤的加减方。

（二）经验二

血虚类型的，当归四逆汤加减。当归30g，桂枝30g，赤芍30g，甘草9g，细辛3g，通草5g，生姜9片，大枣9个，忍冬藤30g，鸡血藤20g，络石藤10g，金刚藤30g，川牛膝10g。要求患者忌烟、忌酒、忌海鲜、忌豆腐、忌动物内脏。

加减方法：疼痛严重的加徐长卿30g。灼热明显的加土茯苓30～60g。上肢疼痛的加桑枝10g。有痛风石的加蜈蚣2条、生鸡内金30g、芒硝6g、蜂房5g。

如果痛风患者有齿痕，就用三妙散加防己、黄芪。如果患者舌头没有齿痕，四肢手脚冰凉的，就用当归四逆汤加减。

（三）经验三

有一部分痛风患者（我也碰到过二三十个），没有症状，体检发现尿酸增高。经过验证，单用土茯苓30g，熬着喝，1个月后，化验尿酸就正常了，效果有把握。

※　病案4

当时一个患者陪着他妈妈在我这里看病，他妈妈癌症的治疗效果不错。一次诊疗过程中他说他尿酸高，问我有没有办法治疗，我给他开了单味的土茯苓，每天30g，熬着喝。土茯苓的质量很关键，患者治疗期间服用了几天自购的土茯苓，结果出现恶心反胃的情况，所以提醒大家土茯苓的质量要好。

患者坚持服用了1个月以后化验，尿酸降到正常。

我们医生之间的互相交流非常重要，互相取长补短，很多疾病都是可以治好的。另外不同的学术流派也可以听一听看一看，流派不一样，认识疾病的角度就不一样，有用的就要学习。

痛风患者治好以后都不想复发，但医生限制得那么严，这也不能吃那也不能吃，总有人憋不住，破了饮食忌讳而复发。在解决复发的问题上，罗大伦有一个好经验，乌鸡白凤丸，我在临床也验证过，确实有效。我治疗的痛风患者用上面两个方案治得不痛了以后一律让他们吃乌鸡白凤丸，同仁堂生产的，按说明吃3～5瓶，很少有复发的。

※　病案5

王某，男，72岁，河南人。2019年12月5日初诊。2019年12月3日化验单：尿蛋白（＋＋＋），尿潜血（±），就是说尿潜血不明显，尿比重增高增大。血液里面的白蛋白38.6g/L，是下降的；尿素9.61mmol/L，是上升的；肌酐176μmol/L［肌酐正常范围（57～111）μmol/L］，是上升的；尿酸606μmol/L（尿酸正常低于428μmol/L），是上升的。没有糖尿病，正在吃非布司他片，血压有点高。

总结一下化验的结果，尿酸606μmol/L高于正常，有尿蛋白，肌酐还增高，已经有痛风性肾病了。下一步再发展就是痛风性肾衰竭和痛风引起的尿毒症了，到那个时候，就威胁到患者的生命了。

这个患者，显然还没有到尿毒症的阶段，肌酐是 176μmol/L，但是又有尿酸增高，未来前景不乐观。我要求患者忌口，日常饮食禁吃豆制品，忌酒、动物的内脏、海鲜。患者右脉有力，左脉无力，是虚实夹杂证。有齿痕，嗓子不痛。右脚的大蹈趾痛，吃饭正常，口不苦。

处方：三妙散加防己、黄芪、土茯苓。黄柏 9g，苍术 9g，牛膝 9g，黄芪 15g，防己 15g，土茯苓 30g。

吃了 1 个月以后，患者去化验，2020 年 1 月 4 日化验结果：白蛋白 39.3g/L［白蛋白正常范围（40～55）g/L］，基本接近正常；尿素恢复正常了，8.19mmol/L；肌酐是 138.9μmol/L，还是有点高的，但是上一次的肌酐是 176μmol/L［肌酐正常范围（57～111）μmol/L］，所以对比上一次，肌酐也是下降的；尿酸通过 1 个月的治疗已经正常，347.3μmol/L，低于 428μmol/L，上一次的尿酸是 606μmol/L。

尿酸指标下降的非常理想，同时肌酐也下降了，患者家属非常开心，尿蛋白由原来的（＋＋＋）变成（±），基本上可以认为尿蛋白已经消失了。这些都表示肾功能在恢复。

肾功能的恢复令人满意，但是还没有完全正常，患者方案没有变，处方没有变化，继续服用。

又吃了 1 个月，2020 年的 2 月 3 日，再次化验，这个时候包括肌酐在内都正常了，肌酐、尿酸、白蛋白、尿蛋白，这几项化验指标全部正常。

接下来继续服药，处方没有变化，只是服药方法改成吃 1 天停 1 天，这样又吃了 2 个月，又改成吃 1 天停 2 天，同时让患者停药的那 2 天吃乌鸡白凤丸。

后来患者又进行了化验，都正常，不疼痛了，也能够正常的走路了。

临证问答

问：5月在老师指导下用《古今验录》续命汤治疗一位74岁，脑梗痛风史1年多的男患者。他最近痛风发作，喝了3剂药后效果很好，身体汗出正常，关节也不痛，变灵活了，停了脑梗死和痛风的药物。嘱咐其喝酒吃肉要适量，6月又服了3剂，到现在为止痛风也没发作，这位患者每天都要喝酒吃肉的。我曾写成小医案发在群里分享讨论，今天听了老师的讲课突然想起来。我思考，脉有力的痛风患者，有表证或感冒时就用解表的处方或治感冒的方子会不会得到根治呢？

答：会得到根治。所有的疾病都是可以得到根治的，在感冒的时候，用感冒的处方来根治，这是根治一切疑难杂症最好的方案，很多病案都验证了这一点。

具体方法如下。

第一，患者感冒以后要停用一切其他药物，不能既输液又吃感冒药，还吃清热解毒口服液，或其他乱七八糟的药，最好的办法是停用一切药物。另外，保健品、补品、蛋白粉等，能停的都尽量停掉。尽量停是因为好多患者可能还吃着降糖药，或者打着胰岛素，胰岛素不能停，一停就很有可能出事。有的患者血压非常高，降血压药也不能停。我们治感冒的时候，要让患者尽可能地停掉补品、保健品、药品，不管中药西药，都尽量停。

第二，用病脉证治的方法来判断患者属于哪一个类型，用对感冒的处方。但是辨出来之后，不一定就是经方，可能辨出银翘散证，也可能辨出新加升降散证，还可能辨出清暑益气汤证。不管怎么样，要辨出一个正确的感冒处方。脉无力身体弱的患者，该加补药加补药；至于脉有力，就更简单了。说起来复杂，其实也不是特别的复杂，就是解表。如何解决这个问题，学好《伤寒论》非常重要，学习解表非常重要，学习治好感冒非常重要。

前段时间我治了一个白血病患者，当然这个患者并不是在感冒的时候来的。他来了以后身上出红疹，还痒，另外牙痛的受不了，到牙科检查，牙科没法治。就这样牙痛也成了大事儿，治不了，患者还一直痒得受不了。

我通过辨证辨出是银翘散证。患者吃了3天的银翘散以后，身上的疹子就全部消失了，牙痛的部位流了很多脓，然后牙就不痛了。感冒发热时治疗更容易出效果。

问：我师父治痛风是痛风方合补肝益肾，效果很好。

答：你师父标本同治，更厉害。

问：痛风是否可理解为身体被某种因素长期影响后导致其内环境改变而造成了失衡，在某种外因的刺激下表现红肿热痛的症状呢？

答：是的。

问：六经病都有表证吗？如太阳病有中风，伤寒。其他经都用什么方？

答：都有表证。简单讲一下：①少阳病表证，柴胡桂枝汤；②阳明病表证，白虎桂枝汤；③太阴病表证，小建中汤；④厥阴病表证，当归四逆汤；⑤少阴病表证，麻黄附子细辛汤。

问：一个小经验，痛风急性发作期，痛不可忍，用刺络放血效果快，一般当场疼痛缓解，两三次后患者就不用再来了。

答：好经验。

问：痛风患者吃了海鲜，喝了冰啤酒后发作算是受寒湿引起肠胃感冒吗？直接用肠胃的方子可行吗？

答：是的。可以。

问：鼻炎患者每天早上有鼻涕打喷嚏，是正在感冒吗？

答：是的。小青龙汤最常见。从时间上可以辨为少阳病，处方小柴胡汤；从症状辨为太阳病，处方小青龙汤。所以，如果脉有力，就用小柴胡汤合小青龙汤。

问：平时常用的肠胃感冒方子有哪些？

答：藿香正气软胶囊，效果很好。

问：有的患者因天气变化或冲冷水澡就发作属受风寒吗？可直接单用感冒方诊治吗？

答：可以。

问：这样治疗痛风思路就扩大了，治其他病也能用这样的思路吗？

答：能。

问：芤脉的患者，若外感后恶寒无汗体痛，用什么方？

答：小建中汤。

问：痛风急性发作期同时服乌鸡白凤丸来补身体，是否效果会更好？

答：根据脉象。如果脉有力，先不用；如果脉无力，可以同时用。

问：六经中是不是相应证型的方里面含有桂枝或者麻黄的就是解表的方子？

答：是的。

问：如果一个患者是典型的太阳病桂枝汤证，但是脉无力，是不是可以桂枝汤合补药？深深地感觉到解表的重要性，请老师具体详细的明示一下，临证的时候情况有时会有点复杂。

答：是的。脉无力的表证必须同时补，比如，桂枝加黄芪汤治疗气虚感冒；桂枝加附子汤治疗阳虚感冒；当归四逆汤治疗血虚感冒。

　　问：这几年用四妙散加车前子、百合、土茯苓治痛风急性发作期确实好，一般服一两剂加指尖放血就可止痛，可惜当时不会用乌鸡白凤丸来善后。如再加土茯苓一起来善后是否效果会更好？

　　答：应该更好。降尿酸，又补身体，这个方法好。

　　将来大家治疗的病例多了以后就会充分地认识到，有表先解表的重要性。还有，一个患者有表证的时候，即使不感冒发热，他来找我们治病，我们也是要解表的。另外，有这样的情况，大家要注意，我们通过病脉证治选用正确的方案，有的患者吃一段时间药以后就开始感冒了。原来患者从来不感冒的，但是吃了你开的药以后，可能半个月或1个月就开始感冒了。他会感冒了，他能感冒了，他的身体敢感冒了，这个时候就是"战斗来临"了，我们要帮身体。身体虚弱的肯定要在补的基础上去解表，不能够单纯解表了。这个解表我也说过，大家不要局限到经方里面，可以用新加升降散，也可以用银翘散，还可以用新加香薷饮。

　　但因为我们现在主要是学习经方，我们就先用经方解决，你治了几次疑难患者，用了这个方法以后，慢慢就琢磨出经验来了，就尝到甜头儿了。你会看到这个病，不是说治不好，而是需要用我们的这个方法来治疗。

　　大家要重点思考感冒这个问题，这不是个小问题，这是一个大问题。

　　现在生病的群体主要集中在两个阶段，一个是6周岁以内的小孩子，另一个就是60岁以上的老年人。

　　60岁以上的老年人，一般生病不发热，来了就说腿痛。其实这个腿痛也是个感冒，只是这个感冒是不典型的感冒，是身体虚弱状态下的一种感冒。这样的老年患者是不发热的，因为身体已经千疮百孔，没有本钱去发热。小孩子生病大家都清楚，动不动就发热，而且多是高热。100个小孩子里面起码有80个都是一发热就是高热，这是因为小孩子阳气足。

　　感冒发热是战斗正在进行中。战斗正在进行中的时候，我们要帮助身体把敌人打败，要用病脉证治诊断出来正确的处方，恰当的处方，你只要帮身体一把，就可以一战定乾坤。

大家将来治好多疑难病的时候，治着治着，只要用的方法对，患者就会开始感冒发热。这个时候停掉以前的方案，重新病脉证治诊断，正确处方。好多疑难病就可以通过这一次的治疗得到解决，得到根治，将来你会深刻地体验到这一点。

临床最怕患者一感冒就去输液，马上就又把病压回来了，这是最担心的事情。有的跟医生说一下我发热了，去输液了。有的连说都不说，直接就输液去了，他们害怕感冒，害怕发热，是因为他们不清楚。那我们要跟他们讲清楚，有些患者需要先科普，先讲明白。

问：像吃海鲜又喝冰啤酒后痛风发作，服藿香正气水止痛后，再让其继续吃海鲜、喝冰啤酒，又服藿香正气水止痛，这样循环往复，直至不痛为止，这种方法可行吗？

答：可以。反复解表，直到彻底解表。抓住战斗的时机非常重要，叫机不可失，失不再来。比如大家都知道高血压、糖尿病，平时要想把血压降下来，血糖降正常，难度非常大，难于上青天。所以现代医学提出来要终生服药。而好多中医一看这些病就直接摇头了。

这样的一群患者，在他们感冒高热的时候，我们采用正确的治疗方案以后，就可以在很短的时间内，把问题解决掉。前提就是必须得会治感冒，患者感冒了，得用我们的纯中药，把感冒解决掉。举个例子，白血病或者恶性淋巴瘤的患者，容易高热。但是，高热以后，去输液，用抗生素，清热解毒药，激素，会导致患者的病情继续恶化。所以抓住战斗时机非常重要，抓住发热的时候进行治疗是最为重要的一个环节。

问：像皮肤病，腰酸腿痛等属于慢性感冒的表证吗？

答：是的。

问：我们治病，站在身体自身的角度去思考问题就会变得简单，那生病就是身体在自救呗，就看这时候怎么帮身体一把。微者从之，甚者逆之，这样理解对吗？

答：是的，非常正确。

问：白血病有些是下午两三点后低热，到晚上八九点就退热，这种情况该怎么处理？

答：有时间规律的发热，服药时间是发热前 1 个小时。

问：这意思是怎么让患者感冒，也很重要，是吗？

答：是的。

问：这样看来，所有病都可能有表证，只是自己认不出。

答：当今社会主要是感冒的误诊误治。比如一个人感冒了，发热输液，热退了，就开始咳嗽，这就是呼吸系统开始出问题了，留下鼻炎、鼻窦炎、扁桃体炎、支气管炎，一直到后来的慢性阻塞性肺疾病、慢性支气管炎、肺气肿、肺心病等一系列的问题，都是从感冒开始的。

问：我治感冒用艾条温和灸大椎、肺俞，不用辨证，一般一两次症状就消失，现在用病脉证治开方子加灸大椎治感冒，效果又好又快！

答：好经验！

问：如果患者很久不感冒，能不能主动让他感冒，然后解表？

答：这个思路好，就是有感冒要治，没有感冒创造感冒也要治。

十一、类风湿

（一）症状

类风湿有两个非常典型的症状，第一个是晨僵，第二个是游走性疼痛。

(1)晨僵：指患者早晨起床的时候，病变关节出现较长时间的僵硬，就像有胶黏着的感觉，在适当活动后可以逐渐减轻。晨僵多见于类风湿、骨关节炎、强直性脊柱炎等风湿免疫疾病。患者早晨起床以后感觉到手指或者脚趾（有的时候也可以表现为肩膀或者颈部）出现较长时间僵硬的感觉，活动以后症状减轻。

晨僵，脉有力，太阳病；晨僵，脉无力，有表证。

第1条　太阳之为病，脉浮，头项强痛而恶寒。

需要指出的是，晨僵和恶寒的意义是一样的，如果脉有力，是太阳病，如果脉无力，是有表证。以后大家见到了恶寒，见到了晨僵，见到了患者有僵硬感，要考虑到表证，要考虑到太阳病，这是我们本节学习的第一个知识点。第二个知识点就是时间诊断法。患者在早晨的时候症状最严重，且每天固定时间点出现，有明显的时间规律，因此我们就需要用时间诊断法。早晨起床的时间大部分是六点到八点，晨僵现象出现的这个时间段正好是少阳病的时间段。

第272条　少阳病欲解时，从寅至辰上。

"从寅至辰上"就是从凌晨三点到早上九点，因此晨僵的时间诊断法是少阳病。也就是说，晨僵属于少阳病。当然了，按照实者少阳，虚者厥阴，可以这样来定病：晨僵，脉有力，少阳病；晨僵，脉无力，厥阴病。晨僵的问题我们现在就搞清楚了。

患者有晨僵现象，脉有力，从症状上看，有太阳病，从时间上看，有少阳病，因此，一个脉有力，又有晨僵症状的患者，诊断为太阳少阳合病。

如果一个类风湿的患者，晨僵，脉有力，我们诊断为太阳少阳合病，就应该选择柴胡桂枝汤。

第146条　伤寒六七日，发热，微恶寒，支节烦疼，微呕，心下支结，外证未去者，柴胡桂枝汤主之。

107

"支节烦疼"就是关节疼痛。一个患者有晨僵症状，且脉无力的时候，从症状上来说是有表证，从时间诊断上来说是厥阴病。因此，一个患者，脉无力，晨僵，应该用厥阴病的表证处方。

厥阴病的表证处方有三个，当归四逆汤、当归四逆汤合吴茱萸生姜汤、柴胡桂枝干姜汤。按照我们的用药习惯，会把柴胡桂枝干姜汤合上当归芍药散一起用。

(2) 游走性疼痛：指全身关节轮换着疼痛的症状。举个例子，一个患者，四五十岁，最开始的时候是左手腕的疼痛，痛了一段时间以后，左手腕关节不痛了，右手腕关节开始痛起来，又痛了一段时间以后，右手腕关节不痛了，变成左肩关节疼痛，左肩关节痛了一段时间以后不痛了，又换成右肩关节疼痛。这就是一个对称的游走性疼痛。这是一个矛盾现象。左边痛的时候右边不痛，左边不痛了，右边开始痛，这就是矛盾现象。矛盾现象在六经里，脉有力是少阳病，脉无力是厥阴病。现在类风湿关节炎六经病的病脉证治就清晰了。

※ 病案1

王某，女，40岁，有晨僵现象，游走性疼痛，脉无力，怕冷，怕风，易汗出，口苦，吃了凉东西难受，手脚凉，舌苔湿润。

诊断为厥阴病，用柴胡桂枝干姜汤合当归芍药散。

患者用药以后，疗效确切，三四年过去了，既没有疼痛，也没有复发，就连阴雨天也没有出现任何症状，这些都验证了病脉证治是正确的。以前从来没有人用病脉证治的方法来解释晨僵、游走性疼痛，并用此来辨证。现在我们采用病脉证治的方法来辨证，很简单，很清楚，也很正确。大家以后碰到了疑难病，忘记现代医学的病名，忘记现代医学的检查，采用纯中医思维，纯经方思路，用病脉证治就能打开一个新天地。

对目前的情况来说，合方是疗效最好的一个方法。举个例子，我们辨出一个患者属于湿病，痛得不能碰，是甘草附子汤；同时痛得不能转身，且大便干，是白术附子汤。这个时候，就要把这两个方合起来。也就是说，患者有一种情况，就只用一个方；患者有两种情况，就用两个方；有三种情况就用三个方。该合则合，该用则用。

值得推广的就是合方，辨出几个方就把这几个方合起来，没有的就不要合。医圣给我们列出了一个又一个情况，我们只需要学会加法就行。很多患者都是既有金匮病，又有伤寒病。用加法，先用金匮辨病，再用伤寒辨病，得出结果之后把辨出的方合起来就行了。

我希望大家通过学习，不是只学会了治疗这一个患者，而是学会怎么诊断、怎么鉴别诊断。在临床上，不单是类风湿，其他的病也会用到这些辨证方法。

补充一下，夏天治病的时候，按患者现有的症状进行辨证治疗。有的女性冬天手脚冰凉，但是夏天的时候，手脚不冰凉，只有到冬天才手脚冰凉。这种情况，她在夏天治病的时候，我们就要按手脚不冰凉治。我们解决的是患者目前的情况。一般关注的是患者最近两三天的情况。我在临床治病时也会碰到这些问题，有的患者，你问：口苦不苦。他会说：半年前的时候，经常口苦。那这就不算有效症状。患者半年前的情况，1年前的情况，都不算有效症状。

另外，关于口苦，还得问一点，有的患者是吃了中药，或者吃了其他药以后口苦。不服药的时候口不苦，那这个就不叫口苦，得问清楚。类似情况的还有小便黄，有的患者喝的水多了，小便就不黄，那就不叫小便黄。这些都是诊断的时候需要注意的细节问题。

临证问答

问：患者手脚冬天冰凉，夏天热或正常，属厥阴病吗？

答：冬天治病时，按手脚凉治疗；夏天治病时，按手脚不凉进行辨证。

问：有些患者，早上醒来手发胀，抓不拢，但按之不凹陷，这种是考虑痰饮病？结合早上时间考虑少阳或厥阴病吗？

答：是的。

问：患者双膝都是内侧痛，外侧不痛，这样是矛盾的吗？考虑少阳或者厥阴吗？

答：这个不叫矛盾现象。像往来寒热、饥而不欲食、大便干大便稀交替出现这些才叫矛盾现象。

问：为什么柴胡桂枝干姜汤习惯性合用当归芍药散？

答：这是胡希恕老师的用法，开始时我也不理解，后来用得多了，发现效果很好，就这样固定下来了，临床经验而已。

问：眼睑虚肿，头脑不清晰，早上手脚微有晨僵，可以用越婢加术汤合柴胡桂枝干姜汤、当归芍药散吗？

答：可以。脉有力，越婢加术汤合柴胡桂枝汤；脉无力，越婢加术汤合柴胡桂枝干姜汤、当归芍药散。

（二）黄汗病、历节病

下面学习一些《金匮要略》的原文，讲一些理论，讲一些病案，这样从经典、理论到临床，都能融会贯通。

"汗出入水中，如水伤心。"

这说明历节病是在肝肾虚的情况下，汗出入水中。肝肾虚是内因，外因是汗出入水中。内因加外因，就产生了历节病。

给大家举个例子，腿抽筋，抽筋必须符合两个因素，一是受凉，二是缺钙。光受凉不会抽筋，光缺钙也不会抽筋，要两个结合起来才会抽筋，内因加外因。

历节病也是这样，内因是肝肾虚，外因是汗出入水中。这两个一结合，患者正好肝肾虚的时候，出了汗，又跳到了水里，或者见了冷水，或者淋了雨，总而言之是和水有关系的，那么就得历节病了。

所以汗蒸最害人了。汗蒸的时候，全部都是大汗淋漓，汗蒸完以后，要冲澡，有时候冲的水温不太高，或者一开水管放出来的是冷水，这个时候就是汗出入水中了，如果单纯地只是汗出入了水中，没有肝肾虚，就不会得历节病。但如果恰好肝肾虚的人碰到，那么就得历节病了。还有游泳馆里也会制造这一类的疾病。游泳馆一到夏天，水都是冰凉的，好多人在浑身大汗热的受不了的时候，到游泳馆去，一接触水，就产生了历节病。

临证问答

问：汗血同源，汗蒸就是主动失血吗？

答：汗和血的共同基础是水。汗血黏液都是津液。

"历节，黄汗出，故曰历节。"

黄汗就是黄颜色的汗。汗蒸、游泳这些情况可以导致类风湿。另外，现在女性坐月子没有以前严格了，流产以后，或者生小孩以后，身体肯定是一个虚弱的状态，一个汗出的状态，在这样的情况下，只要见了冷水，比如提前洗澡、洗头，就产生了类风湿。

类风湿患者以后会更多，且大多是人为制造的，都是受西方的影响，恨不得今天生了孩子，明天就上班，中国人的体质和外国人的体质是两码事，咱们还是得注意。

有一年，我就治了一个从美国跑回来找我治疗的患者。这位女士，她就吃了这个亏，生了孩子以后，当天下午就不坐月子，开始喝冷水，喝冷饮。她看美国人都是这样做的，人家一点事儿都没有，但她就不行，从那以后她就开始生病，最后都没法工作了。

黄汗的定义在第 14 篇"水气病"里面提到了"汗沾衣，色正黄，如柏汁"。"以汗出入水中浴，水从汗孔入得之。"所以黄汗的病因是汗出入水中。因此，凡是病因明确是汗出入水中之后得的病，就可以按黄汗治疗。黄汗的处方有芪芍桂酒汤，桂枝加黄芪汤，桂枝芍药知母汤。

局部的黄汗出叫黄汗，比如关节疼痛的患者，就关节那个部位出的汗，染色是黄色的，这个叫黄汗，很多时候是桂枝芍药知母汤证。全身出黄汗，也叫黄汗，这个最常见于芪芍桂酒汤，桂枝加黄芪汤。不管是局部的黄汗还是全身的黄汗，都叫黄汗，都可以考虑这三个黄汗的处方。

临证问答

问：小儿黄疸多是不是产房温度过低？

答：这个我不敢说，但是可以确定的是，现在好多女性的风湿，类风湿，其他疾病，确实与产房的温度低有关系。从产妇的角度讲，小儿的黄疸多，主要是妈妈在怀孕期间吃辛辣刺激造成和湿热体质有关。

问：我随访了很多湿疹宝宝家属，孩子湿疹与妈妈怀孕期间吃大量的水果有关，还有和宝妈喜欢吃火锅辣椒有关。

答：临床验证确实如此。

黄汗的表现就是汗发黄，内衣被汗浸透之后呈现淡黄色。给大家举一些例子，劳动以后，出了浑身大汗，跳到河里去洗澡，就有可能得黄汗病。或者有的人出了汗，淋了雨，也相当于到水里去洗澡，也会得黄汗病。这些情况是很常见的。

以后，我们碰到了由于汗出入水中得的病，比如水肿的病，关节疼痛的病，荨麻疹等，就要考虑黄汗病，历节病。

膝关节的积液，有白色透明的，有白色的，有淡黄色的，有深黄色的，有红色的，还有黄脓的。

从中西医结合的角度来看，膝关节积液，红色的，是跟出血有关，按出血病来治疗。黄脓的按痈病治疗，用《千金》苇茎汤、肺痈大合方、排脓散这一类的方子。膝关节积液，淡黄色的，深黄色的，应该是历节病。

除此之外，临床还有一个病与黄汗有直接关系，这个病就是狐臭。狐臭是由于患者腋窝分泌的一种特殊的黄褐色，糊状的汗液，并产生一种特异性的臭味。狐臭患者长期分泌这种黄褐色的汗液，有可能导致腋窝毛发的颜色也偏黄一些，衣服也可能会被黄染。

临床上黄汗除了狐臭，还见于以下情况。第一种情况是吃食物导致的，如橘子、胡萝卜。第二种情况是服药引起的，特别是利福平、维生素 B_2、利尿药这些。第三种情况，在临床上，一些血液病，也会出黄汗，如溶血性黄疸、蚕豆黄这些，还有一些肝胆疾病，如肝炎、胆结石，甚至还有一些胰腺的疾病，胰头癌也会出现黄汗。

患者出现了黄汗，就要按黄汗来治疗，最常见的三个方：芪芍桂酒汤，桂枝加黄芪汤，桂枝芍药知母汤。

临证问答

问：小儿湿疹是否可理解为排病反应？

答：几乎所有的皮肤病都是排病反应。

※ 病案 2

王某，女，22岁，小学时，她就发现自己得了狐臭，困扰很多年，现在 22 岁了，不敢谈恋爱，非常自卑，不仅腋窝下有味道，她的汗还是黏手的且染色，确诊为黄汗病。脉沉，又有齿痕舌，处方芪芍桂酒汤。黄芪 50g，白芍 30g，桂枝 30g，米醋 50g。

其实米醋可以是一两，二两或者三两，都是大概倒的。醋配上水一块儿煮，煮上半个小时，酸味儿也就没有了。这里面有白芍，也会发点儿酸。这个患者，就服 7 剂药，狐臭就好了。

她吃完这个药以后拉肚子，主要是白芍用的量大。白芍量大了，好多人会拉肚子，有的患者用的白芍量虽然不大，仅用了 12g，但也拉肚子。患者狐臭好的太快了，让人意外。

患者吃完药以后，不管大便 3 次还是 5 次，只要大便以后不难受，都是排便反应。但是有些大便次数多的，在大便之前，肚子隐隐作痛，或者有其他不舒服的感觉，所以需要提前做好解释工作。

临证问答

问：患者拉肚子是不是排邪反应？

答：是的。

问：什么时候用炒白芍？处方中用生白芍拉肚子，可不可以用炒白芍？

答：这个建议好。

※ 病案3

患者，女，50 多岁，膝关节又肿又痛，当时辨为历节病，用桂枝芍药知母汤治好以后，反馈说多年的狐臭，也被同时治愈了。

临证问答

问：历节病有补肝肾的基本方吗？可以直接用乌鸡白凤丸吗？

答：这个最常用，最方便。

※ 病案4

患者，男，40 来岁，关节疼痛，用桂枝芍药知母汤治好以后，诉以前的银屑病也同时好了。原来他是关节型的银屑病患者。他的本意是能把关节痛给止住就行了，没想到居然都好了。

※ 病案5

冯某，女，67 岁，安阳人。2021 年 5 月 2 日首诊。

全身多关节疼痛，腿痛。西医诊断：类风湿关节炎，第五腰椎滑脱。患者类风湿关节炎多年，近半年全身多关节疼痛加重，阴雨天疼痛加重，近 1 个月腰痛，腿痛，不能平躺，腰椎 CT 提示：第五腰椎滑脱；患者平素特别怕冷，汗出少，口不苦，手脚不凉，吃凉东西会难受；偶有心慌；晨起关节僵硬，一到下午腿肿；纳可，睡眠尚可，二便正常；舌淡，苔薄白，脉无力。

处方：柴胡桂枝干姜汤合当归芍药散加细辛。柴胡 24g，桂枝 9g，干姜 9g，黄芩 9g，天花粉 12g，牡蛎 6g，炙甘草 6g，当归 9g，白芍

12g，白术9g，茯苓12g，泽泻9g，川芎9g，细辛3g。7剂，水煎服，日1剂。

2021年5月16日二诊：服药后，全身关节疼痛明显缓解，腰痛减轻，可以平躺了；饮食可，睡眠可，二便正常；舌淡苔薄白，脉无力。原方7剂，水煎服，日1剂。

2021年5月23日三诊：全身关节不痛了，腰痛还有一点，腿不痛，饮食可，睡眠可，二便正常；舌淡，苔薄白，脉较之前有力。原方15剂，水煎服，日1剂。

※ 病案6

患者2022年7月30日首诊膝关节疼痛。

主诉：膝关节疼痛。膝关节坐着不动不痛，一活动就痛；右脚脚背面疼痛；怕冷怕风，晒太阳感觉舒服，待在阴凉地方全身关节不舒服；口不苦；腿抽筋；嗓子有痰；纳可，睡眠可，二便正常；舌质淡，苔薄白，脉有力。

处方：桂枝芍药知母汤合柴胡桂枝汤。桂枝12g，白芍9g，甘草6g，麻黄3g，生姜5片，白术15g，知母12g，防风12g，黑附子6g，柴胡24g，黄芩9g，姜半夏9g，人参6g，炙甘草6g，大枣3个。7剂，水煎服，日1剂。配合口服龙牡壮骨颗粒。

2022年8月6日二诊：膝盖痛减轻，右脚脚背面还痛，感觉身上有热度了，能在阴凉地待一会儿了；嗓子有痰；舌质淡苔薄白，脉有力。原方加怀牛膝9g，7剂，水煎服，日1剂。

2022年8月13日三诊：膝关节基本不痛了，右脚脚背面还痛，嗓子不适有痰。上方合三子养亲汤加土茯苓30g，7剂，水煎服，日1剂。

2022年8月21日四诊：膝关节不痛了，右脚脚背痛，不走路不痛，一走路就痛，走一会儿又不痛了；怕冷。

处方：芍药甘草附子汤加木瓜。芍药 100g，甘草 50g，黑附子 9g，木瓜 20g。5 剂，水煎泡脚。

2022 年 8 月 27 日五诊：泡脚后右脚疼痛无明显变化；腹诊：脐上压痛。

处方：膈下逐瘀汤。炒五灵脂 6g，当归 9g，川芎 6g，桃仁 9g，牡丹皮 6g，赤芍 6g，乌药 6g，延胡索 3g，甘草 9g，香附 6g，红花 9g，枳壳 6g，薏苡仁 30g。7 剂，水煎服，日 1 剂。

2022 年 9 月 4 日六诊：右脚痛明显减轻，几乎不痛了。

分析：患者第一次用的是柴胡桂枝干姜汤合当归芍药散加细辛。如果用《金匮》肾气丸来解决患者腰痛的问题，也会解决的非常好，第二次，就没有腰痛的症状了。

患者当时做 CT 的检查结果：腰椎的滑脱。这是一个腰痛病，首选《金匮》肾气丸，这是前文讲过的知识点。

经过大量临床病例的验证，类风湿的患者，效果最好的就是柴胡桂枝干姜汤合当归芍药散。我验证了好多患者，有效率在 70%～80% 应该是没有问题的。

加细辛是因为细辛，可以止痛。这个患者第一次找我的时候，是类风湿，全身多关节疼痛。第二次的时候，主要是膝关节的疼痛，根据经验，不动不痛，只是屈伸疼痛（膝关节坐着的时候是不痛的，在不动的时候是不痛的，如果一伸腿或者一蜷腿，就会疼痛）。同样的道理，脉有力，怕风，是桂枝剂。脉有力，关节病，是柴胡剂，所以，合上了柴胡桂枝汤，这是让关节不再疼痛。关节病，要么是柴胡剂，要么是当归剂，脉有力的时候，属于少阳病，脉无力的时候，属于厥阴病。

用龙牡壮骨颗粒是因为腿抽筋。腿抽筋用龙牡壮骨颗粒，我骄傲地说，有效率可以达 90% 以上，完全可以达到这个比例，很少有不见效的。服用时成人量要大一些，3～4 袋，不能像小孩子只吃 1 袋，如果一顿吃不了这么多袋，可以分三顿吃。

糖尿病患者一定要买不含糖的，非糖尿病患者最好买含糖的，现在龙牡壮骨颗粒没有以前味道好了，虽然喝着有点儿酸，但效果是没有问题的。

临证问答

问：类风湿关节炎用了中药以后关节疼痛明显好转或者缓解，但复查类风湿因子和抗环状胍氨酸肽抗体（抗 CCP）下降不明显，有没有特效专用药？

答：用补药。

问：有患者关节疼痛一遇到天气变化，无论气温下降还是升高都会出现疼痛加重（比如阴天和晴天），这种是不是考虑柴胡剂，用什么处方？

答：按既怕冷又怕热处理。脉有力，少阳病，柴胡剂。脉无力，厥阴病，当归剂。

问：类风湿患者饮食有什么要求，我见过吃猪肉就犯病的。

答：凡是饮食复发的，用保和丸、栀子大黄汤。

问：患者第二次来，首诊为何使用桂枝芍药知母汤？

答：因为屈伸疼痛。

问：类风湿，脉无力，如何防止复发？

答：补药。

问：膈下逐瘀汤治脚背痛吗？

答：这是根据腹诊用药。

问：豨莶草能降风湿因子吗？

答：降血沉。

问： 关节屈伸疼痛，还感觉沉重，有齿痕舌，下雨阴天不加重，可以用桂枝芍药知母汤合防己黄芪汤吗？

答： 可以，关键是辨病。防己黄芪汤要么是湿病，要么是风水病。

问： 我最近治疗一个类风湿关节炎患者花了很长时间，现在还留有一点疼痛和手关节肿，想问有什么对消肿比较好的方？虽然用过赵绍琴老先生的方法合方过三子汤的加味，但感觉去肿效果很差，不知道是什么原因？有什么善后和防止复发的方法吗？

答： 到后期收尾时，如留一点尾巴，无法治愈，要加乌梅、仙鹤草，收一下就好了。除根需要补脾、补肺，特别需要补肾。常规建议玉屏风散、《金匮》肾气丸。

上面的病案里面，用到了桂枝芍药知母汤。下面，根据"中风历节病脉证治第五"篇里面的一些条文，结合临床给大家讲一讲。

"寸口脉沉而弱，沉即主骨，弱即主筋，沉即为肾，弱即为肝。"这个条文说明，历节病的内因是肝和肾，历节病要想除根，需要补肝补肾。

刚才有同学也问到了，像类风湿想除根儿怎么办？补肾是肯定的，因为这是一个骨头的病，历节病还要求补肝，因为肝主筋，肾主骨。关节病基本上筋都出了问题，骨头也出了问题，所以到最后除根的时候，就需要补肝补肾。我讲了呼吸系统要除根，就要补肺脾肾。

能不能一开始治疗的时候就补肝补肾，是要分情况的。如果患者脉无力，是可以的。有些脉无力的患者，如果真的去用风湿、类风湿的方子，估计也治不好，就是因为太虚了，需要以补法为主。

问： 痛风缓解期要吃乌鸡白凤丸，也是肝肾同补吗？

答： 是的。呼吸系统最后除根一般用玉屏风、《金匮》肾气丸。而关节病，痛风的时候用乌鸡白凤丸。

> 还是要把理论上的东西搞清楚。搞清楚了，心里就很清晰，知道为什么要这样做。知道必须这样做，才能够达到根治的目的。

知识点总结

(1) 类风湿最常见类型是柴胡桂枝干姜汤合当归芍药散。

(2) 腰痛首选《金匮》肾气丸。

(3) 腿抽筋首选龙牡壮骨颗粒。

(4) 狐臭属于黄汗。

(5) 呼吸系统疾病除根要补肺脾肾，首选玉屏风颗粒、《金匮》肾气丸。

(6) 关节疾病除根要补肝肾首选乌鸡白凤丸。

(7) 疾病剩了一点尾巴收尾时用乌梅、仙鹤草。

第3章 痞 证

一、痞证的九个处方

痞证非常重要，有它独特的地位，治疗原则：有表先解表，表解再治痞。

这就是说，我们不管看到什么患者，只要这个患者有表证，就要先解表；没有表证了，还要看有没有痞证，有痞证先治痞证；痞证治完了，再看其他情况。这样一个治病的程序，也叫治病的原则。

《黄帝内经》里专门讲了"中满者治其标"，"中满者"实际上就是痞证，也就是胃胀，不是腹胀，不是肚子胀，指的是胃胀，如果要严格，要非常准确地说，也不是胀，而是那种说不清楚的感觉，患者就是感觉胃里面不舒服。

我总结了《伤寒论》里面痞证的处方，总共九个，这九个痞证的处方如下。

大黄黄连泻心汤、半夏泻心汤、甘草泻心汤、附子泻心汤、生姜泻心汤、旋覆代赭汤、桂枝人参汤、五苓散、十枣汤。

目前就是这九个痞证的处方，以后要是找到了其他的处方，我们再补充完整。

痞证在临床上也非常常见，只是大家重视的程度不够，我在临床也吃过这个亏。一位女士，以失眠为主，要求治疗。当时按照我们的病脉证治开方，用了以后效果却不好。第二次来的时候，我突然想起了痞证，一问她还真有，其有长年的慢性浅表性胃炎史。

遂在处方中加了甘草泻心汤，用了甘草泻心汤之后，失眠很快就好了，其他的症状也缓解得很快。虽然病脉证治的问诊单现在是不完美的，但总有一天会有一个完美的问诊单，现在我已经有基本成型的，只是还没有整理好。

有表先解表，表解再治痞，这是医圣规定的。

第164条　伤寒大下后，复发汗，心下痞。恶寒者，表未解也，不可攻痞，当先解表，表解乃可攻痞。解表宜桂枝汤，攻痞宜大黄黄连泻心汤。

"表未解也，不可攻痞，当先解表，表解乃可攻痞"，说得非常清楚。就是一个患者既有表证又有痞证的时候，必须先解表，解表之后再治痞证。

恶寒者表未解也，故表证首先指的是恶寒，怕冷怕风也是恶寒，即有恶寒就有表证。

恶寒还有一种特殊的情况，就是少阴病恶寒，四逆汤证也恶寒，但是四逆汤证的恶寒，不是表证。

准确诊断患者有没有表证的指标是脉浮加恶寒，这个非常重要。

脉浮有力又恶寒的，是太阳病，肯定要解表的。脉浮无力又恶寒的，是表证，也是需要解表的，大家要记住这句话。

但是整体上来说，我们只要见到恶寒，就必须高度考虑表证。高度考虑的原因是现在很多时候需要网诊，把不到患者的脉，要想知道患者的脉浮不浮，就需要问一下患者是怕冷还是怕热。

第152条　太阳中风，下利，呕逆，表解者，乃可攻之。其人漐漐汗出，发作有时，头痛，心下痞硬满，引胁下痛，干呕短气，汗出不恶寒者，此表解里未和也，十枣汤主之。

也可以理解为只要不恶寒了，那肯定就没有表证了。

大家看第152、164条，首先讲了原则性的问题，"有表先解表，表解再治痞"，表解的标志就是恶寒消失。"表解者，乃可攻之。""汗出不恶寒者，此表解里未和也。"

十枣汤按照大家传统的认识，是治疗胸腔积液、悬饮的方子，但实际上它的范围更广，此处以胸腔积液为例进行说明。

现代医学见到了胸腔积液，就抽水；见到结核的，就抗结核治疗；见到有癌细胞的，就抗癌治疗，甚至会往胸腔里面用化疗的药物。

对癌症的胸腔积液来说，现代医学的这个治疗方法效果不好，很多患者到最后命都没了。

那我们中医的效果好不好，说老实话，效果也不好，因为很多中医不管是结核性的，还是癌性的，或者其他性质的胸腔积液，第一反应都是利水，上来就用利水利尿这一招。"表解者，乃可攻之"这几个字全忘了，根本就不考虑，脑子里也没这个概念，所以效果不好。

治疗顺序非常重要，对于胸腔积液要先看有没有表证。对于其他地方的水也是如此。一个肾炎的患者怕冷，不先解表，反而要利尿，效果自然不佳。

这样的教训天天在发生，治不好，不思考原因，反而说这个病太难治了，太顽固了，究其原因是没有好好地去看书。

前段时间，我治疗的一个癌症患者，妇科宫颈癌，手术以后行化疗，再后来有腹水，下肢也水肿。这里补充一点，治疗宫颈癌效果最好的手段是放疗，就是烤电，烤电之后别化疗，别手术，就吃中药，成功率非常高。

只要这个患者采用的是放疗的方法，然后再结合中药，成功率能达80%以上，患者活好多年都没事儿。宫颈癌患者化疗是非常失败的方法，会导致病情扩散、转移。

患者选择手术，是其意愿，作为医生不好拦着。手术是好坏各半，做了可以，不做也可以。不过我认为做了手术，患者光受罪，对疗效，没有起到太大的帮助，当然也没有太大的坏处。

我治疗的这个患者，先是做手术，然后又进行了一些化疗，身体特别糟糕，然后产生了腹水，下肢水肿。到医院只能抽水，输白蛋白。

我并不是说现代医学一无是处，还是有好处的，我建议宫颈癌的患者先放疗，然后吃中药，要选择正确的方式。

后来这个患者来找我治疗。当然了，给患者说的都是抗癌治疗，现在要是不给患者抗癌治疗，那她的意见大着呢，因为她知道腹水、水肿是癌细胞引起的。这个患者恶寒，怕冷，还是典型的怕冷，穿得特别厚，自己也说明显比别人怕冷。

我就让其服药的同时，喝生姜红糖水。患者原来不汗出，喝了生姜红糖水后，就开始汗出了，她还说汗出太厉害了，有点害怕。我告诉她不用怕，汗出就是把体内的水排出去。坚持服用一段时间后，她说出了汗后觉得身上轻松。这时我们得告诉患者要预防感冒，不能汗出后就跑到凉快的地方，风一吹，雨一下，雪一淋，麻烦就大了。又服用一段时间，患者腹水消失。

这个案例说明腹水也得有表先解表。强调一下，十枣汤治疗的是热水，是热水癖。治疗冷水癖的是五苓散。治疗气癖的是旋覆代赭汤。

第161条　伤寒发汗，若吐，若下，解后，心下痞硬，噫气不除者，旋覆代赭汤主之。

"伤寒发汗，若吐，若下，解后"就是没有表证了，解后就是表解后。"噫气不除"就是不停地嗳气、不停地呕吐、不停地呃逆、不停地咳嗽，总之就是气上冲。所以旋覆代赭汤治疗的痞证是伴有气上冲的。气上冲的痞证，即气痞，用旋覆代赭汤。如果一个患者恶寒不除，说明还有表证，这个时候就必须先解表，表解了之后，再用旋覆代赭汤。

气上冲的症状如咳嗽、喘、呃逆、呕吐、嗳气，甚至一些梅核气的患者，都用旋覆代赭汤。痞证很重要，仅次于解表，解表之后就要治痞证，只要有痞证，必须先治痞证，其他的病都先放到一边去，不用管它，这是治病的顺序问题。

我治疗过一位类风湿的患者，患病多年，服用过多种药物，中药也吃了无数，一直治不好。因为我有过这个教训，以前吃过亏，就非常关心患者的脾胃，有无痞证的问题，一问，果然有。其实类风湿的患者很多都有痞证，即使患者原来没有痞证，后来也有了痞证，因为那些药物都是刺激胃的，中药也会对胃造成刺激，所以患者原来没有痞证，后来治着治着就有了。

我就是先给这位患者治疗痞证。痞证好了之后，类风湿就好治了。当然并不是三两天就能治好的，只是更有针对性。这位患者的痞证治了二三十天，类风湿治了三四个月，这也很不错了。

这样的一位患者，如果医生没有痞证的观念，那患者一直也治不好。无论是现代医学还是中医，患者永远不可能被治好。

痞证里面有两个处方，非常的特殊，它们既能解表，又能治痞，还可以表痞同治。

能表痞同治的有两个处方，一个是桂枝人参汤，另一个是五苓散，因为里面都含有桂枝，所以都可以解表。前文专门讲治疗太阳病标志性的药物，麻黄、桂枝。

《伤寒论》第149条至第165条，集中讲了痞证及痞证的各种情况，反复强调先解表再治痞的原则性问题。

第164条　伤寒大下后，复发汗，心下痞。恶寒者，表未解也，不可攻痞，当先解表，表解乃可攻痞。解表宜桂枝汤，攻痞宜大黄黄连泻心汤。

"解表，宜桂枝汤"，就是说需要解表的时候，就可以用桂枝汤，或者桂枝加厚朴杏子汤，或者麻黄汤，就是举例，大家看到"宜"的时候，特别是像这样的情况，要明白这是在举例说明而已，并不是说必须得用桂枝汤。

"攻痞"也是这个意思，"攻痞宜大黄黄连泻心汤"就是说用了正确的处方，表证没有了，恶寒消失了，这个时候就赶紧治痞证，治痞证就这九个方，在此虽然只写了其中的一个方，但临床上根据患者症状，就在这九个方里面挑一个，比如患者是气痞，旋覆代赭汤；热水痞，十枣汤；冷水痞，五苓散等。在《伤寒论》里很多条会出现"宜"，大家得明白其真正含义。

治病先治痞，非常的重要，也非常的关键，这决定能否治好疑难杂症，我们当医生的要细心，不能两三分钟就给患者出处方。两三分钟就连病脉证治都问不完，怎么处方？

另外，日本汉方里面是不讲"有表先解表，表解再治痞"这一套的。其他的地方我也没有看到过，或者说很少看到过专门点出这个知识点的。《伤寒论》有其大的原则，一个是病脉证治的程序，一个是"有表先解表，表解再治痞"的大原则，不学习研究这些，是学不会《伤寒论》，入不了门的。

临证问答

问：痞证怎么判断？

答：胃胀。我教给大家，痞证目前最简单的方法，只要患者不是胃痛，出现其他的任何胃部难受都叫痞证。这样就容易学习了。

问：有大黄的是不是就算下法？

答：有大黄，下法。

问：解表和解痞可以一起合方用吗？

答：可以。

问：痞证解决之前是不是不可以用下法？

答：痞证本身也有用下法的，比如大黄黄连泻心汤。关键看什么痞。

问：痞证的脉主要是左手脉还是右手脉呢，需要区分吗？

答：痞证主要靠症状。

有一个小孩子，12岁，呕吐发热，嘴苦，一会儿怕热，一会儿怕冷，大便不干，口也不渴，脉有力。这是个少阳病，小柴胡汤，应该服用小柴胡颗粒就好了。但是他没有服小柴胡颗粒，而是喝清热解毒口服液，外加输液，这个是临床上很常见的治疗方法。就是这样一个症状的小孩子，他没有采取正确的治疗方案，反而去输抗生素，喝清热解毒口服液，就会出现下面三种情况。

第一种情况，体温不高，也不呕吐了。但是出现食欲不振，不想吃饭，还有口苦，仍一会儿怕冷，一会儿怕热，大便正常，脉有力，这时候还是少阳病，还是用小柴胡汤。

第二种情况，不口苦，也不往来寒热，发热症状也消失，其他症状都没有了，只剩下一个症状，胃痛，不能按他的胃，一按胃就痛，脉浮滑有力。

第138条 小结胸病，正在心下，按之则痛，脉浮滑者，小陷胸汤主之。

"正在心下，按之则痛"，说的就是胃这个部位，一按就痛，脉浮滑有力。这是个结胸病。用小陷胸汤：黄连、半夏、瓜蒌。大家以后治胃病时，可千万别忘了小陷胸汤是治疗胃病的良方。

第三种情况，所有的症状都消失了，但出现了一个新的症状。胃胀，胃里难受，胃不痛。这是痞证，用半夏泻心汤。痞证和结胸病的鉴别点，就是胃痛还是不痛。

第149条 伤寒五六日，呕而发热者，柴胡汤证具，而以他药下之，柴胡证仍在者，复与柴胡汤。此虽已下之，不为逆，必蒸蒸而振，却发热汗出而解。若心下满而硬痛者，此为结胸也，大陷胸汤主之。但满而不痛者，此为痞，柴胡不中与之，宜半夏泻心汤。

以上就是少阳病小柴胡汤误治后会出现的三种情况，也介绍了每一种情况误治后该如何治疗。现在再来看这几个条文，反复地读几遍，再结合医案，就会明白其中的道理，印象也会更加深刻。

关于大黄黄连泻心汤是不是气痞，我当时不敢确定。因为当时对《伤寒论》的研究还差得远。今天又好好地分析、研究，查资料，最后确定就是大黄黄连泻心汤，是气痞，而且应该是个寒热错杂的气痞。

我们在临床上应该怎么样诊断出痞证，确实是让人大伤脑筋的问题。前几年笔者在讲课的时候，会说胃胀就是痞证，但现在发现那样说，不是非常完美。笔者的水平，也是不断地在提高，所以对于错误的认识，就得修改。

目前，我对痞症的认识是除了胃痛的其他症状，我们都把它认为是痞证。

这样痞证就多了，胃灼热，胃里有嘈杂感，包括有些患者一吃就饱，我们现在都把它认为是痞证。扩大痞证的范围，主要还是服务临床。

有表先解表，表解再治痞。患者没有了表证之后，我们就要看痞证。大家都读过李东垣的《脾胃论》，也喜欢用他的方子，治疗了很多病，现在就看到其中的价值了。

半夏泻心汤的特点：第一，寒热错杂；第二，虚实夹杂；第三，需去渣再煎。

半夏泻心汤的临床应用，主要指的就是胃部或者消化系统，特别是一些胃病，比如浅表性胃炎、糜烂性胃炎、萎缩性胃炎等。另外，是病，那患者肯定会难受。从症状上入手，比如治疗呕吐、腹泻、胃胀、反胃，治疗胃脘的难受，也可以。

下面分享一个我用半夏泻心汤的病案。患者，女，30多岁，想要二胎，五六年了，一直怀不上。中西医都治疗过，现代医学检查之后确定是输卵管堵塞，也做了经宫腔通液治疗，通了好几次没有成功，就是没有怀上孕。这个患者我也是反复询问，月经正常，没有痛经等情况，但患者有胃病，主要症状是胃难受，饭量小，不能吃多，吃多就撑得慌，嘴不苦，手脚不凉，也不怕冷。这就是没有其他症状，只有胃难受这一个症状，所以是个痞证，用半夏泻心汤。患者吃了半个月，胃的症状就消失了，痞证得到解决，遂不再服药。停药以后不到1个月患者诉已怀孕。

这是通过治疗痞证，成功怀孕的案例。还有一个患者，男，40多岁，脑鸣，感觉脑子一直嗡嗡响，前医均按肾虚补肾治疗，从来没有见效过。

患者平时爱喝酒，大鱼大肉，胃时常难受，胃灼热、嘈杂，舌苔白腻。患者除了脑鸣和胃部症状之外，其他的都没有，不怕冷，所以排除表证，也没有大便干，排除了阳明病。根据患者胃里难受，诊断为痞证，半夏泻心汤。脑鸣暂时先不管，有表先解表，表解再治痞，痞证治好了以后才管其他事。

随着胃部症状的缓解，脑鸣越来越轻，痞证治愈后，脑鸣也好了。这样的治病方法，不仅省劲了，而且效果好。所以在临床治病的时候，按照有表先解表，表解了以后再治痞的原则，很多时候，随着解表，随着治痞，其他的病也会痊愈。

最起码50%的患者会痊愈。万一要有不好的，再去治，就容易治了，也能治好。

一个胸腔积液的患者，他既有表证，又有痞证，还有胸腔积液，就必须得先解表。

这也就是说，如果有一百个这样的患者，起码有五六十个患者通过解表，胸腔积液就消失了。还有三四十个，再通过治痞，又有一二十个消失。剩下的一二十个，就按胸腔积液治，也会痊愈。如果不按照这个顺序，而是先治胸腔积液，利尿等，不仅治不好，还可能导致患者病情恶化，更加复杂。

生姜泻心汤也是治疗痞证的处方。

第157条 伤寒，汗出解之后，胃中不和，心下痞硬，干噫食臭，胁下有水气，腹中雷鸣下利者。生姜泻心汤主之。

一个干噫食臭，口气重，有口臭的患者，如果用藿香、佩兰，或者干脆用大黄，肯定是治不好的。

临床碰到口臭的患者，千万别忘了生姜泻心汤，一定要问一问他有没有痞证的症状。可以说，大多都是口臭合并痞证的患者。

"伤寒，汗出解之后"就是没有表证了，还是对应着治疗原则。

见到口臭的患者，得先看有没有表证，没有表证，又有口臭，还有痞证，用生姜泻心汤。

举一个典型的例子，有一个女孩子，20多岁，口臭多年，因口臭而感到自卑，不敢和人交往，恋爱都不敢谈，影响正常生活。她就是典型的口臭，胃里难受，同时，不怕冷，没有表证，吃了凉东西，胃难受，吃了凉东西难受是干姜证。

此患者属于典型的痞证，吃了20天生姜泻心汤，彻底治愈。停药，嘱咐她吃东西要小心。痞证的患者，平时吃饭饮食要规律，尽量不要吃冰箱里刚拿出来的东西。这就是属于患者治病以后的保养问题，要想不复发，自己得注意。

如果治愈后，患者就到火锅店里面吃点辣椒，再喝点儿冷啤酒，削个水果一吃，一时间寒热错杂，痞证就复发了。所以要想除根，需要医生和患者共同努力。

口臭的患者很多，临床上经常遇到，网诊也有很多。如果在临床上遇到一个口臭的患者，没有表证，有痞证，大便干，脉有力该怎么治疗呢？用什么方呢？

口臭患者，痞证，大便干，脉有力，用大黄黄连泻心汤。前文也说过，大黄黄连泻心汤是气痞，热气痞。

这里顺便谈一个知识点，半夏泻心汤需要去渣再煎，甘草泻心汤需要去渣再煎，生姜泻心汤也需要去渣再煎。去渣再煎的有七个汤：半夏泻心汤、生姜泻心汤、甘草泻心汤、旋覆代赭汤、小柴胡汤、大柴胡汤和柴胡桂枝干姜汤。

这其中有四个都是治疗痞证的方子，有的人，一直去研究为什么要去渣再煎，白费脑筋，研究透了有什么用呢？你就牢牢记住该去渣再煎的，就要跟患者要求，让患者这样做就行了。

我们不去研究去渣再煎，我们的目的是学会诊断，学会治病。

临证问答

问：痞证是否分虚实？

答：当然分，旋覆代赭汤，脉无力；大黄黄连泻心汤，脉有力；半夏泻心汤和甘草泻心汤、生姜泻心汤都是一个手脉有力，另一个手脉无力，是虚实夹杂。

问：去渣再煎约煎多久去渣，然后再煎多久，这个按时间还是按水的量来决定？

答：我都是要求去渣再煎十分钟，效果不错。

问：除了胃痛、胃中懊恼，其他是痞证，这个胃中懊恼是什么意思呢？

答：就是栀子淡豆豉汤。

问：如果是合方的药，也一起去渣再煎吗？

答：是的。

问：可不可以这样理解，气痞就是胃部胀气，水痞是不是胃部有水晃动的感觉？

答：可以。

问：胃痛属于痞证范畴吗？

答：不属于。

问：怎么鉴别热水痞与冷水痞呢？怎么诊断是寒热错杂的痞证呢？

答：热水痞，舌质红；冷水痞，舌质淡。

有一个失眠的女患者，60岁左右，主诉失眠，入睡困难，这是患者最想要解决的问题。经过询问，她的阳性症状有三个，第一，怕冷，特别是背部怕冷，容易汗出，夜里更容易汗出。第二，一吃就饱，还饥的快。第三，脉，一个手有力，一个手无力。

其实一个手有力，一个手无力的脉象很常见，见于虚实夹杂证。我们以前一直讲脉有力，脉无力，是为了方便学习，但在临床上，能够见到两个手的脉都有力，也能够见到两个手的脉都无力，还能见到一个手的脉有力，另一个手的脉无力。

这个患者的治疗，肯定是先要解表。解表用桂枝加葛根汤，这是个很典型的患者。

用了桂枝加葛根汤之后，看患者情况。如果失眠好了，痞证也好了，就不用治了，病已经好了。

如果用了桂枝加葛根汤以后，只是把怕冷、怕风、汗出这些症状治好了，痞证仍然存在，这个时候我们再用甘草泻心汤。

这是治病的思路，先用桂枝加葛根汤解表。解表之后再治痞，治痞用甘草泻心汤。这是治病的顺序问题。这个患者就是按照这样的顺序治好失眠的。

还有一个女患者，19 岁，正在上大学，打鼾特别严重。本身打鼾就不是什么好事儿，且其打鼾特别严重，吵到一个宿舍的人都没法入睡。宿舍里的人意见都很大，她自己也苦恼，要求治疗打鼾。

患者的阳性症状：怕冷、怕风，易汗出，颈部痛。大便稀、黏，吃凉东西后难受。胃胀。脉一手有力，一手无力。临床上疾病总是复杂的，总是要给你出个小难题。这个患者，我们可以解表和治痞一起进行，桂枝加葛根汤合桂枝人参汤，用了之后所有症状包括打鼾全部消失了。

还有一个男性患者，30 多岁，现代医学诊断为消化性溃疡，这是由胃镜检查判断为消化性溃疡。

奥美拉唑、兰索拉唑、枸橼酸铋钾胶囊都吃过了，包括杀幽门螺旋杆菌的也都用过了。患者对这个病非常在意，因为家族史里有胃癌，他的爷爷那辈和爸爸那辈都有胃癌病史，所以非常担心，非常害怕变成癌症。

患者有恐癌症，四处治疗，并且一两个月、两三个月就会去做一次胃镜，看看里面情况，有巨大的精神负担。本来消化性溃疡，就和心理因素有关，现在又有这么大的心理负担。这个患者找我的时候，胃部就是痞闷的感觉，胃不舒服，隐隐作痛。吃饭不香甜，食欲不振，全身乏力，大便次数多，大便稀溏，怕冷，吃了凉东西，胃难受，舌质淡，苔薄白，脉无力。

这个患者是典型的桂枝人参汤。当时给他开了桂枝人参汤，吃了 20 天，症状全部消失。吃饭、大便、精神、体力都恢复了。患者还想做胃镜，我劝他别做了，都没有症状了，也就没必要做，且胃镜对胃本身也有损伤。患者非得做，想看看情况。遂做了胃镜，显示溃疡全部愈合。

中医治病要面临两大问题，第一，必须得解决症状；第二，还得解决检查问题。笔者天天治疗癌症，深有体会。患者即使症状缓解，他也不觉得是真的好转，一定要看到检查结果的好转，要看到肿块缩小，胸腔积液消失，腹水消失。只有看到这个，他才彻底放心，才开心。还不能不让患者检查，你不让他检查，他偷着检查，也一定会检查。

患消化性溃疡的，得看看溃疡愈合了没有。肝硬化的患者，我也治过一些患者，患者要做彩超，要看肝脏到底硬化没硬化，是硬化的更厉害了，还是软化了点儿。患者要看的，你不让看，还不行。

二、桂枝人参汤与五苓散的鉴别

桂枝人参汤和五苓散，在都有痞证的情况下，其鉴别要点在舌苔。

五苓散是水分证，舌苔水滑，一看就知道。我曾接诊一个湖南的患者，28岁，男，症状超级多。他把自己的症状都写在手机里，满满的一屏幕，都是他的痛苦。那这个患者的痛苦是假的吗？不是假的，是真的。他是真痛苦，遗精、心烦、做梦、怕热等。

这个患者来找我前也去其他地方治疗过，但都没治好。患者说为了治病，花钱太多了，估计有一二十万元了。

很多医生最怕两种患者，一种是什么症状都没有的；另一种是症状特别多的。两种都没有头绪，不知道该怎么办。对于这个有几十个症状的患者，我就重点问了两条。

第一条问患者怕不怕冷，第二条问胃难受不难受，如果难受，是怎么难受的。其实就是看他有没有表证，有没有痞证。

我反复的询问这个患者有没有怕冷怕风的症状。答没有，几乎没有。反复确认之后，患者怕热，所以表证就排除了。

然后是胃胀。这个也是再三确认的，患者确实有胃胀的症状，不能吃多，多吃一点儿就难受，撑得慌。这两个确定之后，其他的耳鸣、遗精等乱七八糟的症状我都不管了，我就治痞证。

通过询问，患者还有失眠，心烦的症状，典型的甘草泻心汤，我让他服用了20天的甘草泻心汤。20天后，患者诉症状全部消失。

第158条　伤寒中风，医反下之，其人下利，日数十行，谷不化，腹中雷鸣，心下痞硬而满，干呕，心烦不得安。医见心下痞，谓病不尽，复下之，其痞益甚。此非结热，但以胃中虚，客气上逆，故使硬也。甘草泻心汤主之。

甘草泻心汤治疗的是"干呕，心烦不得安"。"不得安"，有时候就是表现为失眠的症状。心烦、失眠、痞证，用甘草泻心汤。

大黄黄连泻心汤治疗的痞证特征：第一，大便干，最常见；第二，出血，伴有血证的患者最常见；第三，口舌生疮，伴有生疮的那些患者最常见，又有痞证的，一派热象，大便又干，小便又短又红又黄。

这个患者明显是甘草泻心汤，而不是大黄黄连泻心汤，他没有出血这些症状。

那么临床上有没有既失眠，又口臭的痞证呢？肯定有，什么样的情况都能碰到。一个痞证患者，口臭又失眠，就用生姜泻心汤合甘草泻心汤，用合方就行了。

大黄黄连泻心汤用的时候要用开水、沸水冲泡大黄、黄连，有时候加黄芩。用大黄、黄连、黄芩的时候要掰开，虽不用粉碎，但是得掰开，然后泡，不盖盖儿，泡上一会儿，最多五分钟。然后把药滤出来，只喝水。这个水得等放冷了之后再喝，就这个要求。这是一个非常特殊的用法，我在临床主要用来止血。

针对部分患者大便干，上面出血，比如吐血、咯血、咳血，同时胃里难受，就可以用大黄黄连泻心汤，泡一下，每天2次，早晚各1次，服用几天后就不出血了，一般大便也能够通畅，就是拉肚子，去几次厕所，然后血就止住了。

关于大柴胡汤到底是不是痞证的方，我反复思考，又查了一下资料，第165条，写的是"伤寒发热，汗出不解，心中痞硬，呕吐而下利者，大柴胡汤主之"。这里没有写"心下痞"，而是写"心中痞硬"。

心下指的是胃，"心中"指的是食道，包括贲门。

这样看来，大柴胡汤确定就不是痞证的处方了。痞证指的是胃痞，大柴胡汤是食道痞。第166条"胸中痞"，第167条"胁下素有痞"，也是医圣专门在这里指出来，要区别的地方，就是因为部位不一样。

那这样看来，痞证的处方还是九个。九个处方，怎么记这个数字呢？好记，啤酒，啤代表痞证，酒代表九个处方，也就记住了。

啤酒——痞证 9 个处方；去渣再煎——7 个处方，水分证处方有十五个。虽然痞证只有 9 个处方，但非常重要，解表后就得去治痞证，这是反复强调的原则。

临证问答

问：这几个痞证处方有推荐剂量吗？

答：半夏泻心汤：半夏 9g，黄芩 9g，干姜 9g，人参 9g，炙甘草 9g，黄连 3g，大枣 3 个。

生姜泻心汤：生姜 12g，炙甘草 9g，人参 9g，干姜 3g，黄芩 9g，半夏 9g，黄连 3g，大枣 3 个。

附子泻心汤：黑附子 9g，大黄 6g，黄连 3g，黄芩 3g。

问：请问痞证服药要吃到什么程度可以停药？胃中没有感觉就可以了吗？还是要继续吃一段时间？

答：吃到痞证消失就停药，然后看患者还有哪些症状再进行病脉证治。

问：老师，十枣汤怎么用才安全？

答：大家目前怎么用都不安全，我的建议是不要用。以后水平高了，再考虑使用。关于十枣汤、控涎丹，我建议大家现在先别用，别去研究这个东西，别总想着我用了这个东西很神奇，药到病除啊。就别想，不要有这个念头。一定要从安全角度出发，十枣汤、控涎丹，虽然我是用过的，但我也不常用。

现在有这么多安全的处方可供研究，就别去研究十枣汤了。等日后水平高了再说，包括剂量的调整，也是等水平高了再说。现在就老老实实的先按原方原比例学习。

> 问：生姜泻心汤每剂是 1 次喝完，还是分 2 次服用？
>
> 答：熬 1 次，喝 1 次。
>
> 问：泻心汤一般都用人参，还是党参也可以？
>
> 答：北方最好用人参，南方最好用西洋参，用党参代替也可以。
>
> 问：您用吐法吗？
>
> 答：用过几次，很失败，没有成功。我也很想把吐法研究透彻，可惜没有，加上最近事情超级多，就暂时把吐法放弃了。
>
> 我成功的，有把握的就讲。我不是神医，不是万能的，所以，才希望大家成功，希望大家成为顶尖中医。

※ 病案 1

郭某，男，54 岁，郑州人。2021 年 5 月 29 日初诊。

主诉：胃胀胃灼热，嗳气 1 个月余。胃镜提示：萎缩性胃炎；反流性胃炎。有饮酒史；无明显怕热怕冷；口苦，口干；吃凉东西胃难受；大便干；睡眠可；四肢关节处白癜风。

刻诊：舌质红舌苔腻；脉有力。腹诊：胸胁苦满，心下压痛。

予处方 7 剂。请大家思考，该用什么处方（提示：三个经方合方，答案见下文）？

2021 年 7 月 3 日二诊：胃胀胃灼热症状明显减轻，不嗳气了，心下压痛减轻。舌质红舌苔薄腻；脉有力。原方 15 剂。

分析：先来看腹诊，心下压痛，用小陷胸汤。胸胁苦满是柴胡剂；大便干是阳明病，大黄剂；脉有力，少阳阳明合病用大柴胡汤。

患者胃胀，是痞证，吃了凉东西难受是干姜剂，在痞证处方里面，含有干姜的有三个处方：半夏泻心汤、甘草泻心汤、生姜泻心汤。最后的选择是半夏泻心汤。

病脉证治：口苦，大便干，脉有力，少阳阳明合病，大柴胡汤。心下压痛，小陷胸汤。痞证，半夏泻心汤。

最后的处方是大柴胡汤合小陷胸汤、半夏泻心汤。

答案： 初诊处方半夏泻心汤合大柴胡汤、小陷胸汤。姜半夏9g，黄芩9g，干姜9g，人参9g，黄连3g，炙甘草9g，大枣3个，柴胡24g，炒枳实9g，白芍9g，生姜3片，大黄4g，全瓜蒌30g。7剂。

临证问答

问： 腹满病中，大柴胡汤怎么理解？

答： 在腹满病中，大柴胡汤适合心下有压痛又有胀的，心下满痛者。

问： 用旋覆代赭汤行吗？

答： 这个患者用旋覆代赭汤是不行的。

问： 大柴胡汤的腹诊也是有心下压痛的，那怎么和小陷胸汤鉴别呢？

答： 大柴胡汤的腹诊就是按心下部位，按胃这个部位的时候，除了痛，还有胀的感觉。小陷胸汤是只有痛的感觉。

问： 半夏泻心汤加小陷胸汤加大黄可以不？

答： 大柴胡汤里面是含有大黄的，需要合大柴胡汤的，就要合上大柴胡汤，只加个大黄我觉得不行。

> 问：腹部好多都压痛，一合方就很大，是不是也可以先治疗腹部压痛再病脉证治治疗其他？
>
> 答：这个可以。腹部这种情况，如果摁哪儿都痛，就先捡最痛的两个部位治一下。这么多地方压痛，总有一个部位或者两个部位是特别明显压痛的，先治。
>
> 问：三个泻心汤怎么区分？
>
> 答：三个泻心汤。生姜泻心汤治疗有口臭。甘草泻心汤治疗有口腔溃疡、失眠。
>
> 除了口臭，口腔溃疡，失眠，其他的痞证，需要用到干姜剂的时候就用半夏泻心汤。

※ 病案 2

秦某，女，37 岁，郑州人。2021 年 9 月 12 日初诊。

主诉：睡眠差，梦多，感觉似睡非睡，醒后全身累、头痛；手心热；胃不好，时常胃酸胃胀；无明显怕热怕冷；口不苦；不敢吃凉东西；二便正常。

刻诊：舌质红，舌苔薄腻，舌中裂纹；脉无力；腹诊无压痛。

予处方 7 剂。请大家思考，该用什么处方（提示：两个经方合方，答案见下文）？

2021 年 10 月 10 日二诊：服药后睡眠明显好转，偶尔也会有睡眠不好；手心热减轻。患者要求开代茶饮。百合 5g，玫瑰花 5g，代茶饮。

分析：患者睡眠不好，失眠的时候，就会头痛，这是酸枣仁汤的典型症状。特别是脉无力，舌头又有裂纹，更加证明了是酸枣仁汤。临床上，只要患者睡不着觉，失眠，头还特别的痛，就考虑用酸枣仁汤。

　　患者胃酸胃胀，是痞证。不敢吃凉东西，是一个含有干姜剂的痞证。含有干姜剂的痞证处方，一共有三个：半夏泻心汤、甘草泻心汤、生姜泻心汤。痞证，伴有失眠的是甘草泻心汤。患者最后的处方是甘草泻心汤合酸枣仁汤。

　　答案： 初诊处方甘草泻心汤合酸枣仁汤。炙甘草 15g，黄芩 9g，干姜 9g，姜半夏 9g，大枣 3 个，黄连 3g，西洋参 6g，知母 6g，酸枣仁 30g，茯苓 6g，川芎 6g。7 剂。

临证问答

　　问：理中汤合酸枣仁汤可以吗，老师？

　　答：不可以，这是痞证。

　　问：手心热呢？

　　答：手心热说明阴虚，酸枣仁汤就可以补阴。

　　问：没有阴虚湿热吗？

　　答：这个患者诊断为痞证，一定要在痞证里面选一个处方。

　　问：头痛，睡一觉后缓解，可以用酸枣仁汤吗？

　　答：这个问题问得好，我觉得可以用。

　　问：西洋参能用沙参代替吗？

　　答：可以。

※ 病案 3

代某，女，64 岁，郑州人。2022 年 3 月 5 日初诊。

刻诊：头晕，偶尔有站不稳的感觉；心烦；失眠；容易紧张，一紧张全身发凉，手心汗出，手抖；高血压病史；冠心病病史；怕冷，易汗出；无口苦；胃不好，不敢吃凉东西；二便正常；手脚不凉。舌质淡红，苔薄腻，有裂纹；脉有力；腹诊无压痛。

处方：柴胡加龙骨牡蛎汤合四逆散。柴胡 24g，黄芩 9g，桂枝 9g，茯苓 9g，龙骨 30g，牡蛎 30g，大黄 4g，代赭石 30g，姜半夏 9g，西洋参 6g，生姜 3 片，大枣 3 个，炒枳实 9g，白芍 9g，炙甘草 9g。7 剂。

2022 年 3 月 12 日二诊：怕冷好一些，其他症状无明显改善。头晕，心烦；失眠；容易紧张，一紧张全身发凉，手心汗出，手抖；遇事紧张爱哭；眼睛干涩；胃不好；二便正常。舌质淡红，苔薄腻，有裂纹；脉有力。

予处方 7 剂，配合鱼肝油。请大家思考，该用什么处方（提示：两个经方合方，答案见下文）？

2022 年 3 月 19 日三诊：睡眠改善，头晕减轻，没有出现站不稳的感觉，紧张感明显减轻，眼睛干涩减轻，二便正常。舌质淡红苔薄白有裂纹；脉有力。二诊处方 7 剂。

2022 年 3 月 26 日四诊：睡眠好多了，眼睛干涩好多了，紧张感不明显，手不抖了，头晕还有一点，偶有前胸发热的感觉，二便正常。舌质淡红，苔薄白，有裂纹；脉有力。二诊处方 15 剂。

分析：这个病案是很典型的柴胡加龙骨牡蛎汤，但是用了却不见效，主要是因为有痞证，要先治痞证。这个病案再一次证明了有痞证要先治痞证。失眠，痞证，用甘草泻心汤；爱哭，用甘麦大枣汤。把这两个方一合，效果就出来了。

这是一个临床误案，我第一次用药，用错了，就是因为把原则给忘了。

答案：二诊处方甘草泻心汤合甘麦大枣汤。炙甘草15g，姜半夏9g，黄芩9g，黄连3g，西洋参10g，干姜9g，大枣9个，淮小麦100g。7剂，配合鱼肝油。

临证问答

问：这个病案的痞证症状是什么呢？

答：胃不好，就是平时有胃病。

问：手抖，黄芪桂枝五物汤能不能用呢？

答：紧张手抖，甘麦大枣汤的可能性非常大。

问：鱼肝油在这里的作用是什么？

答：鱼肝油是治眼干涩的。眼干、眼涩，大部分都是缺维生素A，吃点鱼肝油就好了。

问：痞证指征能总结一下吗？

答：第一，胃痛的不叫痞证。第二，胃里面懊恼的不叫痞证，其他的胃部症状都可以叫痞证，这样就简单了。

有的患者既有胃痛，又有胃胀，那也是痞证。理中汤并不是治疗痞证的，痞证的处方里面没有理中汤。这个病案最开始的时候没有从痞证治疗，效果不好。

问：胃痛也算痞证？

答：胃痛不是痞证，但是好多胃痛的患者除了胃痛，还有胃的其他症状，这时候就要考虑痞证。

> **问：** 患者怕冷，脉有力，爱汗出，吃凉的不舒服，我想的是三阳病里解表的方子，带干姜的，选的小青龙去麻黄，这个可以吗？小青龙去麻黄合甘麦大枣汤。
>
> **答：** 应该也可以。

※ 病案 4

钱某，女，56 岁，郑州人。2022 年 4 月 17 日初诊。

病史：复发性口腔溃疡 20 多年。口腔溃疡反复发作，每次出口腔溃疡十天半月才能好，隔不了几天又会新出；中西医效果均不好，最近出口腔溃疡 3 天，疼痛明显；长期睡眠不好；脾胃不好；无明显怕热怕冷，口不苦，手脚不凉，不能吃凉东西，二便正常。

刻诊：舌尖红，舌苔腻，脉有力，腹诊无压痛。

予处方 7 剂。请大家思考，该用什么处方（提示：一个经方合两个时方，再加一味中药，答案见下文）？

2022 年 4 月 24 日二诊：服 3 剂药后口腔溃疡好了；睡眠有改善；舌苔转为薄白苔。原方 15 剂。

分析：这是一个复发性口腔溃疡的患者。患者脾胃不好，不能吃凉东西，是痞证里含有干姜剂的，另外失眠，用甘草泻心汤，又有口腔溃疡，更加要用甘草泻心汤。

这个患者，舌头疼痛，特别是舌尖的疼痛，用导赤散。口腔黏膜的疼痛，或者嘴唇疼痛，用泻黄散。最后处方是甘草泻心汤合泻黄散、导赤散加薏苡仁。

这个类型的复发性口腔溃疡在临床最常见。但小儿的口腔溃疡，可千万不要用这个方。小儿的口腔溃疡先用西瓜霜喷剂喷一喷，如果没有好转的话，试试用吴茱萸贴脚心涌泉穴。

答案： 初诊处方甘草泻心汤合泻黄散、导赤散加薏苡仁。炙甘草15g，干姜9g，黄芩9g，黄连3g，姜半夏9g，大枣3个，党参9g，藿香9g，栀子6g，石膏9g，防风6g，生地黄12g，通草6g，竹叶6g，甘草6g，薏苡仁30g。7剂。

临证问答

问： 小儿为什么不能用甘草泻心汤呢？

答： 小儿的病变，实证为主，虚证很少，三阳病占90%，三阴病很少见。小孩口腔溃疡先用西瓜霜喷剂喷一喷，不行的话用吴茱萸贴脚心儿涌泉穴，把热引下来。

大家需要注意，这个方案治疗的是成人复发性口腔溃疡。

问： 葡萄糖酸锌口服溶液或者片，对治疗口腔溃疡有帮助，那吃中药的同时也可以让患者服用吗？

答： 可以，好经验。

问： 腹部胀得厉害是痞证吗？

答： 不是，痞证指的是胃胀，跟腹部没关系，跟肚子大也没关系，就跟胃有关系。痞证专门指的是胃，就是心下。

问： 这个直接用甘草泻心汤不行吗？只是舌尖红，甘草泻心汤里面有黄连。

答： 复发性口腔溃疡，单用甘草泻心汤，一般是治不好的，一定要泻黄散、导赤散合起来。此外，碰到有虚证的，或者虚得比较厉害的，还要再合上六君子汤。

只要舌头痛，一律导赤散。只要嘴唇痛，还有口腔的黏膜痛，一律泻黄散，然后再加减。

病案 5

患者，女，39 岁。

病史：荨麻疹 3 年多了，久治不愈。瘙痒难忍，时起时落。患者到处治疗，始终无法解决问题。经反复询问，患者还有慢性胃炎，平时胃胀，不敢吃凉东西，吃了难受。

刻诊：舌尖红，舌苔腻。实际上这个患者是痞证。诊断为慢性胃肠型荨麻疹。予处方 7 剂。请大家思考，该用什么处方（提示：一个经方，再加两味中药，答案见下文）？

5 剂后荨麻疹明显减轻。继续服用 20 天，随着胃病的痊愈，荨麻疹也消失了。

分析：这个病案就很简单了，痞证，半夏泻心汤加蝉蜕、薏苡仁，就把荨麻疹治好了。

治疗痞证的处方有九个：半夏泻心汤、生姜泻心汤、甘草泻心汤、旋覆代赭石汤、桂枝人参汤、五苓散、十枣汤、大黄黄连泻心汤、附子泻心汤。

碰到痞证的时候，要鉴别应用。慢性胃肠型荨麻疹，泻心汤是很重要的一个系列。临床上这个类型的荨麻疹是会碰到的，慢性荨麻疹，必然有特殊的地方。患者治疗好几年效果不好，就是因为没有病脉证治，没有看到胃炎和荨麻疹的必然联系。

答案：处方半夏泻心汤加蝉蜕、薏苡仁。半夏 9g，黄连 3g，黄芩 9g，干姜 6g，甘草 6g，党参 9g，大枣 3 个，蝉蜕 6g，薏苡仁 20g。7 剂。

临证问答

问：蝉蜕在这里的作用是什么？

答：蝉蜕在这里起解表的作用。

问：泻黄散和清胃散怎么区别使用？

答：清胃散治疗牙龈。泻黄散治疗口腔黏膜和嘴唇。

问：舌头麻辣如何治疗？

答：舌头麻辣，按照舌头痛来治疗，用导赤散。还要看有没有甘草泻心汤证，如果有，再合上甘草泻心汤。

第4章 温 病

一、温病

首先给大家树立一个观念，温病就是阳明病，就是阳明病整体的发挥和补充。以前，温病派看不起经方派，经方派又看不起温病派，两派互相打架、互相争吵，后有人认为应该将两派统一。

关于温病的著作，我看了很多，再加上经方的，时方的，这些年看下来有一两千本，尤其是《温病条辨》，多次阅读，经过思考，最后确定现在不用将其统一，二者本来就是一体的，温病就是阳明病。

温病就是体内的热量多。第一种情况产热多了；第二种情况产热正常，但是热量出不去，导致体内热量多。阳明病的特征是怕热不怕冷，所以温病的特征就是阳明病。温病、阳明病的本质就是怕热，同时会出现口渴，想喝冷水，患者是不会想喝热水的。温病里面也有栀子剂，有石膏剂，也有大黄剂，基本上也是这三套。

但是在临床上，有的温病，或者有的阳明病，会迷惑人。本来应该是怕热的，但是现在患者怕冷了，这个时候就给我们造成了迷惑，导致了误诊。这个时候我就提出：只要是舌尖，或者舌头上有红点，不管在哪里，红点在舌尖上，是上焦；在舌根，是下焦；在舌头中间，是中焦。出现这样的情况，患者就有郁热，实际上就是有温病，有阳明病。

在舌尖上出现红点，热在上焦，一般是栀子剂；舌头的根部，或者舌头的其他部位出现红点了，甚至整个舌头都是红点，一般也是栀子剂，这是赵绍琴提出来的，在任何情况下都可以用升降散来"开门"。

临证问答

问：把温病定义为阳明病就好理解了，可以理解为要么是产热来不及充分释出，要么是循环不通畅，要么是产热太多加上循环不好这三种情况，引起各种身体不适的症状吗？

答：是的。

问：舌尖红点，一律诊断为郁热证，是指在假寒里热的情况下吗？

答：不管在什么情况下，只要舌尖有红点，就是郁热，就是栀子剂。

问：我看到舌尖有红点的患者很多。

答：是的，临床非常多，所以，这些知识点非常重要。

问：怎么区分舌尖有红点，舌尖和舌两边都有红点，全舌有红点和舌根有红点，这些舌象好像都挺常见的。

答：舌尖红点，上焦郁热；舌中间红点，中焦郁热；舌根红点，下焦郁热；舌头都是红点，三焦郁热。

问：升降散有很多应用场景，其实各类症状举例越多，越不会用。有些像四逆散证，有些像承气汤证，究竟什么时候用升降散呢？

答：温病时用升降散，阳明病时用升降散。首先得诊断出来是个温病，大方向没有错才行。升降散临床太常见了，不会用不行。

问：如果温病归入阳明病，但是《伤寒论》的方解决不了温病的问题，怎么办？

> **答：**《伤寒论》的方是可以解决温病的，是可以治疗阳明病的，这点尽管放心。温病派只是补充了阳明病的治疗方法。
>
> **问：** 那用太阳合阳明的伤寒方可以解决温病吗？
> **答：** 当然可以。
>
> **问：** 用先解表后下的思路可以解决温病吗？
> **答：**《伤寒论》有治疗规定，阳明篇里有，多看看心里就清楚了。
>
> **问：** 脉沉有力，舌质红，口渴也可能是白虎汤、大柴胡汤证或其他《伤寒论》中的证。所以，以此为诊断依据我也有点迷惑，总之，就是很迷惑，好不容易把"伤寒"和"金匮"搭出了一个框架，然后又感觉体系很散，要跟伤寒打架的温病。
> **答：** 不用迷惑，你只要记住温病就是阳明病就可以了。
>
> **问：** 脉有力，怕热，口渴，舌上有红点是温病的诊断标准吗？
> **答：** 是的。

关于温病的诊断，第一个诊断标准就是按照阳明病来诊断，所有的阳明病都是温病，所有的温病都是阳明病。

第二个诊断标准就是本节主要给大家讲的这种特殊的情况，患者舌尖有红点，又怕冷，这个时候把患者诊断为太阳病。

温病之所以要发展出来，成为一个独立的派系，就是因为当时有些患者，诉怕冷，但是实际上里面是热的，也就是外面是假寒，里边是真热的一种情况。用麻黄汤或桂枝汤后，诊断错误，导致病情加重。在这样的情况下，才发展出了温病派，但很多温病的书里面都没有写这个东西，所以大家才会觉得很混乱，搞不清楚温病到底是怎么回事儿。

患者怕热，口渴，脉有力，或者大便干，这种典型症状的温病和阳明病容易迅速的做出正确的诊断。如果见到一个患者怕冷，但舌尖有红点的时候，这还是一个阳明病，是温病，栀子剂。

舌尖、舌上有红点儿的都可以用升降散加减，但是要注意这个红点的颜色是非常鲜红的，如果红点都发暗了，那这个时候就不是用升降散了。

杨栗山列了十五个处方，一下子都记住，都学会不现实，只需要记住新加升降散，用新加升降散来进行加减。

大家先入温病这个门儿，知道温病里面的分类及本质，要不然以后在临床上是会受干扰的。这是临床现实的一个病，我们就需要把它解决掉。

赵绍琴的验案，里面好多病用的就是升降散加减的方法，说明温病、阳明病在临床上还是很多见的，只是大家不认识。赵绍琴没有谈诊断的问题，所以就给大家带来了很多的困惑，只有解决诊断问题才能够解决中医的问题，诊断问题不解决，光说治法用药，永远也学不会。

现在小孩子的扁桃体炎，99%都是阳明病，都是温病。如果用麻黄汤或桂枝汤去治疗，越治越重。甚至有的人会用火神派理论去治疗，是要把患者害惨的。

临证问答

问：赵绍琴的辛凉清解法是通过降温后肺和毛孔恢复正常，把汗透泄出去吗？

答：是的。实质上就是栀子法，开门透气。

温病的实质就是阳明病，杨栗山以升降散为底方的加减方，加上升降散一共有十五个处方。

增损大柴胡汤是大柴胡汤类方，所以要求有口苦的症状。在杨栗山的应用经验里，用增损大柴胡汤治疗身体弱的老人、小孩和气血两虚患者的温病。

在这里强调一下温病的界定。

第一，温病实质上就是阳明病，所以脉是有力的，作为三阳病里面的阳病，脉一定是有力的。第二，温病是口渴的，而且口渴是喜欢喝冷水的。第三，温病的舌质是红的，而且是一种非常鲜艳的红，要和其他舌质红鉴别开。舌质红里面还有一种红叫作黑红，见到这种舌质就不能诊断为温病。黑红就是冻疮的那种颜色，冻疮也是红色的，但是冻疮那样的红色是寒不是热，如果舌质出现冻疮的那种暗红颜色是不能诊断为温病的。

不典型温病：第一，舌尖红点，怕冷。第二，脉大有力，背怕冷，白虎汤。第三，脉滑大有力，手脚凉，白虎汤。

二、温病处方解析

（一）升降散和新加升降散

我来给大家讲一下温病第一方——升降散和新加升降散。

1. 升降散

关于升降散的创造者说法众多，其中名气最大的是杨栗山，新加升降散的创造者是李士懋老先生。在温病的治疗处方里，最重要的就是升降散，尽管温病的名方、时方、其他处方也很多，但是最出名的就是升降散，所以必须得会，必须得学习。

温病的处方里面重要的东西太多了。本节重点介绍升降散，想学习就看杨栗山的《伤寒瘟疫条辨》，或者赵绍琴、李士懋的书。如果时间不够用，工作比较忙，事情比较多，可以看赵绍琴的《验案精选》，还有李士懋的《相濡医集》。

升降散的组成：白僵蚕 6g，姜黄 9g，蝉蜕 3g，生大黄 12g。

白僵蚕要用酒炒，此外必须强调一下僵蚕的质量必须得好，质量差的是会出事的。因为僵蚕出现副作用的概率高，而且副作用的症状比较可怕，所以僵蚕的质量必须过关，质量过关就不会有问题。另外，僵蚕用作散剂时容易出现副作用，但在中药里煮的时候，很少碰见，几乎没有，所以建议大家入煎剂。

蝉蜕 3g。蝉蜕要去土 3g，因为蝉蜕有的时候有泥，有泥就很重，量就不够了，所以需要把蝉蜕洗一下，没有泥的就直接用。这叫净蝉蜕，有的处方里写的净蝉蜕，就是没有泥的蝉蜕。有的人说蝉蜕要去头去足，这个没有必要，可以不用去。

姜黄 9g。以前我用的是片姜黄，后来经过多方考证，改用姜黄。片姜黄和姜黄是两味药，尽管都叫姜黄。以前用片姜黄效果不错，现在改成用姜黄，并且这段时间一直用姜黄在验证，最后结论是效果都不错。

生大黄 12g。这里的生大黄一定要用川大黄，在杨栗山的著作里面写的就是川大黄，生的。如果不用川大黄，用其他大黄的话，患者吃了以后会腹痛，副作用比较多，而川大黄用起来副作用小，几乎没有，患者很舒服。且别的地方的大黄起不到川大黄的作用。

现在医患关系紧张，患者有点腹痛，就很容易给我们带来不必要的麻烦，所以详细介绍了一下僵蚕和大黄的用药要求。

上面几味药粉碎后过筛，病情轻的分成 4 次喝，病情重的分成 2 次喝，喝的时候加黄酒两盅，蜂蜜一两，不用水。我认为这里不需要用水，加了两盅的黄酒，还有一两的蜂蜜，搅匀以后冷服。

上面介绍了升降散的组成和服用方法。现在为了保证患者的安全，同时也保护医生的安全，不用散剂了，改用煎剂。

在杨栗山的著作里，升降散治疗的是"表里三焦大热，其证不可名状者，此方主之"。这里有一个知识点需要强调一下，"其证不可名状者"，临床上有的患者说不清楚症状，自己都搞不清哪里不舒服，碰到这样的患者要高度怀疑升降散。患者可能会说："我说不清楚，我都不知道该怎么形容。"这是很多看书的人，还有临床的人，最容易忽视的一个知识点。

杨栗山在书中详细列出了表里三焦大热导致的二十一种症状，他列举的这些情况，都有可能是表里三焦大热导致的，或者最常见的，或者他碰到过的症状。

下面简单进行分类解释。

情况一：头痛眩晕，胸膈胀闷，心腹疼痛，呕哕吐食者。前面两个就不用解释了，头痛、头蒙、胸闷、胸胀；心腹疼痛，就是胃痛、腹痛；呕哕吐食，就是呕吐、呃逆。

情况二：内热作渴，上吐下泻，身不发热者。患者觉得心里边热得受不了，口渴，上边吐下边拉肚子，体温不高。

情况三：憎寒壮热，一身骨节酸痛，饮水无度者。这种情况的患者，憎寒壮热、一身骨节酸痛，很容易误诊为伤寒病里面的麻黄、桂枝剂，提醒大家以后碰到这些情况要准确诊断，诊断错了，治疗就会出问题。

情况四：四肢厥冷，身凉如冰，而气喷如火，烦躁不宁者。这种情况更容易误诊用附子剂，四肢厥冷，身凉如冰，但是气喷如火，烦躁不宁，患者鼻子里面出来的气烧人、烫人，就叫气喷如火，临床上会碰到这样的患者，诉鼻子里出的这个气烧得慌、烫的慌，要牢牢记住这个特点。

情况五：身热如火，烦渴引饮，头面浮肿，其大如斗者。这就是大头瘟。这个不容易误诊，诊断为热证，然后清热解毒。注意清热解毒要正确处方。

情况六：咽喉肿痛，痰涎涌盛，滴水不能咽者。这种情况最常见于扁桃体炎，也不易误诊，但是易误治。

情况七：遍身红肿发块如瘤者。

情况八：斑疹杂出，有似丹毒风疮者。

情况九：胸高胁起胀痛，呕如血汁者。吐的东西就像血水一样。

情况十：血从口鼻出或目出，或牙缝出、毛孔出者。

情况十一：血从大便出甚如烂瓜肉，屋漏水者。就是出的血量比较多。

情况十二：小便涩淋如血滴点作痛不可忍者。

情况十三：小便不通，大便火泻无度，腹痛肠鸣如雷者。"大便火泻"就是大便以后肛门灼热疼痛，大便排泄物比较臭。

情况十四：便清泄白，足重难移者。就是小便清，大便是白黏条状，身体沉重，活动不方便。

情况十五：肉瞤筋惕者。肌肉跳动，开始抽搐了。

情况十六：舌卷囊缩，或舌出寸许，绞扰不住，音声不出者。就是舌头卷起来，或者是舌头伸到外面，回不去了，没法儿说话。舌头卷的我见过，舌头出来回不去的我还没见过，可能这种重症的患者都到急诊或住到 ICU 里面去了。

情况十七：谵语狂乱，不省人事，如醉如痴者。患者胡说八道，谁也管不住。我记得以前在医院抢救有机磷中毒患者的时候，那些患者用了阿托品以后，就开始脸红、胡说八道，不认识人。有的患者在院子里面跑来跑去，两三个人都按不住他，还有的患者爬到树上去。谵语狂乱就是胡说八道，并且力气非常大，几个人都控制不住。

情况十八：头痛如破，腰痛如折，满面红肿，目不能开者。就是痛得非常严重。

情况十九：热盛神昏，形如醉人，哭笑无常，目不能开者。挤着眼，一会儿哭一会儿笑，就像喝醉了酒一样。

情况二十：手舞足蹈，见神见鬼，似疯癫狂祟者。患者肢体开始动作起来了，说是见到神了，又说是见到鬼了，像疯了，又像傻了。

情况二十一：误服发汗之药变为亡阳之证而发狂叫跳，或昏不识人者。就是诊断错误，患者本来是阳明病，误诊为太阳病，用了发汗的药，这就误诊加误治，病情发生了变化，出现了昏迷、乱叫的情况。

最后杨栗山进行了总结：外证不同，受邪不一，凡未曾服过他药者，无论十日、半个月、一个月，但服此散，无不辄效也。意思是说上面这些情况，形形色色，各种各样，只要没有用过其他的药，不管是得病 10 天、半个月还是 1 个月，只要吃升降散，马上见效。我觉得这样的患者 10 天或半个月没吃过药，不现实，肯定是用过药的。但是即使用过药后无效，再服用升降散的效果也很好。

升降散需要根据临床的具体情况进行加减，下面大致讲一下升降散的加减方法。

情况一：如果患者合并有湿热，加茵陈、滑石、佩兰、石菖蒲等。

情况二：如果患者合并有肺部的症状，比如咳嗽、喘，加栀子、连翘、薄荷、淡豆豉。

情况三：如果患者有心情不舒、生气等因素，加玫瑰花、代代花、川楝子。

情况四：如果患者合并有瘀血，加赤芍、牡丹皮、桃仁、红花、紫草。

情况五：如果患者合并有痰浊，加全瓜蒌、黛蛤散、竹沥等化痰药。

情况六：如果患者合并有食积，加焦三仙（焦麦芽、焦山楂、焦神曲）、鸡内金、炒槟榔等。

情况七：如果患者合并有大便干，加芒硝、枳实。

情况八：如果患者郁热非常严重，加石膏、知母。

情况九：如果患者津液损伤，加芦根、天花粉、石斛等。

情况十：如果患者合并有气虚，加西洋参、生黄芪、山药等。

升降散作为温病治疗的第一方，应用非常广泛，很多处方都是由它加减而来，临床上也证明了这一点，治疗的效果非常好。

杨栗山治疗温病的处方，升降散是第一个处方，增损大柴胡汤是第二个处方。

再强调一下升降散的组成是僵蚕、蝉蜕、姜黄、大黄。杨栗山是把它们配成散剂直接服用，我认为杨栗山在用其他十四个处方的时候，也应该会要求部分患者同时配合升降散一起服用。

有了升降散和其加减的十四个处方，我们治疗温病心里就有数了，就不用害怕了。温病出名的处方不超过一百个，这就是阳明病的发挥，将来完全可以用病脉证治的方法，把经方和温病直接结合到一起。

2. 新加升降散

新加升降散是李士懋老师发明的，我在这里再次强调一下，升降散是杨栗山推广的，新加升降散是李士懋老师发明的，就是在升降散的基础上又加了其他药。

新加升降散组成：僵蚕 8g，蝉蜕 4g，姜黄 6g，大黄 3g，栀子 10g，连翘 12g，薄荷 5g，淡豆豉 10g。薄荷后放，煮 2 分钟。

新加升降散里面加了栀子和淡豆豉，就是合用了经方里面的栀子淡豆豉汤。

所以我说温病的治疗就是阳明病，不用复杂化。卫气营血辨证，三焦辨证等辨证方法大家可以学习，但是如果觉得在温病里搞不清楚，可以先放弃，先不学，只记要点：温病就是阳明病，温病的基本处方升降散。

临床实践证明了李士懋的新加升降散效果更好，因为合上了栀子淡豆豉汤。另外在这个处方里面，剂量最大的是连翘这味药。之所以用连翘，李士懋老师说：这是受张锡纯的启发，张锡纯认为连翘生服宣散流通气血，治十二经血凝气聚，治疗外感风热，用到 30g 的时候一定能够汗出，并且汗出的力量非常的柔和绵长。这就是说连翘这味药是可以用来发表温病的，可以让温病的患者汗出，并且是正常的汗出。

新加升降散在临床上的应用：第一个应用就是治疗急性扁桃体炎。急性扁桃体炎是小儿科里非常常见的一个病种。治疗小儿急性扁桃体炎，新加升降散的效果非常显著。我不仅经常用，还推荐给很多学生、临床医生，或者是一些中医爱好者。总的来说，全国各地基本都可以应用，只要小孩子诊断为急性扁桃体炎，就可以用新加升降散。

此方里面的大黄不需要非得用上 5g，因为是小孩子，所以用 1g 行，2g 也行，这里的大黄是一起煮的。至于加不加蜂蜜和黄酒，看病的严重程度。小病是不加的，所以急性扁桃体炎是不需要加的；治大病的时候需要加，比如治疗癌症，这个时候蜂蜜和黄酒是必须要加的。

我也用新加升降散治过癌症，当然本书重点讨论的不是癌症的治疗问题，本书重点讨论的是，新加升降散的适应证是急性扁桃体炎，吃了以后一般是一两天就好了。急性扁桃体炎的本质就是阳明病。以前我研究过 1 年现代医学，那时候我喜欢用果导片加输液，果导片相当于大黄，就是通便的。所以新加升降散里面大黄是必不可少的，另外是同煮的，再反复强调一下大黄是同煮的，只有薄荷是后下的，是为了解决发热的问题。

新加升降散治疗急性扁桃体炎，小儿科医生需要牢牢记住这个方子，可以把大黄的量减少，减成 2g，或者 1g，具体药量根据小孩子的体重、体格，和患者大便干的程度酌情减量，不需要用抗生素或其他。

临床上几乎碰不到小孩子是三阴病的急性扁桃体炎，如果小孩子发热到 40℃时，嗓子扁桃体都化脓发炎了，就不可能是三阴病。只有一种情况能碰到，那就是在医院里边住了 1 个月，输液治疗了 1 个月，那才有可能碰到三阴病的扁桃体炎。

新加升降散的第二个应用，李士懋老师用新加升降散来解决一些麻疹的肺炎。以前传染病没有控制住的时候，麻疹的肺炎可以说遍布全国，每年都多的不得了，而现在几乎看不到了，这是现代医学的重大功劳。疫苗的出现使很多人免于麻疹病毒的伤害。

另外在李士懋老师的医案里面，有很多病毒性感染引起的热病，特别是一些腺病毒。关于病毒和细菌，细菌是现代医学的长处，但病毒的感染是现代医学的短处，只要诊断为病毒感染了，现代医学就输利巴韦林之类，还发明了一种药，干扰素。前几年干扰素超级流行，什么肝炎的患者都去打干扰素，但实践中发现效果难以让人满意。

中医对病毒感染的治疗，是有长处的，属于中医学的一个优势病种。李士懋老师治疗腮腺炎用了新加升降散，治疗腺病毒肺炎用了新加升降散，治疗急性多发性神经根炎也用了新加升降散。我看了很多李士懋老师的书籍，在一些病毒性感染的时候用新加升降散，效果非常好。

强调一下，对病毒感染来说，病毒也有分类，有冷病毒，有热病毒。热病毒就是新加升降散，冷病毒就是麻黄、桂枝这一类的药，即太阳病的一些处方。

这样转来转去就会发现，经方是治疗病毒非常好的武器，可以解决很多病毒的感染、病毒的疾病。因此，我们不但要学好温病，还要学好经方。

（二）增损大柴胡汤

增损大柴胡汤组成：柴胡四钱，薄荷两钱，陈皮一钱，黄芩两钱，黄连一钱，黄柏一钱，栀子一钱，白芍一钱，枳实一钱，大黄二钱，蝉蜕十个，广姜黄七分，酒炒白僵蚕三钱。

如果呕吐加生姜两钱，水煎去渣，入黄酒一两，蜂蜜五钱，搅匀后冷服。

要求一：冷服。

杨栗山的这些处方几乎都要加上黄酒、蜂蜜，还有一个很特殊的要求需冷服。冷服就是药熬好之后要去渣，去渣之后要放凉，然后再喝。《伤寒论》的好多方子要求的都是温服，而杨栗山的处方要求的是冷服。

要求二：加蜂蜜。

蜂蜜当然越真越好。真蜂蜜效果确实是好的。以前有一个内黄的肝癌患者，当时我给他开的处方要求加蜂蜜一块煮，碰巧患者的一个亲戚就是养蜜蜂的，后来他的疗效非常好，肝癌彻底治愈了，复查的时候肝脏的肿块完全消失了。我觉得这个患者肝癌的彻底治愈真蜂蜜起到了至关重要的作用。

要求三：加黄酒。

黄酒也得用好黄酒，不能用质量差的、两三元一瓶的，那是绝对不行的，一般都是要求用一二十元一斤的女儿红、绍兴黄酒这一类的。另外，处方里会写"冷黄酒"。

关于黄酒的问题，我研究了很久，现在我的应用方法是，煮药的时候就把蜂蜜和黄酒加到药里面，再加上水一块儿煮，不要盖盖子，熬好以后放冷服用，这样可以保证把黄酒里的酒精成分挥发掉。

杨栗山的冷黄酒可能是药水熬好之后，加入黄酒、蜂蜜，然后搅一搅，搅匀了服用；也可能是黄酒煮了以后放凉，变成冷黄酒，目的也是把酒精挥发掉。我们很难推测当时杨栗山是怎么用冷黄酒的，但我要求患者把黄酒煮一下，不然服用后就会上火。

这是关于冷服、蜂蜜和黄酒的问题。

（三）增损双解散

增损双解散组成：白僵蚕酒炒三钱，蝉蜕十二个，广姜黄七分，防风一钱，薄荷一钱，白芍一钱，荆芥穗一钱，连翘一钱，当归一钱，黄连一钱，栀子一钱，黄芩二钱，桔梗二钱，石膏六钱，滑石三钱，甘草一钱，大黄（酒浸）二钱，芒硝二钱。

水煎去渣，冲芒硝，然后加蜂蜜三勺，黄酒半酒杯，和匀，冷服。切记都是要加蜂蜜和黄酒，并且冷服。

如果温病患者的脉是洪大滑数时就用增损双解散。增损双解散的应用和治疗范围非常广泛，它本来可以成为一个非常出名的处方，但由于没有人找出它的主治，很多人不知道该怎么用，特别是不知道该加蜂蜜和黄酒，另外也不知道增损双解散解决的是脉洪大滑数的温病，所以导致大家现在几乎都不用增损双解散。实际上增损双解散的治疗范围非常广泛，效果也非常好。它本该和五积散、防风通圣散这些处方齐名，只可惜没人用，没人宣传。

（四）加味凉膈散

加味凉膈散组成：白僵蚕二钱，全蝉蜕十二枚，广姜黄七分，黄连二钱，黄芩二钱，栀子二钱，连翘三钱，薄荷三钱，大黄三钱，芒硝三钱，甘草一钱，竹叶三十片。水煎去渣，冲芒硝，入蜜酒冷服。

"全蝉蜕"，是指蝉蜕不用去头、去脚；这里还多了一味芒硝，当然常规也要加蜂蜜和黄酒。

加味凉膈散主治的是心烦如焚，即心里烦的就像火烧一样。口舌生疮，涕唾稠黏，就是吐的都是黏痰。

在这里我进行了深度的思考和研究，我在看《赵绍琴验案精选》的时候，用方效果好得不得了，且大多都是疑难病、大病、重病。我们现在很多人都解决不了的病，到赵老先生手里，就简简单单轻轻松松地治好了，还好得特别快。

现在研究赵绍琴的医生很多，但是都达不到他的效果，究其原因，我想很有可能就是我们现在用赵绍琴老先生方子的时候没有加蜂蜜、黄酒，把这两个重要的药给忘了，差这两样东西没有加，所以就达不到那个疗效。有人说赵绍琴的书上并没有写蜂蜜和黄酒啊，我想这在当时可能是常规知识，就像升降散必须加蜂蜜、黄酒一样，所以没记在书上。

如果你非常喜欢看书，建议你看《赵绍琴验案精选》，赵绍琴的书很多，而这本书是必看书。

（五）增损三黄石膏汤

增损三黄石膏汤治疗的温病特征：五心烦热，两目如火，身如涂朱，即全身都是通红的。

增损三黄石膏汤组成：石膏八钱，白僵蚕（酒炒）三钱，蝉蜕十个，薄荷二钱，豆豉三钱，知母二钱，黄芩二钱，栀子二钱，黄连（盐水微炒）二钱，黄柏（盐水微炒）二钱。

另外还有一个加减，腹胀痛或者燥结加大黄。在温病里面，如果患者出现了腹痛，或者大便干燥，就加大黄，有需要的话甚至可以加芒硝。

（六）神解散

神解散组成：白僵蚕（酒炒）一钱，蝉蜕五个，金银花二钱，神曲三钱，生地黄二钱，木通一钱，车前子一钱，黄芩一钱，黄连一钱，黄柏一钱，桔梗一钱。

水煎去渣，入冷黄酒半小杯，蜜半勺，和匀，冷服。

神解散治疗温病的特征：偏身酸痛，就是一半的身体是酸和痛的，另一半无感觉。见了这样特点的温病患者就用神解散。

这个处方里涉及木通，一定要按规定用正规的木通，或者干脆别用，或者用通草来代替。

（七）清化汤

清化汤组成：白僵蚕三钱，蝉蜕十个，金银花两钱，泽兰叶两钱，广皮八分，黄芩二钱，黄连一钱，炒栀子一钱，连翘一钱，玄参一钱，桔梗一钱，炒栀子一钱，白附子（炮）五分，甘草五分，龙胆草一钱。

这里的广皮指的是陈皮，白附子要用炮制过的，不要用生的，大便干，要加酒大黄四钱；嗓子痛，加盐炒牛蒡子一钱；头面不肿，去白附子。

清化汤治疗温病的特点：头面浮肿，目不能开，这是一个很重要的知识点，就是眼睛睁不开，头肿，脸也肿，这个症状从望诊的角度一眼就能看到。神解散的患者是偏身的酸痛，需要患者主动告知，通过问诊的方法诊断出来。而清化汤的患者头肿，脸也肿，睁不开眼了，是可以直接观察到的，如果又诊断为温病，直接用清化汤就行了。

这个处方的特殊之处就是用了白附子，并且专门强调了头面不肿去白附子。

（八）大清凉散

大清凉散组成：白僵蚕三钱，蝉蜕十二个，全虫三个，当归二钱，生地黄二钱，金银花二钱，泽兰二钱，泽泻一钱，木通一钱，车前子一钱，黄连一钱，黄芩一钱，栀子一钱，五味子一钱，麦冬一钱，知母一钱，牡丹皮一钱，龙胆草一钱，生甘草五分。水煎去渣，入蜂蜜、黄酒、童便，冷服。

这些药的量都不大，基本都是 3g、6g，只有白僵蚕用了 9g，但也不像平时一用就是 10g、20g，甚至 30g。虽然说药味比较多，但是量并不大。

大清凉散治疗的特征：口鼻出血。温病里面的口鼻出血用大清凉散。

这个处方有一个特殊之处，除了要加蜂蜜、冷黄酒，还要加童便半小杯。现在不到万不得已也不会要求患者去加童便，确实是不容易使用。这种情况就可以用在药里面少加一点盐的方法来代替。

（九）小清凉饮

小清凉饮组成：白僵蚕三钱，蝉蜕十个，金银花二钱，泽兰二钱，当归二钱，生地黄二钱，石膏三钱，黄连三钱，黄芩三钱，栀子三钱，牡丹皮三钱，紫草三钱。水煎去渣，入蜂蜜、黄酒、童便，冷服。童便用点盐来代替。

小清凉饮治疗的温病的主要特征：唇、口、颊、腮肿胀，有点像腮腺炎，一个温病的腮腺炎患者就可以用小清凉饮，小清凉饮治疗的就是唇、口、颊、腮的肿胀。现在学习温病的处方，都是采用这个方法分类。

（十）加味六一顺气汤

加味六一顺气汤治疗温病的主要特征：厥逆、脉沉。厥逆就是全身冰冷。这样的患者大便有两种情况，第一种是大便干燥，腹痛，肚子硬；第二种是热结旁流，绕脐疼痛。

见到"热结旁流"这四个字，就可以考虑大承气汤了。热结旁流就是患者肛门一直往外流又青、又黑、又臭的水，特别臭，没有大便，都是稀水，脉有力，需要用大承气汤。而对于温病患者有热结旁流症状的就要用加味六一顺气汤。

加味六一顺气汤组成：白僵蚕三钱，蝉蜕十个，大黄四钱，芒硝两钱五分，柴胡二钱，黄连二钱，黄芩二钱，白芍二钱，生甘草二钱，枳实二钱，厚朴一钱五分，水煎去渣，入芒硝、蜂蜜、黄酒，搅匀，冷服。

加味六一顺气汤治疗温病的特征：浑身冰冷，脉沉有力，热结旁流，或者大便干燥，每个温病处方解决一个类型的温病。

（十一）大复苏饮、小复苏饮

这两个处方我至今也没有很好的办法把它们区分鉴别开来，所以放在一起了。大复苏饮和小复苏饮治疗的都是出现了昏迷的温病患者。一个温病的患者已经昏迷了，就在大复苏饮和小复苏饮中间进行选择，其他的处方不予考虑，当然这是对杨栗山的处方来说，就在这两个里面。考虑到现在昏迷的患者直接找中医治的也不是太多，所以我们脑子里有这个概念就行了。它们的处方组成我就不再介绍了，主要是很难用得到，估计患者都在ICU呢。

（十二）增损普济消毒饮

增损普济消毒饮组成：玄参三钱，黄连二钱，黄芩三钱，全蝉蜕十二个，白僵蚕三钱，大黄三钱，连翘二钱，栀子二钱，牛蒡子（炒）一钱，青黛二钱，桔梗二钱，陈皮一钱，生甘草一钱。水煎去渣，入蜜酒、童便，冷服。

增损普济消毒饮治疗的是大头瘟，头大如斗，患者睁眼就能看出来。学习中医，第一步是学习诊断，第二步是学习处方的鉴别，也就是学习每一个处方的特点和互相之间的鉴别点。如果见到了一个大头瘟的患者，那就直接用增损普济消毒饮，不用考虑增损普济消毒饮里面都是哪些药，用这个处方就可以了，这是学习中医最好的方法。不要一个药一个药的鉴别，学来学去没有用，我们先把处方与处方间的鉴别学会。

（十三）解毒承气汤

解毒承气汤是治疗疙瘩瘟的。疙瘩瘟是一种传染病，并且是一种烈性传染病，传染极快，死亡率极高，上午得病，下午就死。现在暂时不用学这个，了解疙瘩瘟用解毒承气汤治疗就行了。

（十四）芳香饮

温病多头痛身痛，心痛胁痛，呕吐黄痰，口流浊水，涎如红汁，腹如圆箕，手足搐搦，身发斑疹，头肿舌烂，咽喉痹塞等证，此虽怪怪奇奇，不可名状，皆因肺胃火毒不宣，郁而成之耳。治法急宜大清大泻之。但有气血损伤之人，遽用大寒大苦之剂，恐火转闭塞而不达，是害之也，此方主之。其名芳香者，以古人元旦汲清泉以饮芳香之药，重涤秽也。

这个处方非常有用。"温病多头痛、牙痛、心痛、胁痛"，就是得了温病以后疼痛非常严重，疼痛的部位比较多；"呕吐黄痰"，就是吐黄痰；"口流浊水"，嘴里流一些黏液；"涎如红汁"，流红血水；"腹如圆箕"，肚子鼓鼓的；"手足搐搦"，手和脚都开始颤抖。

"身发斑疹"在温病里面还是很多的，特别是血液病，很多白血病、再生障碍性贫血、血小板减少的患者高热的时候，就会身发斑疹，有的患者不高热的时候身上也会有斑疹。当把一个患者诊断为温病，他身上又有斑疹的症状，就要用芳香饮。

临床上经常用到芳香饮这个处方，因为在温病患者里面身发斑疹是非常常见的。

"头肿舌烂"，舌烂就是口腔溃疡，舌头溃烂了；"咽喉痹塞"，嗓子肿，嗓子痛等症状；"此虽怪怪奇奇，不可名状"，这些症状非常奇怪；"皆因肺胃火毒不宣，郁而成之耳"，都是因为肺和胃里面有火、有毒出不去导致的；"治法急宜大清大泻之。但有气血损伤之人，遽用大寒大苦之剂，恐火转闭塞而不达，是害之也。"气血不足的人得了上面这些病以后，如果用大寒、大苦的药，就把火封闭住了，出不去了，反而给患者带来伤害。这时就要用芳香饮，"此方主之"。"其名芳香者"，是因为"以古人元旦汲清泉以饮芳香之药，重涤秽也"，古代的人，在元旦的时候会煮泉水来喝芳香的药，目的是祛除秽气，所以处方命名为芳香饮。这是杨栗山解释芳香饮这个处方名字的来历。

芳香饮组成：玄参一两，白茯苓五钱，石膏五钱，全蝉蜕十二个，白僵蚕（酒炒）三钱，荆芥三钱，天花粉三钱，神曲（炒）三钱，苦参三钱，黄芩二钱，陈皮一钱，生甘草一钱。水煎去渣，入蜂蜜、黄酒，冷服。玄参用了一两，量比较大，现在很少见到这样的处方了。

三、赵绍琴诊治温病技巧

怎么样能够达到赵绍琴老师的水平，为什么在别人眼里不是温病的患者到他那儿一看就诊断为温病了呢？这就是诊断技巧的问题。

给大家讲一下我的推测，推测是否正确到临床验证就知道了。

第一，赵绍琴老师并不是说来一百个患者都是温病，都用升降散，不是这样的，他是有的用，有的不用。他的诊断技巧就是只要看到患者舌质是红的，或者看到患者舌头上面有红点，他就把患者诊断为温病，就用升降散去处理。

但是翻遍全书，会发现赵绍琴老师并没有明确的教给我们这个诊断的技巧和方法，这就导致我们在诊断上出现了偏差，应该用的，我们没有用，没有按照温病去处理，没有用升降散，不该用的反而用了，那肯定不行。红点不管出现在哪里，只

经方讲习录（二）

要在舌头上，都是温病，都用升降散去治疗，另外，肯定还是要进行加减的，因为患者还有其他的合病。在赵绍琴老师的验案里面有各种各样的加减方法，此处不再叙述。

第二，赵绍琴老师看到患者舌质是红的时候，特别舌质是鲜红的时候，就按温病治疗，而且他按温病治疗的时候，也是用升降散的这套思路去治疗的。

第三，有一个很特殊的情况，有的患者舌苔把舌质给盖住了，看不清，赵绍琴老师的诊断诀窍是看舌的背面，让患者把舌头卷过来，看舌的背面，从这个角度来看患者是不是温病，是不是舌质红。

现在很多医生看到各种各样的肾炎就认为是肾虚，这是想象出来的，不能说患者肾炎就是肾虚，在赵绍琴老师眼里，他是看到了舌尖上的、舌头上的红点，看到了患者舌质的发红，才用温病的理论去治疗肾病。这才取得了非常好的疗效，这就是诊断的重要性。

患者是一个温病患者，是阳明病，诊断成虚证是不可能治好的。阳明病都是热证，要用寒凉的药物来进行治疗。典型的温病一眼就看出来了，扁桃体炎的患者就是典型的温病，好多肾病的患者与扁桃体炎也有关系，他们都是温病，都是阳明病。这是典型的。而不典型的就是看到舌尖上的红点儿了，看到患者的舌头发红了，这时把患者诊断为温病，就很少误诊了。

温病的诊断要点，第一种典型的，怕热，脉有力，大便干，就是阳明病的诊断；第二种不典型的，看舌头，舌质红，舌尖有红点，舌头有红点，脉有力。

先把这些基本的东西搞清楚，这些是最简单的，复杂的情况先不讲，先入门，一下子什么都学会是不可能的，得一点点学，才能够学会知识。

关于舌质的颜色，舌质是鲜红的，才能把患者确定为温病；舌质是淡红的时候，不能把患者定为温病；舌质是暗红的时候也不能定为温病。舌质淡红容易理解，这就是寒证，但舌质暗红不能定为热证，或者不能够百分百确定为热证。举例说明，冻疮患者的舌质就是暗红的，只要红色里面加了黑色，加了青色了，那就不是热证，而是寒证了。

本节一直在强调舌质鲜红，没有强调红点鲜红。可以简单理解为，只要见了患者舌尖有红点，舌头上有红点了，不管红点儿的颜色，都可以把患者诊断为温病。现在就先这样认识，以后再进行补充，再进行修改，大家就学会了。

可以这样说，以前你在治病的时候，患者伸出舌头来，你就算看到了红点，也没有考虑过患者是有温病的，是有热证的，这就是误诊了。这也是为什么在赵绍琴老师眼里那么多的温病，到我们这儿就没有了的原因。我们现在要做的就是准确诊断。

之所以反反复复、啰里啰唆地讲这个问题，是因为不讲不行，不管是伤寒派还是温病派，诊断必须得正确。只有明白，温病的实质，温病的本质，是阳明病，这样我们才能把经方和时方合起来。

临证问答

问： 如果患者脉有力，只是舌头一般红，口渴想喝凉水，算温病吗？

答： 算。

问： 如果舌上红点是暗红的也是温病吗？

答： 是。

患者舌头上出现了红点，是暗红的，我们把患者诊断为温病。需要注意的是，这样的情况下，患者往往不是单纯的温病。这样的患者不像扁桃体炎舌尖儿上面都是红点，那就是个纯粹的阳明病，纯粹的温病，直接治就好了。这个时候患者往往还夹杂有其他的情况，但是肯定是有温病的。可以理解为，患者舌上红点是暗红的情况，肯定是有温病的，但是是复杂一点的，不是单纯地靠一个温病的处方就可以治好的，需要加减或者合方的。

前文是关于赵绍琴老师温病诊断标准的问题。下面分析一下为什么赵绍琴老师的效果好，而我们的效果不好。关于其中疏忽的点，我认为就是没有加蜂蜜和黄酒。在赵绍琴老师的临床验案里面虽然没有写黄酒和蜂蜜，但实际上，我认为他是用了的，不用效果不会这么好，赵绍琴老师的每个患者应该都是用了黄酒和蜂蜜的，他之所以没有写，是因为那只是一个药引子。

我们先来看杨栗山的升降散。蜂蜜甘平无毒，没有毒，味道是甘平，当然是甜的，这个我们都知道。它的性质是凉的，大凉，这是杨栗山写的，"主治丹毒斑疹，腹内留热，呕吐便秘，欲其清热润燥，而自散温毒也，故为导"。在杨栗山的书里，他还写蜂蜜"味甘性平，入脾肺经，益气补中，润燥解毒，除心烦，通便秘，止泻利，悦颜色，润脏腑和百药，却重病"。

用蜂蜜好理解，不仅润燥，还是一个黏液，可以补液体，温病都缺水，缺黏液。另外蜂蜜是凉的，可以解毒，还可以补身体。

关键是黄酒，杨栗山认为米酒性大热，味辛苦而甘，令饮冷酒，欲其行迟，传化以渐，上行头面，下达足膝，外周毛孔，内通脏腑经络，驱逐邪气，无处不到。如物在高巅，必奋飞冲举以取之，物在远方及深奥之处，更必迅奔探索以取之，且喜其和血养气，伐邪避恶，仍是华佗旧法，亦屠苏之意也，故为引。

总之一句话，黄酒全身上下内外都能到，而且到得非常快。

在《伤寒瘟疫条辨》中，杨栗山写到，米酒味甘辛苦，大冰凝海，惟酒不动，阳中之阳，过则伤人，少则养气和血，大有补益，入口下咽，上至天，下至泉，内脏腑，外皮毛，无处不到。引诸凉药至热所，驱逐邪气外散，尤为温病圣药，《易》曰"火就燥"是也。

此处黄酒起向导的作用，就像我们抓住了敌人，让他给我们带路，虽然这个敌人跟我们的性质是相反的，但是必须得给我们带路，把我们带到他们的大本营，带到他们的各个的地方，起向导作用。杨栗山最后总结，米酒是温病的圣药，所以赵绍琴肯定会用的。米酒就是黄酒。

赵绍琴肯定会用的，只是书里面没有写，大家都不知道，也没有人研究，或许有人研究了也没有说，临床用药时不加蜂蜜，不加黄酒，效果就差远了。

所以，疗效差的原因，一个是诊断上面出了问题，另一个是用药时少了关键的两个东西。除此之外，我们看赵绍琴老师的用量并不大，这就涉及用量的问题。

把关键的问题谈一下。第一，诊断。我们要知道患者是温病，如果都不知道患者是温病，不知道患者是阳明病，那肯定一治就治错了。

第二，熬药的时候必须加蜂蜜和黄酒。

第三，药量不用太大。

把这些东西学会了，然后再去看赵绍琴老师的医案，就能看懂了，我们就能够向他老人家学习了，即使得不了 100 分，也能得 90 分。

学习处方的时候，一定要把处方的创作者，原作者找到，看他当时是怎么写的，怎么用的。比如学习升降散，就一定要找到杨栗山，找到李士懋不行，找到赵绍琴也不行，就必须得找到杨栗山，看他的解释。他的书里解释了蜂蜜，解释了黄酒，那就一定要学习他的。学习补阳还五汤，就必须得找到《医林改错》，要找到原著，在那里面反反复复的去读、去体会，才能够学会补阳还五汤。学习处方就一定要追根溯源。

现在温病有很多好处方，但大家都不认识。上文讲了十五个处方，对初学者来说，直接先学新加升降散，然后加减就可以了，更简单，也更容易入门，从诊断上、用药上、用方上仔细研究。

我的经验是，一剂药，让患者配一两蜂蜜、半两黄酒，我目前感觉这个量和比例就可以，以前也配过二两蜂蜜、一两黄酒，也可以。总之，蜂蜜和黄酒的量为 2∶1。

另外，煮药的时候不能盖盖子，其目的就是为了让酒精全部挥发掉。关于蜂蜜的品种，现在能找到真蜂蜜就很不错了，所以限制品种，让患者想办法尽量用真蜂蜜就行。

黄酒我用的就是即墨的，二十多元一瓶。以前还用过女儿红，效果也不错。现在只要用到升降散，都是用的即墨老酒，品种也很多，三年、五年的即墨老酒都可。

四、温病临床的十四个结论

温病在中医学里面是一个非常大的概念，是不可忽视的一个内容，除了《伤寒论》和《金匮要略》，还需要学习的就是温病。

《伤寒论》第 6 条："太阳病，发热而渴，不恶寒者为温病。"温病的实质就是热病，是阳明病。脉沉有力，舌质红，口渴。至于后来出现《温病条辨》和其他大量温病著作并且形成流派，是时代的选择。

在温病派这些著作、流派出现之前，不少的医生只知道用麻黄、桂枝、附子、干姜、人参和黄芪，就喜欢用这些热性的、补的、温热的药物来给患者进行治疗。但是在整个人体的疾病谱里面不是只有寒证，还有热证，这样就导致了误诊、误治。一些该用阳明病处方的，该用石膏、栀子、大黄的，反而用了麻黄、桂枝、附子。在这样的情况和时代背景下，就出现了温病派，用寒凉的药物来给患者进行治疗，取得了明显的效果。但是治着治着就矫枉过正了，又导致了一个现象，有的人就不辨证了，认为什么病都是火，无论什么病都用寒凉药。

现在社会上有这样的现象，感冒了，一律是清热解毒口服液，一律板蓝根、蒲地蓝口服液，通通上抗生素，患者冻得浑身发抖了还上冰块，就是不辨证。现代医学不辨证，中医也不辨证，这样就导致了寒凉药越用剂量越大，好像患者的热清不下去就是因为药量用的小。石膏 20g 不行，就用 50g，50g 不行，就用 100g，100g 不行，就用 200g，包括黄连、黄芩，两味药不行，就再加黄柏、栀子、连翘、大黄。

这样一种错误的治疗方法给患者带来更多的伤害，造成了很多的后遗症。温病派犯的错误，跟火神派犯的错误非常的相似。现在的火神派也是，第一，不辨证；第二，量越用越大，跟温病派一样。所以，在任何情况下，任何时代，无论是古代，现代，还是将来，都不能够以偏概全，都必须要辨证论治。这些流派的产生，是历史原因导致的，是时代的选择，最近这几年火神派之所以会流行，就是因为很多医生都在用寒凉药治病，都在给患者用抗生素，把炎症都当成了火，一律用寒凉药来清热解毒，造成了大量寒证。所以我在这里要提醒大家，学习中医首先要学会诊断。

下面，我把这些年整理的温病相关知识分享给大家，我阅读了大量的书籍，进行了深刻地思考，做了很多纵向和横向的对比，经过大量的临床实践后得出了这样的结论。

结论一：温病是经方里的阳明病，治疗处方是栀子剂、石膏剂、大黄剂、芒硝剂。

以前有好多人说经方里面没有治疗温病的处方，是有的，只是很多人不用，或者不会用，不知道什么叫阳明病。

结论二：温病的诊断依据为脉沉有力，舌质红，口渴。

这里的口渴是喜欢喝冷水的，温病的口渴一定是喜欢喝冷水的，因为是热证。

结论三：温病就是热证，包括了外边假寒里边真热的郁热证。

结论四：湿温又叫湿热，此内容专门列在湿热病进行研究。

还有瘟疫，瘟疫也是温病的一个类型，没有什么特殊之处。

当然瘟疫是传染病，传染病里面有的属于温病，有的属于伤寒病，有的属于湿热病，有的属于寒湿病，所以不能把传染病等于瘟疫，也不能把传染病等于温病，这是不正确的，必须鉴别开来。现在我们对传染病也不需要鉴别了，因为传染病流行的时候一定要听从国家的安排，国家让怎么做就怎么做。

结论五：温病的治疗原则是清热、宣透、滋阴。

这三条原则是最主要的，其他的当然也会出现，比如说患者有食积就要配合上保和丸、炒神曲、炒山楂、炒麦芽来帮助消化；有瘀血就可以用牡丹皮、红花这些药物活血化瘀；如果患者病的时间长了，既有温病又有虚证就还要用补药。

结论六：温病的经典著作，我首推杨栗山的《伤寒瘟疫条辨》和赵绍琴的书。杨栗山就一本书，赵绍琴的书很多，我基本上都有了，还有李士懋的书。

将《伤寒瘟疫条辨》、赵绍琴的书、李士懋的书学了之后，再继续学一下《温病条辨》这一类的就可以了，精力旺盛的可以都学，学了还可以再学，精力不够的就先捡最重要的读一读、学一学。

结论七：本章讲的温病治疗的基本处方是杨栗山的十五个处方，其他处方还有很多，温病处方出名的起码有几十个，以后会讲。总之我们的最终目的，是把温病的处方，温病的基本理论，包括温病的时方，湿热病的时方，都总结一下，讲一下，把温病的大框架先列出来。有了基础性的东西，再学习的时候心里就有了目标，知道该向哪个方向去努力了，临床碰到了疾病，就不会被这些疾病所误导了。

结论八：凡是见到患者舌尖红点的，一律诊断为郁热证。

郁热证患者，大多是假寒真热证，先把这些基本的概念知识点了解清楚。

结论九：目前临床上温病治疗的错误，在于一味地清热解毒。这样的医生很多。

还有就是一味地加大清热解毒药的剂量。好像一味药是不够用的，如果两味药也不够用就用三味药，一直往上加药，这些错误的治疗，导致患者出现了很多形形色色的问题，从感冒那一刻就开始误诊误治了，所以往后的治疗更是错上加错。

结论十：郁热证是有表证的，会出现怕冷、恶寒，也会出现身体疼痛这些症状，这个时候是不能用麻黄、桂枝来解表的。

只要患者的舌尖有红点了，解表就要用升降散或者新加升降散，郁热证表证的解表，要用蝉蜕、薄荷、淡豆豉、荆芥穗这一类的药物来解表，而不能选择麻黄和桂枝。

结论十一：临床上郁热证是最容易误诊的，最常见的是扁桃体炎。

结论十二：对于热证也要用解表的蝉蜕、薄荷这些药，道理很简单，打个比方，厨房里面做饭时热气腾腾，如果想把这些热气排出去，就要打开窗户，让空气对流，这是最直接的、最好的方案，这就叫给邪出路。厨房因为做饭不停地产生热量，热量要出去就要开窗户，或者把门打开一条缝，要想把窗户或者门打开，就要用蝉蜕、薄荷这一类的药物，不能光想着用大黄、石膏，热气最主要的出路是毛孔。

　　结论十三：温病是热证。春温就是春天得的热证，夏温就是夏天得的热证，暑温就是三伏天得的热证，秋温就是秋天得的热证，冬温就是冬天得的热证，都是热病，但是是不同季节得的温病，湿温就是湿热病，瘟疫就是传染病。把这些东西搞清楚了，以后看书，看医案，或者大家互相交流，心里就清晰了，不然一看这个词脑子就蒙了，不知道别人说的是什么。比如别人给你发个春温病案，你不知道什么是春温病案，其实就是小孩子在春天的时候，高热、嗓子痛，春温。

　　结论十四：在热病中有一种特殊的情况，患者的产热是正常的，但散热出了问题。

　　下面讲一个病案，这是在温病里面大家需要学会的东西。有一位女性患者，产后风20多年了，全身冰凉、怕冷，找过不少中医，产后风这种病化验检查患者是没事的，所以她就去找中医治疗，但找中医治疗也没有见效过，彻底失望了，再也不治了，患者治到这个程度肯定吃的药也有不少了。

　　后来她儿子结肠炎（慢性非特异性溃疡性结肠炎）让我给治好了。治好了以后，她儿子拼命地劝她找我治疗，说最后再试一试，说不定就治好了。这个老人就来了，来了以后一把脉，脉象是有力的，再一看舌头，舌质是红的，又一问，患者心烦，至于患者说怕冷、身上凉，我就不管这些症状，我一看就知道这是明显的郁热证。

　　处方四逆散，别的什么药也不用，吃了3天就见效了，1个月就除根，痊愈了。这样一个产后风患者，看病名并不是一个疑难病，但治了20多年不见效，肯定是医生见了患者说自己产后风，那就是各种补，把虚实都搞错了。这不是虚证，不能补，无论用哪一种补法都是错误的，这是第一个误诊点。第二个误诊点就是患者一说浑身冰凉、怕冷，就认为是寒证，就拼命地去用热药，这又把寒热给搞错了。

　　虚实寒热都诊断错肯定不能见效，幸亏这患者后来不再治疗了，她要是一直治，那病情肯定会越治越坏。后来患者自己不治了，这正好是自己把自己给救了。天底下没有治不好的病，只有治不了的病，自己治不好，不能说别人也治不好，关键就是诊断，这也是我一直反复重点强调的。

第 5 章　妇科疾病

一、月经不是血

月经是不凝固的，而血液是凝固的，因此，月经不是血。这一点好多人不清楚，因为正常的月经是不凝固的，是不可能有血块的，所以当月经里面出现了血块，就一定是有瘀血，这是我们判断妇科病里面有没有瘀血的主要依据。月经有血块则患者一定有瘀血。闭经的患者，没有月经了，就要做腹诊，通过做腹诊的方法来确定有没有瘀血。月经里面有血块，或者做腹诊有瘀血，两种情况任意出现一个都可以确定为有瘀血。

月经不是水，所以，月经只要颜色淡了，就说明水多了；只要颜色深了，就说明水少了。

月经既不是血，也不是水，而叫天癸。

二、妇科病治疗大纲

妇科病的治疗大纲非常重要，没有学好这个大纲，不仅妇科病治不好，其他病也治不好。

大纲：有表先解表，表解再治瘀。

这是我们治疗所有病的大纲，不仅是妇科病，任何病都是这个原则。但是解

172

表不是那么容易的，第一，脑子中要有这个概念，要解表。比如看到一个多囊卵巢综合征的患者，乳腺纤维瘤的患者，不孕症的患者，会不会想到先解表？

不是给你一个秘方，而是给你一个原则，只要把这个原则学会了，不仅是不孕症学会了，所有病都学会了。包括 HPV 感染，都要先解表。《大决战》电视剧里面，攻克锦州的时候，锦州城拿下来只用了 31 个小时，但是解决锦州城外边的工事就用了好几天。外边的工事不解决想直接到锦州城里面是不可能的事情。打仗是这个原理，我们治病也是这个道理，一定要先解表。

患者只要怕冷、怕风就有表证。

表解再治痞。

这个"痞"就是胃胀，胃难受。之所以要治痞，就是因为胃在身体的位置非常的重要，正好是在上部和下部的交接处。胃堵塞了，就是最中心的部位交通堵塞了，上下都不舒服只有先把堵塞解决了，才能解决好其他的疾病。给大家举个闭经的例子。

※　病案 1

患者，女，闭经 3 年，诊断为卵巢早衰。

这个患者来的时候要先问太阳病的症状。问患者怕不怕冷？患者答，怕冷。患者说她怕冷的时候，我们就要意识到她有太阳病，有表证。我们再问她汗出不汗出？患者说，轻易不汗出。轻易不汗出，这是麻黄剂。

问她颈部难受不难受？她不说难受不难受，她说有颈椎病，很多患者都是这样答的。颈部难受是葛根剂。诉背部也不舒服，那还是葛根剂。那么既有葛根又有麻黄的，是葛根汤。

患者脉有力，是三阳病，怕冷是太阳病，不汗出是麻黄剂。颈部难受，是葛根剂，有表先解表。至于这个患者闭经，不需要用通经的药，如果认为患者是肾虚，不要补。脉有力是不能用补药的，任何补药补了以后只会让患者更闭经，不论怎么补，补几年，她也好不了。

173

经方讲习录（二）

处方：葛根汤。葛根 40g，麻黄 9g，桂枝 9g，白芍 9g，炙甘草 6g，生姜 5 片，大枣 5 个。

需辅助患者汗出。处方里麻黄的量，临床需要根据自己所在的地区进行调整，不需要把上面的剂量当成唯一的标准。到东北量就得大，到南方量就得小。夏天量就得小，冬天量就得大。这是大致的一个量，慢慢地就能摸索出来。

患者只吃了 3 剂，月经就来了，这是非常简单的一个太阳病，尽管它表现的是闭经。闭经是很难治的，大家也知道，有时候治半年，治 2 年也好不了。这个患者如果用活血化瘀，除了把患者的身体搞得虚弱，月经是不会来的。一个脉有力的患者，补肾，补脾，脾肾双补，就是一万个补，患者也不会好。中医治病诊断是关键。要按照原则来治，这个卵巢早衰闭经的患者要这样治，换成不孕症也是这样治，子宫肌瘤、多囊卵巢还是这样治。不论患者是什么病，我们都要先看有没有表证。

我不是只讲某一个病，而是让大家把这个原则学会了，这样就会治所有的病。有表先解表，通过这个病例表现得淋漓尽致。

在临床上脉有力的患者，好得非常迅速，容易根治。脉无力的患者难度就大了，治疗时间长。如果这位患者是脉无力的，就需要葛根汤合真武汤，显然不会3 天就能好，可能就得 30 天了。疾病的特点就是这样，脉有力的病都是可以迅速见效的，这是非常重要的经验。

服药后，患者月经有大量的血块儿，这个血块就是瘀血，是以前存在体内的废血。这是解表法治疗闭经的病例，这样的患者不解表是永远无法治愈的。不是用黄体酮就可以好的，是不可能的。要知道现代医学里面并没有解表概念。

※　病案 2

一位 26 岁的女性，月经过少。月经过少患者和卵巢早衰差不多，因为月经再少就卵巢早衰，就闭经了。患者说想调经，想让月经多来点。

对于女性来说，比来月经更烦恼的就是不来月经。经询问，平时还有胃病。

这位患者既月经过少，又有胃病，有两种病，这个时候要问患者是先患的月经过少还是先患的胃病，要问顺序，这在临床太关键了。一个患者两种病、三种病、四种病、五种病，多得很。有的患者来的时候吃着七八种药，都是很常见的情况。现代医学诊断出十来样病的多的是。如果她先得的胃病，然后月经过少，那么先治胃病，谁在前，治谁，枪打出头鸟。如果月经过少在前面，后来得的胃病，就先治月经过少。

这个患者，不能吃凉的，这是干姜剂。不能吃凉的，吃了凉东西难受，夏天不敢吃冰糕，不敢喝冰啤酒，这都是太阴病，都是干姜剂。我们一定要选一个干姜的处方，如果实在选不到就加干姜一味。

两种情况：第一种，找到了一个含有干姜的处方。第二种，找不到，找不到就加一个干姜，肯定得加，这样的病不加干姜是不行的。

患者也不能吃辣椒，吃辣上火，不能吃辣椒是阳明病。阳明病三个剂，栀子剂、石膏剂、大黄剂。

怕冷，全身凉。怕冷是太阳病，所以要解表。怕冷全身凉，吃了凉的还容易咳嗽。吃了凉东西就咳嗽的患者用三味药，干姜、细辛、五味子，这是经方里面的经典组合。

咳嗽的特点：吃了凉东西就咳嗽的，用干姜、细辛、五味子。闻见烟味就咳嗽的，像炒油烟、二手烟或者炒辣椒冒的烟等，一闻见这些烟味就咳嗽的要命的，半夏厚朴汤。吃多了东西就咳嗽的，用保和丸。或者小孩子咳，咳到最后呕吐了，呕吐以后咳嗽停止了，用保和丸，很典型。

病脉证治：病，太阳少阴合病；脉，脉无力；证，怕冷，不能吃凉东西，咳嗽；治，小青龙汤加附子、茯苓。麻黄9g，桂枝9g，白芍9g，甘草9g，五味子9g，细辛3g，干姜9g，黑附子9g，半夏9g，茯苓9g。

疗效：患者吃了 5 剂以后，就不怕冷了。不怕冷，即没有了表证。记住有一分恶寒，就有一分表证，没有恶寒就没有表证。

但这个患者仍然胃难受，这个时候舌尖红，舌苔腻。大家注意，有些患者的舌苔会发生变化，脉象也会发生变化。一个脉无力的患者通过治疗后脉变有力了，这是脉象发生了变化。在临床很常见，本来脉无力，治着治着变有力了。还有，本来脉有力，治疗以后脉变无力了，也很常见。

本来患者没有热，结果吃了小青龙汤，舌尖红了，舌苔也腻了，表解再治痞，用半夏泻心汤。

在 9 个治疗痞证的处方里面，有 3 个是含有干姜的。半夏泻心汤、甘草泻心汤、生姜泻心汤。这个患者是吃了凉东西难受的痞证，就必须有干姜。

有口臭的，生姜泻心汤；容易口腔溃疡的，甘草泻心汤；失眠的，甘草泻心汤；既没有口臭，也无口腔溃疡，更不失眠的，半夏泻心汤。

处方：半夏泻心汤。半夏 9g，黄连 3g，黄芩 9g，干姜 6g，人参 6g，大枣 3 个，甘草 6g。

方中的人参，南方用西洋参，广州深圳的患者一吃红参就上火；北方等寒冷地方一律用红参。患者舌头比较红了可以用党参。安徽、河南、山西、山东等中原地带用党参，需要根据患者情况用，这里用人参。

患者吃了 12 剂，胃病治好了，胃病好了以后 5 天，恰好月经就来了，量明显增多。

妇科病患者来看病时，先看有没有表证。看完有没有表证以后，再看有没有痞证，这是大方向、大原则，适用于所有病，不仅是妇科病。

除此之外，妇科病还有特殊的治疗程序：第一，消炎；第二，治带；第三，调经；第四，其他。其他包括子宫肌瘤、多囊卵巢综合征、不孕症等。

我们在治疗妇科病的时候，任何妇科病的治疗顺序都是解表治痞之后要考虑消炎、治带、调经，最后再治其他病。大家把这些原则记住。

这些东西是我提出来的，有表先解表，表解再治痞，是从《伤寒论》里面提炼出来的，是医圣讲的。妇科病的治疗原则也是我提出来的，叫一消炎，二治带，三调经，四其他。这些东西非常的重要。

之所以要按照这个顺序来，是因为万事万物都有它的规律，不是你想怎么样就怎么样。

※　病案3

29岁的女性，多囊卵巢综合征。

第一，先看有没有表证。有无怕冷、怕风的症状。有的患者，你问怕冷不怕冷？怕冷；怕热吗？怕热。问到底怕什么？答冬天怕冷，夏天怕热。这就是个正常人。怕冷的人有个特点，穿的比别人厚。有的患者会明确给你描述夏天在高铁上冷的受不了，在地铁里冷的受不了。所以我们要问患者怕冷不怕冷，这个是可以观察出来的，也可以问出来。患者答不怕冷，不怕风，就排除了表证，那这个患者就不用解表了。

第二，看有没有痞证。问患者胃难受不难受？不难受。吃饭怎么样？吃饭挺好的。排除痞证。

这个妇科患者既没有表证，也没有痞证，这个时候看有没有炎症。这就是我说的，按顺序来。有时候我看病，就简单地问患者几句，然后我就让患者讲，有的患者讲三两分钟，有的患者讲二三十分钟。还有的人讲着讲着就哭了，哭就哭吧，让患者充分的表达和宣泄。现在的患者都嫌医生马虎、敷衍。每个患者都认为自己得的病是世界上独一无二的，所以一定先让患者讲。

问患者，外阴瘙痒吗？患者答：瘙痒。只要有外阴瘙痒的，一律有炎症，只要有腹部疼痛的一律有炎症。这都是经验的总结。这个患者可以确诊有炎症了。

再问她有没有白带？答：有，黄色的，味道比较大。

再问月经。答，闭经好几年了，一直怀不上孕。不孕症，其实大多多囊卵巢综合征患者来治疗就是因为不孕。

这个患者有黄带，味道比较大，要治带。她有炎症就要消炎。不孕，先不要管它。按照我们的治疗顺序，一消炎，二治带，三调经。这个患者月经有问题，黄带有问题，炎症也有问题，按照我们的顺序要先消炎，而不是先去治不孕症，更不是先去调月经。

我们来分析这个患者，多囊卵巢综合征，不孕，闭经加痤疮，加肥胖，很典型。碰到这样的情况，我们先不要去治疗多囊卵巢综合征，不要治疗不孕，不要治疗闭经，而应该治疗炎症和黄带。其实炎症就是黄带，黄带就是炎症。

患者脉有力，大便干，阳明病；口苦，少阳病。病是少阳阳明合病，用大柴胡汤。又是黄带，臭味儿大，处方龙胆泻肝丸。腹诊肚脐左侧压痛，桂枝茯苓丸。只要患者肚脐左侧压痛，我们就用桂枝茯苓丸。

最后处方：大柴胡汤合桂枝茯苓丸，配合龙胆泻肝丸一起吃。柴胡24g，黄芩9g，白芍9g，半夏9g，炒枳实9g，大黄3g，桂枝9g，桃仁9g，牡丹皮9g，茯苓9g，生姜5片，大枣5个。

大黄这味药要根据患者的大便情况和耐受性来用。这里用了3g，有的患者用3g就拉肚子拉得不停，如果要用30g，可以用3g先试试，耐受了再往上加。注意大黄一定要根据患者大便的情况用。如果患者平时经常大便干，经常吃果导片，那可以随便用，用5g、9g、10g、20g都行，不会有事。但有的患者用3g就开始拉肚子了。一个用3g都拉肚子的患者，如果用到9g就该来找事儿了。

大黄的问题大家一定要注意，根据患者的实际情况用，先用小剂量，然后再往上加。现在的患者手术，痛得嗷嗷叫，哭爹叫娘的，却不怕，认为做手术怎么可能不痛。但吃了大黄腹痛，然后一上厕所不痛了，就不行，就开始怀疑，所以，一定要注意。

患者吃了半个月以后，瘙痒消失，代表着炎症的消失；黄带消失代表带下的治愈，炎症带下问题都解决了。按照顺序来，这个时候就可以给她治疗月经不调了。正准备给她调换处方时，患者说有月经要来的感觉。好多女性有这个感觉，比如感觉到腹部胀，感觉到乳房的胀痛，有的人说腰一酸就要来了，每个人的感觉都不一样。有的人有感觉，有的人没感觉，但大部分都有感觉。

这个时候就跟着感觉走。乳房胀痛，心情烦躁，用桃核承气汤，不用桂枝茯苓丸。只要患者烦躁了，就有精神的改变了。有了精神改变的时候，桃核承气汤是首选，其次选抵当汤。

大柴胡汤合桃核承气汤。吃了 5 天，月经就来了。月经来了就好办了。多囊卵巢综合征的患者，只要能来月经，怀孕的问题就不用担心，问题就解决了。

总结一下，治疗所有的妇科疑难病都要遵循一个大的原则和方向：有表先解表，表解再治瘀，瘀解治其他。治疗其他的时候还有顺序：一消炎，二治带，三调经，四其他。

三、妇科病治疗原则

大方向、大原则讲过了，还有一些小细节，细节决定成败，即治病求本。也就是先得了妇科病，之后又得了其他病的，治疗妇科病；先得了其他病，之后又得了妇科病的，治疗其他病。这叫治病求本。

举个最简单的例子。患者先闭经，然后水肿，不要治水肿，这时怎么治也治不好，虽然用利尿药能消下去，但很快就上来了，到最后肾衰。吃五苓散、当归芍药散也不行，也是治不好的。要先治闭经。先得妇科病，之后有其他病的，先治妇科病。

再举个例子，比如患者得了妇科病，外阴瘙痒，痒得受不了，然后夜里睡不着，失眠。患者要求治失眠，这时不要给她治失眠，因为是不可能治好的，把瘙痒治好了，自然就不失眠了。非常简单的道理，但不是每个人都知道。患者一要求治失眠，就用酸枣仁、首乌藤，是不行的，治病要求本。

患者先得了其他病，之后又得了妇科病，就要先治疗其他病，这也是治病求本。有的先得了胃病，吃饭少，之后又月经少，要求把月经过少治一下。这时候光补是不行的，要先治胃病，把胃病治好，月经过少就好了，不用治了。所以大家看到月经过少的患者，需要先问她在这之前有没有其他病？给大家举一个简单的例子，一个患者先得了类风湿，然后她就吃双氯芬酸钠，镇痛药，吃着吃着，就把胃吃坏了，不能吃饭了，从而导致月经少了。这个患者的月经过少是由于胃病导致，胃病是因为吃镇痛药导致的，镇痛药是因为类风湿导致的，那类风湿的治疗就要有表先解表，看类风湿有没有表证，表解再治痹，就是这样一个程序。

月经量少按闭经治疗。这是简化我们的治病思维，减少治病的难度。月经量多按血崩或者按崩漏治疗。这个患者开始是漏，漏症，一滴儿一滴儿的，时间长了，到最后就"哗哗"的崩了。这就是说，崩漏其实是一回事，只不过一个轻，一个严重。

月经一来就服药，月经过去就停药，符合绝大多数的妇科病治疗。比如痛经，腹部凉，少腹逐瘀汤。最好的治疗方案就是月经一来就赶紧吃，什么时候月经停止就停药，这叫一个周期。下个月还这样吃，下下个月还这样，3个月好了，第4个月就不用吃了。

这样对患者来说有两点好处。第一，节约经济。第二，不麻烦，省了天天服药。现在好多人都用反了，月经不来的时候服药，月经期间停药。这给患者带来的是效果差，疗程长。月经来的时候身体的通道打开了，这个时候吃少腹逐瘀汤活血化瘀，顺着月经就把体内的废物、废水、废血排出去了。

有人认为这样会出现血崩，其实是不会的，只要辨证辨对了，这个问题就不会出现。这是很多人担心的问题。吃活血化瘀药肯定不会导致血崩的，因为月经不是血，活血化瘀化的不是月经，这也是本章开始时就先讲月经不是血的原因，这是个基本概念。月经叫天癸，不是血。正确的活血化瘀是不会血崩的。但是如果患者没有血块，没有压痛，就不要用活血化瘀。

月经一来就服药，月经过去就停药，用上三个周期。也可以在月经来的前一两天服药。

闭经患者想什么时候吃就什么时候吃。有时候反复地讲，目的是让大家加深印象，因为其他的书，并没有这个内容。

妇科病与外感关系密切。可以说，百分之八九十的妇科病，最开始都是感冒引起的。主要是月经期间感冒了。

《伤寒论》里面提到了三种情况。

第一种情况，先感冒了，然后月经来了。这个与外感关系密切，小柴胡汤。第二种情况，月经正来着时感冒了。第三种情况，月经刚过去就感冒了。

这三种情况都有可能导致患者热入血室。一般来说，7天月经再加上前后3天，差不多半个月的时间，基本上只要一感冒，有一半的患者可能都会热入血室。这个月躲过去了，下个月还是这样。今年不行，明年，终有一天会热入血室，用小柴胡汤。这就是为什么有些医生喜欢用逍遥散，所有妇科病都用逍遥散，其道理就是在治病求本。本就是热入血室。从经方病脉证治的角度来看，如果脉有力，热入血室用小柴胡汤；如果脉无力，就是寒入血室，用柴胡桂枝干姜汤合当归芍药散。现在再看逍遥散就知道了，基本上就是小柴胡汤合当归芍药散的处方，把虚实的情况都照顾到了。

现在好多产后抑郁症都是空调惹的祸。夏天产房里面也是冷得让人直哆嗦。但是医生护士他们感觉不冷，因为他们忙得要命，还觉得空调温度怎么这么高。女性在生孩子的时候，是身体最虚弱的时候，这时候空调打开了，凉气进来了，就得病了，这个时候更多的是寒入血室。

月经不调包括月经提前、月经推后、月经先后不定期，即月经周期的问题。更广泛的月经不调还可以是月经量多、量少、崩漏，总之，是月经的问题。那么它的治疗原则，还是大方面，凡先因他病而后月经不调的，治他病，病去，则月经自调。

凡因月经不调而后生病的，当先调月经，月经调则病自除。这叫标本理论，先病为本，后病为标。先治其本，后治其标。

在《金匮要略》里，医圣提到了一种情况叫"卒得病者"，是说突然得了新病的，患者本身又有老病，这个时候要先治新病。这个新病就是外感。

例如，肺心病患者住院期间，突然有一天病情加重了，或者心脏病患者住着院，突然加重了，大多因为感冒。好多疾病的突然加重都是因为感冒，没有别的原因，就是感冒。这个时候就要治感冒。感冒好了，原发病迅速缓解甚至治愈。有的癌症也是这样，在感冒的时候把感冒治好了，癌症会明显减轻。癌症患者在治疗期间要是能得荨麻疹，那可是好事。吃了你的处方，能把荨麻疹给治出来，那就是一等一的高手，但千万别让患者吃氯雷他定片，一吃又回去了。

以前有一个肝癌的患者，全身的荨麻疹，好不容易把荨麻疹治出来了。他说："张医生，前两天我出来一身荨麻疹，吃了一片息斯敏（氯雷他定片）半个小时就好了。"我说："你好是好了，但是就倒霉了，还是再来治吧。"后来又给他治出来了，就不再让他吃息斯敏。所以有时候感冒是我们除根的好时机，但是患者如果输液，病情就加重了。只要一个重病的患者感冒了，一输液感冒好了，病就加重了，都是这样的，无一例外。但有的患者，不让他输液也不行，拦不住。

四、妇科病难易划分

急性炎症最简单，中医碰到的比较少，因为患者吃点消炎药，或者到医院输点消炎水就解决了。

慢性炎症比急性炎症难治。这是中医的强项，比如慢性的阴道炎、慢性的宫颈炎、慢性的盆腔炎，这都是中医的强项。现代医学无论怎么消炎都不好，最多见点效，就是因为现代医学里面没有解表的概念，而这些疾病往往都伴随有表证。慢性炎症里往往有身体虚弱的因素，如果患者身体非常强壮，那就是急性炎症了。

妇科病难度最低的是急性炎症和慢性炎症。

再往上是白带、黄带、青带、黑带、红带这些带下病。再往上是月经不调，比如月经先期、月经后期、月经先后不定期、更年期综合征、闭经这类的。再往上就是月经量的异常，月经量少、闭经、卵巢早衰、月经量多、崩漏这类的。再往上就是良性器质性病变，比如乳腺增生、卵巢囊肿、子宫肌瘤、乳腺纤维瘤、多囊卵巢综合征、子宫腺肌病、子宫内膜异位症、子宫内膜息肉，包括不孕症。最高级别的就是癌症，乳腺癌、宫颈癌、卵巢癌，特别是卵巢癌，我都不敢治，成功率非常低。

治疗方法有两种，比如多囊卵巢综合征的治疗，第一种方法是直接针对多囊卵巢综合征进行治疗，这个方案难度很大，一般也不见效。

第二种方案就是从简单的开始治疗，有炎症先消炎，再是白带，再是多囊卵巢综合征，就是按照治病求本的原则。一消炎，二治带，三调经，四其他。这么多难治的妇科病，我们都要先看有没有炎症，学会治疗炎症就成了关键，是妇科治疗基础中的基础。下文我会详细讲解怎么治疗妇科慢性炎症。不论盖多么高的楼，六层的楼，十二层的楼，二十层的楼，都得先学打地基，我就是教大家打地基。

一位 28 岁的女性患外阴白斑，治疗 3 年都没有见效，其治疗难度与多囊卵巢综合征的难度差不多。外阴白斑是癌前病变，一些 HPV 感染的患者可能出现这种症状。

患者来了以后，我觉得直接治疗外阴白斑难度太大，就问她有没有妇科炎症？有没有白带？有没有月经不调？患者答：月经正常，没有白带，但是外阴瘙痒，有炎症。3 年多了，慢性炎症。

慢性炎症先分寒湿和湿热。不管患者的经带，只要是炎症，先分两大类，寒湿和湿热。还有一种情况，既有寒湿又有湿热。有的人就很难理解这种情况。其实也是有的，比如在生活当中，这个房间又湿又热，外边那个房间又寒又湿，同时并存，就这么简单。

经过反复的思考，这个患者舌质红、舌苔腻，是湿热，用李东垣的当归拈痛汤。羌活 5g，甘草 5g，茵陈 5g，防风 3g，苍术 3g，当归 3g，知母 3g，猪苓 3g，泽泻 3g，升麻 1g，白术 1g，黄芩 1g，葛根 12g，人参 2g，苦参 2g。

用小量是因为湿热用量大了，效果不好。

吃了 5 剂以后，外阴瘙痒消失。这里面也有解表的药，像防风，瘙痒就是表证，在治疗炎症的时候是要解表的，30 剂以后外阴白斑就消失了。

这个患者就是化难为简的典型病例。虽然外阴白斑我们不会治，但我们会治炎症。随着炎症的消失，外阴白斑也被治好了。我们直接治外阴白斑，总是想什么药能让这个白色的皮肤变成正常的呢？是不是用黑色就行了？不要这样想。或者想万一白斑会变成癌症，是不是用点儿白花蛇舌草？这都是错误的思维。我们直接治疗外阴白斑难度太大，外阴白斑的难度跟白癜风的难度实际上是一样的，所以基本上都是治不好。但是我们换一条思路，改为治疗慢性妇科炎症，把握就大多了。

治疗湿热，量小了效果好，现在湿热患者非常多。这是古往今来好多名医总结的经验。别总想着用大量，可以先小量用。

五、外阴瘙痒坐浴方

有的女性得了外阴瘙痒以后非常难受、痛苦，我们就给大家找了两个偏方，偏热的处方，偏寒的处方，可以在服药的同时配合外用，先解决患者难受的症状。

偏热的处方：煅白矾 9g，黄柏 18g，苦参 15g，地肤子 30g，槟榔 15g，川椒 6g，百部 10g，苦楝根皮 15g。用纱布包，五大碗水，文火煮 20 分钟，把药袋取出，坐洗下部，每晚 1 次。

偏寒的处方：煅白矾 9g，黄柏 6g，苦参 15g，地肤子 30g，槟榔 15g，川椒 18g，百部 10g，苦楝皮 15g。

怎么判断是热还是寒，主要看舌头。脉诊定虚实，舌诊定寒热。先看舌质，只要舌质红的为热；舌质淡红的或者舌质白的、舌质青、舌质黑红均为寒。

舌质红的，只有舌质正红的，舌绛才是热，其他的一律都是寒。然后看舌苔，舌苔干燥，热；舌苔湿润，寒。这种典型的很容易诊断出来，但是有的患者是寒热错杂，那就是舌质红，舌苔又湿润，寒热错杂。

六、妇科炎症带下病治疗大纲

妇科病只要有瘙痒，就会伴随下腹疼痛。这个下腹，指的是肚脐平面往下。妇科病只要有瘙痒，下腹的疼痛，有白带，就可以认为有炎症，有带下。为了方便大家学习，我把复杂多变的炎症带下病简化了一下。炎症的类型非常多，带下病最少分五种。简化了之后更容易掌握，可以应对临床上 70% 的患者，剩下的30%，师父领进门，修行在个人。

首先把炎症、带下分为两大类，湿热和寒湿。湿热类型的基本方是麻黄连翘赤小豆汤，之所以选麻黄连翘赤小豆汤，是因为它可以解表。临床最容易忽视的就是表证，湿热的表证用麻黄连翘赤小豆汤。黄带就是黄疸病，金匮辨病就是这样辨的。所以古人的思维和我们现在的思维是不一样的，现在医生脑子里想的黄疸病都是黄疸指数升高、胆红素升高。当然我们在临床上看到的黄疸确实是黄疸，但是黄带也是黄疸；贫血患者也是黄疸，因为脸发黄。

在医圣的思维当中，只要患者身体发黄了，那就是黄疸病。不需要想得太复杂，或者太狭隘。只要记住黄带就是黄疸，选择麻黄连翘赤小豆汤。

麻黄连翘赤小豆汤在黄疸病的治疗里面有特殊价值，之所以这么说是因为几乎没人用。现在临床上的黄疸病，肝炎患者黄疸，肝硬化患者黄疸，肝癌患者黄疸，用得都是茵陈蒿汤，无效就加量，再加量。黄疸非常可怕，从出现黄疸到死亡一般就 1 个月。究其原因，就是不用麻黄连翘赤小豆汤。前一段时间我用麻黄连翘赤小豆汤加减治愈了好几个黄疸患者，吃药后黄疸就开始往下退，之前在医院里面怎么输液也不退，所以大家要记住这个处方。

我总结一个通用的治疗黄带湿热的方，用麻黄连翘赤小豆汤合栀子柏皮汤、茵陈蒿汤，这样就把《伤寒论》里面三个黄疸的处方都合上了。在《伤寒论》里面还有一个是黄疸的处方，抵当汤，但妇科炎症一般用不到抵当汤。我们可以通过腹诊的方法，如果需要用的我们就合上，不需要用的就不合。

处方：麻黄 6g，连翘 6g，杏仁 6g，赤小豆 30g，大枣 6 个，桑白皮 30g，生姜 6g，甘草 6g，栀子 9g，茵陈 30g，黄柏 6g，大黄 2g，薏苡仁 30g。

大黄的用量需根据情况。看到炎症、黄带湿热类型的，就用这个方。

龙胆泻肝丸的组成是龙胆草、柴胡、生甘草、黄芩、栀子、木通、车前子、生地黄、泽泻、当归，基本上是合上了小柴胡汤。

湿热的瘀血配合腹诊瘀血处方。湿热病必定有瘀血，湿热病必定有阴虚，龙胆泻肝丸里面加一味生地黄，就是这个原因。这些处方的创立是很神奇的，如果我们创造不出来，那就老老实实学习就行了。

湿热病的基本处方定下来了，有解表的、清热利湿的、滋阴的、化瘀的情况需要根据腹诊再定一下。如果患者身体虚弱，就有以下情况。

第一个叫阳虚湿热，患者脉无力，舌质红，舌苔腻，又怕冷，合薏苡附子败酱散。薏苡附子败酱散在慢性炎症里很常见，具有非常重要的价值。临床这些患者抗生素、清热解毒的药吃得太多了，虽然也有效，但就是不除根。原因就是差了附子。大家记住，阳虚湿热主要就是因为加了附子，所以消炎效果比较好。

第二个叫阴虚湿热。在原来处方的基础上合上三物黄芩汤。手心热，脚心热，有的人手心不热，脚心也不热，但是怕热，如胃灼热等，都是三物黄芩汤。这个信号已经发出得非常明显了，但是大家容易误诊用瓦楞子，认为阴虚有热。五心烦热是阴虚的主要表现，五心指两个手心、两个脚心和心口。当症状单独出现的时候大家就忘了，如反流性胃炎出现时，就没有想到胃灼热是阴虚。我在临床治反流性胃炎时加百合，胃灼热阴虚，也会加百合。另外，很多胃病都有神经症状，正好是百合病。阴虚湿热需合三物黄芩汤。

第三个叫血虚湿热。在原来处方的基础上合当归贝母苦参丸。阳虚的加附子，阴虚的加生地黄，血虚的加当归，那气虚的肯定加黄芪。气虚的加黄芪、苍术，其中苍术，二妙散、三妙散、四妙散里都有。也不用非得另外再找黄柏，栀子柏皮汤里面已经有黄柏。

脉无力的就这四种情况，这样湿热类型的妇科炎症和带下病大部分就可以得到解决，特殊的情况还要再合方。因为现在疾病都非常复杂，就需要这个方合那个方，一加一加一再加一。

湿热类型的妇科炎症、妇科带下中的特殊类型如下。

第一，有泌尿系感染的合上猪苓汤。什么叫泌尿系感染？尿频、尿急、尿痛，实际上就是"淋病篇"里的一个处方。第二，翻来覆去睡不着的，合栀子淡豆豉汤。

※ 病案 1

患者，女，38 岁，外阴瘙痒，黄带，味臭，慢性盆腔炎病史多年，输液外用药效果都不好。腹诊脐左压痛，舌质红，舌苔腻，患者脉无力，手脚凉，同时有湿热。处方，妇科湿热大合方合当归贝母苦参丸、桂枝茯苓丸。

分析：38 岁的女性，外阴瘙痒，这是有炎症。黄带，这是有带下病。味道臭，这是有热。慢性盆腔炎病史多年，输液很多。腹诊，肚脐的左侧有压痛，桂枝茯苓丸。这就是一一对应的关系，哪个地方有压痛就用哪个方。患者舌质红，舌苔腻，脉无力是虚证。患者脉无力、手脚凉，这是血虚同时有湿热。血虚湿热用当归贝母苦参丸。

处方：妇科湿热大合方。麻黄 6g，连翘 6g，杏仁 6g，赤小豆 30g，大枣 6 个，桑白皮 6g，生姜 6g，甘草 6g，茵陈 30g，栀子 9g，黄柏 6g，大黄 2g，当归 30g，苦参 9g，浙贝母 9g，薏苡仁 30g。

这里的赤小豆是要求粉碎的，然后配合龙胆泻肝丸、桂枝茯苓胶囊。龙胆泻肝丸是常规的，桂枝茯苓胶囊是针对瘀血，针对腹诊的。

吃了 5 剂后明显见效，30 剂后症状全部消失，慢性盆腔炎也消失了。关于患者的善后，我的经验就是越吃越少，原来是每天 1 剂，1 个月后改成 2 天 1 剂，吃上 1 星期改成 3 天 1 剂，再吃上 1 星期，四天 1 剂，越吃越少，最后停药。有些患者吃着吃着，自己就不吃了。当患者不太痛苦的时候，自己就不愿意吃了，这实际上也是身体的一种保护反应。

讲完了湿热，再来讲寒湿。寒湿的基本方案是完带汤、当归芍药散。完带汤是傅青主的方子，当归芍药散是《金匮要略》里面的处方。

妇科寒湿大合方：白术 30g，山药 30g，人参 6g，白芍 15g，车前子 9g，苍术 9g，甘草 3g，陈皮 2g，荆芥穗 2g，柴胡 3g，当归 9g，茯苓 9g，泽泻 9g，川芎 9g，艾叶 3g。

处方里面的人参要根据患者的情况和地区来选择。

艾叶是治疗寒湿效果非常好的一味药，艾灸用的都是艾叶。对于湿热，效果非常好的是薏苡仁；对于寒湿，效果非常好的是艾叶。

加减法：第一个，小便不利的合五苓散。在湿热里面，小便不利的合上猪苓汤。在寒湿里面就是合五苓散。要根据患者的寒热来进行鉴别使用。

第二个大便稀溏的合参苓白术散。有一个中成药就是参苓白术散，用中成药比较方便。

腰凉的合肾着汤。肾着汤中甘草、白术、茯苓都有，再加上一味干姜就可以了。

临床上妇科炎症带下寒湿类型的很常见，寒湿类型的输液不但没有效，还会加重病情，这是我们要注意的一点。像湿热有时候输液会见点效，寒湿的输液只会加重，不会见效。

※ 病案 2

患者，女，41 岁，以外阴瘙痒为主诉。经询问，白带量特别多，冬天更加严重。色如蛋清，自己觉得白带都是凉的，西医诊断慢性盆腔炎。

舌质淡，舌苔白，脉无力，一派寒冷之象。平时大便次数多，大便稀溏。

处方，妇科寒湿大合方配合参苓白术散。20剂后痊愈。

分析：一个41岁的女性，以外阴瘙痒为主诉，那肯定是有炎症。经过询问，白带量特别多，冬天更加严重。颜色就像蛋清一样，自己觉得白带都是凉的，有些患者会有这个感觉。西医诊断为慢性盆腔炎。舌质淡，舌苔白，脉无力，都是虚证，凡是慢性的基本上虚证最多，几乎90%以上。如果是脉有力，一般就会表现为急性炎症。平时大便次数多，大便稀溏。处方，妇科寒湿大合方，配合参苓白术散。20剂后痊愈。

在临床上有三大类型：湿热的用妇科湿热大合方，寒湿的用妇科寒湿大合方，既有湿热又有寒湿的可以二者合方。

如果合到一起药味太多，比如一个患者是以寒湿为主，有点儿湿热，那么加薏苡仁就行。就是附带解决一下，以一个为主，一个为辅。例如湿热为主，寒湿为辅，寒湿很少，加点艾叶就行，加一两味药治疗另一个类型的症状。这样就简单了。

七、子宫内膜异位症治疗原则

子宫内膜异位症临床表现：①疼痛包括痛经、慢性盆腔痛、性交痛和排便痛；②不孕；③月经异常；④盆腔包块（包块的治疗，可以加薏苡仁、水蛭、白芥子，该辨证辨证，该加特效药加特效药）。

其他特殊部位的内异症表现为各种症状，并常伴有周期性变化。

例如消化道内异症（大便次数增多或便秘、便血、排便痛），泌尿道内异症（尿频、尿痛、腰痛），呼吸道内异症（经期咳血和气胸），瘢痕内异症（剖宫产等手术后，腹壁切口瘢痕处结节，经期增大，疼痛加重）。

子宫内膜异位症的治疗：①痛经的按痛经治疗；②性交痛的按瘀血治疗；

③慢性盆腔痛的按妇科炎症治疗；④月经异常的调月经；⑤盆腔包块的看"水蛭篇""薏苡仁篇""阳和汤篇"；⑥不孕症的看"不孕症篇"治疗；⑦总的治疗方法是，一消炎，二治带，三调经，四其他。

痛经治疗要点：月经之前痛的，理气为主；月经期间痛的，活血为主；月经之后痛的，扶正为主。

特殊情况为有的患者经前、经期、经后都痛。

要看哪一阶段疼痛最厉害。例如，经前痛的用小柴胡汤，经期痛的用桂枝茯苓丸，经后痛用的四物汤。经前的时候小柴胡汤用的量是最大的，经期的时候桂枝茯苓丸的量最大，经后的时候四物汤的量最大。

凡子宫内膜异位症的痛经，经期用汤剂来止痛，控制痛经之后改用丸药长期服用。丸药里面主要用水蛭。

子宫内膜异位症的主要表现有下腹疼痛，痛经，肛门下坠感，下腹坠胀感。肛门下坠感在经方里叫里急。

子宫内膜异位症的患者痛经，最常见类型是小建中汤、当归建中汤、黄芪当归建中汤和当归生姜羊肉汤。

这个也许会出乎大家的意料。子宫内膜异位症常规认识应该活血化瘀，但病脉证治的结果就是这样。如果想彻底解决子宫内膜异位症，往往要用到生水蛭，要长期服药丸。

小建中汤治疗的是痛经伴有肛门下坠，想大便的患者。而子宫内膜异位症恰好是这个特征。

※　病案

患者，女，37岁，子宫内膜异位症。主诉痛经，太痛了，好多次都想去做手术，后来因为想要二胎而没有手术。月经疼痛时肛门下坠，总想去厕所，这个症状叫里急。又诉腹部凉，这是寒，腹部凉用少腹逐瘀汤。

　　患者脉无力，里急，这是小建中汤证。患者面色黄，贫血是当归建中汤。又有齿痕舌，所以用黄芪当归建中汤。同时配合食疗当归生姜羊肉汤（当归生姜羊肉汤用的时候，当归量不要太多，太多了药味太大，生姜随便用，切成片，切成块，羊肉就买市场上的生羊肉，自己煮，然后该放盐就放盐，该放味精就放味精，该放香菜就放香菜，要做的很好吃。有的医生不让放盐，不放盐喝不下去。另外，放盐也不影响疗效，以前好多中医的食疗方子里面会配一个猪蹄，配个鱼，都不让放盐，但真不好喝，喝不下，部分患者还恶心，所以该放盐放盐，食疗就是要做的美味。这个患者我还想合用少腹逐瘀汤的，但患者说以前吃了活血化瘀药更痛了（有些患者会抗拒这些东西，那就换个方，不活血化瘀了，用三七粉。实际上还是在活血化瘀），加三七粉 2g，每日 2 次，温开水冲服。

　　服用之后，第一个周期疼痛减轻三分之一，第二个周期疼痛减轻一半以上，第三个周期几乎不痛了（月经期间用药，叫一个周期），共用五个周期之后改为颗粒剂长期服用。大概 1 年后复查，子宫内膜异位症消失。

八、痛经

※　病案 1

　　有的痛经患者严重到恶心呕吐，关于这部分患者的治疗请看具体病例。

　　患者，女，17 岁，来月经时，除了腹痛，还有胃痛。胃痛非常厉害，大量呕吐，开始是食物，之后就是水。吐之后疼痛减轻一点。然后口渴厉害，但又不能饮水，喝了水又会疼痛，会把喝进去的水再吐出来。

　　面色苍白，浑身乏力，卧床不起。月经过后则一切正常，各种检查也正常，已经痛经 3 年，每次来月经都如临大敌。

经询问，月经期间大便正常，小便减少，此外，舌苔水滑。舌苔水滑是水分证，就是茯苓剂，要在茯苓剂里面选一个。

病脉证治：病，消渴小便不利病；脉，脉无力；证，渴欲饮水，水入则吐，水逆证；治，五苓散。

鉴别如下。

(1) 渴欲饮水不止者，文蛤散主之。

这个患者喝了水就吐，而文蛤散是治疗不停地想饮水而不吐水。

(2) 猪苓散是呕吐而病在膈上后思水者解，急与之。

猪苓散是呕吐食物，而不是呕吐水。吐了食物之后想饮水，喝了水就安静了。这个患者是吐水，吐水后口渴，喝了水又吐水，因此不是猪苓散。

(3)《外台》茯苓饮治疗心胸中有停痰宿水，自吐出水后，心胸闷虚气，满不能食，消痰气，令能食。

《外台》茯苓饮的患者只是大量吐水，但并不口渴，更不会饮水后呕吐。

《外台》茯苓饮口不渴，不想饮水，这是它的鉴别点。

患者面色苍白，口渴，水入则吐，小便不利，舌苔水滑。处方：五苓散。猪苓 9g，泽泻 15g，白术 9g，茯苓 9g，桂枝 6g。

五苓散证是一饮水就吐，但五苓散熬成水后也是水，就要一点点喝，就不吐了。不能和平常喝汤药似的大口大口喝，喝了还是吐。一小口一小口的抿，然后就不吐了。所以要注意服药的方法。一剂之后疼痛就减轻了 70%，3 剂之后所有症状消失。又拿 15 剂备用，月经一来赶紧服用，15 剂之后患者一直未再拿药，2 年后因鼻炎就诊，告知未再发作。

患者面色白，饮水吐水，用五苓散；面色黄，为黄疸病，用茵陈五苓散。

※　病案2

患者，女，24岁，每次月经来时痛经，恶心呕吐，患者找我治疗时并不是月经期间，无症状。这时候就要问她，疼痛时候的症状。

问：你呕吐时吐的是什么？

答：吐的是泡沫。

又问：月经期间头痛吗？

答：有头痛。

同时患者脚凉，脉无力。

病脉证治：病，厥阴病；脉，脉无力；证，头痛，恶心，吐泡沫；治，吴茱萸汤。吴茱萸9g，人参9g，生姜5片，大枣5个。20剂。每次月经来时服用，20剂服完之后痊愈。

吴茱萸这味药非常特殊，我个人经验：凡是盐酸哌替啶止不住痛的，用吴茱萸。这个药就这么特殊，好多头痛的患者用盐酸哌替啶都止不住痛，这时候一定要考虑吴茱萸，用它就能止住。当然不是只用吴茱萸单味药，是用含有吴茱萸的处方。比如说用吴茱萸汤、当归四逆加吴茱萸生姜汤、温经汤。

讲解：月经时痛经，痛到呕吐，吐的是水，考虑水分证。吐的是泡沫，考虑吴茱萸汤。一个是消渴小便不利病，一个是厥阴病。

我们治病不能光盯着痛经，光盯着疼痛，那是治不好病的，必须坚持病脉证治。如果一个痛经的患者不能吃凉东西还呕吐，肚子里肠鸣，胃难受，不能吃饭，这是什么证？用什么方？

答案：痞证，半夏泻心汤。呕吐病篇：呕而肠鸣，心下痞者，半夏泻心汤主之。

如果一个患者痛经、呕吐伴发热用什么？

答案：呕吐病篇：呕而发热者，小柴胡汤主之。

治疗痛经不要必须把痛经作为主症，也要考虑到其他症状作为主症的可能性。

这样一来思路就拓宽了。患者的每一个症状都有可能是主症，如果只盯着患者认为的那一条去治，就被患者误导了，这种被患者误导的情况在临床时常发生。

痛经伴呕吐，必须考虑呕吐病。

※ 病案 3

患者，女，38 岁，痛经。疼痛时呕吐食物，肚子里咕噜咕噜响，肚子胀，像打雷一样，胸胁部位胀满，脉无力。这是一个腹满病，这个时候不以痛经作为主诉，诊断为腹满病，脉无力，雷鸣切痛，胸胁逆满呕吐，附子粳米汤。

病脉证治：病，腹满病；脉，脉无力；证，雷鸣切痛，胸胁逆满，呕吐；治，附子粳米汤。黑附子 9g，姜半夏 18g，甘草 6g，大枣 5 个，大米一把。

疗效：20 剂，问题解决。

小结：痛经伴有呕吐的治疗经验。

(1) 呕吐清水，吐后不渴，《外台》茯苓饮。

(2) 呕吐食物，伴有发热，脉有力，少阳病，小柴胡汤。

(3) 呕吐泡沫，手脚凉，头痛，脉无力，厥阴病，吴茱萸汤。

(4) 呕吐清水，口渴，小便不利，饮水就吐，面色苍白的，五苓散；面色黄的，茵陈五苓散。有的病是要求有脉象的，有的病是不要求的，大家一定要注意。

(5) 呕吐伴腹满肠鸣的，脉无力，腹满病，附子粳米汤。

(6) 呕吐，肠鸣，胃胀的，痞证，半夏泻心汤。半夏泻心汤，对脉象就几乎没有要求。

(7) 呕吐食物和水，不能吃饭的，小半夏汤。

其他内容大家自己学习《伤寒论》和《金匮要略》，更多地运用病脉证治。痛经伴呕吐的治疗学会之后，好多胃病也就学会了。因此病脉证治能解决很多临床问题，不是说学习了痛经就只会治疗痛经，而是能解决很多疾病。

痛经时有血块儿，血块儿排出后痛经减轻，这是体内有瘀血，需要活血化瘀。用哪一个活血化瘀的处方，需要根据腹诊来用。

病脉证治：脉诊、腹诊一定要掌握，腹诊时如果只有一两个部位有压痛，非常简单，直接用就可以了，如果所有地方都有压痛，那么可以选疼痛最明显的两个部位来用药。也可以直接先用桂枝茯苓丸合当归芍药散，先吃一段时间看看，然后再看哪个地方痛再用药。原则上就是哪个地方痛得最厉害，可以先用哪一个部位的药。

如果确定是瘀血，但是无压痛，比如有血块，但无压痛，能摸到，可以选择血府逐瘀汤或者少腹逐瘀汤，这是特殊的情况。还有的患者月经时腰痛，这也是痛经，仍然按照痛经治疗。

※　病案4

　　13岁的女孩子，月经时腰痛难忍，腹诊时肚脐左侧压痛。处方，桂枝茯苓胶囊5盒痊愈。

本案处方治疗非常简单，患者月经来的时候腰痛也属痛经，只是痛的部位靠近身体的背部，所以表现为腰部的疼痛，如果靠近前面就表现为腹痛了，这些都是痛经。

痛经的第一个原则是，抓主症不能只盯着痛经，要病脉证治。第二个原则是，月经一来就服药，月经过去就停药。有些女性形容痛经，像肠子在绞着痛，像洗了被单以后，两个人在那儿拧，拧着圈的痛。

肚子里绞痛最常见的是以下三种情况。

1. 当归芍药散

《金匮要略·妇人妊娠病脉证并治第二十》：妇人妊娠，腹中绞痛，当归芍药散主之。

2. 当归生姜羊肉汤

《金匮要略·妇人产后病脉证治第二十一》：产后腹中绞痛，当归生姜羊肉汤主之。

大家别小看当归生姜羊肉汤，有时候吃中药不管用，吃这个就管用，因其为血肉有情之品。生姜、羊肉针对的还是寒证，这个时候辨别寒热很重要，这都是中医的基本功，就一个当归生姜羊肉汤也得用到基本功，它必须适用于寒证，热证的舌质非常红，千万别吃。患者吃了辣椒就上火，就难受，那当归生姜羊肉汤就绝对不能用。

3. 小建中汤

《金匮要略·血痹虚劳病脉证并治第六》：虚劳里急，悸衄，腹中痛，梦失精，四肢酸疼，手足烦热，咽干口燥，小建中汤主之。

小建中汤证是脉无力，想上厕所，这叫里急，有下坠的感觉。

※ 病案5

患者，女，30岁，痛经多年。痛经时感觉肠子是绞在一起的、拧着痛，这就是绞痛。且痛经来了，总是想大便，到了卫生间又便不出来。实在是太难受了，这是里急。患者脉无力，选小建中汤，贫血，加当归，用当归建中汤30剂痊愈。

问：如果这个患者还有齿痕舌，用黄芪当归建中汤。如果这个患者有齿痕加黄芪，无齿痕不加。

当归芍药散的应用，第一个方法是腹诊，脐右有压痛。第二个方法是腹中绞痛，舌苔水滑。

当归芍药散应用的时候，患者的舌苔是水滑的，一个舌苔干燥的女性腹中绞痛是不能用当归芍药散的，用了以后只会加重病情。

只要是绞痛，寒证的，都可以用当归生姜羊肉汤来食疗。如腹中绞痛怕冷，不想吃饭时就用当归生姜羊肉汤。

子宫内膜异位症治疗疑问：子宫内膜异位症的痛经怎么解决？有哪些特殊治疗手段？

答：子宫内膜异位症的痛经是以虚为主，以实为辅。子宫内膜异位症痛经时常伴有肛门下坠，这叫里急（有些知识点会反复讲，加强记忆）。

用小建中汤、当归建中汤、黄芪建中汤为主，一般都是脉无力。个别特殊脉有力的痛经伴里急的用白头翁汤治疗。

这涉及脉诊的问题，所以要学会脉诊。

另外，子宫内膜异位症的患者痛经时，腹部坠胀，脉无力，这是大气下陷证，用升陷汤治疗。如果一个患者痛经时，既有肛门下坠，又有腹部下坠，可以用小建中汤合升陷汤，也可以用小建中汤合补中益气汤，这就是大方向正确了以后，即使处方有点偏差，也照样有效。

※　病案6

患者，女，天津人，36岁。痛经3年多。月经时疼痛剧烈，其中有一天痛的不吃不喝，什么也不能干。

患者芤脉，这是虚劳病。痛经就是腹痛。"虚劳篇"里，小建中汤治疗腹中痛，因此选择小建中汤。虚劳病的腹痛用小建中汤，虚劳病的腰痛用肾气丸，虚劳病的失眠用酸枣仁汤。舌有齿痕，是黄芪剂。选择黄芪建中汤。根据经验，用黄芪当归建中汤。黄芪15g，当归3g，桂枝30g，炙甘草30g，大枣6个，白芍60g，生姜20g，饴糖200ml。

有的人说饴糖用麦芽来代替。尽量不代替，因为饴糖也不是买不到，网上很容易就能买到。买的时候尽量用液态的，不用固态的。固态的饴糖和液态的饴糖不一样。就像我们饮水的时候，水和冰块都是水，但冰块我们喝不下去。在医圣张仲景年代饴糖用的是黏液态，就是用来补黏液的。固体的饴糖，是固体的，补不进去黏液。古人的思维是这样想的，和我们想的不一样。

患者是虚证，虚劳病，用黄芪当归建中汤是正治。这个患者还有左少腹压痛，根据腹诊结果，应该用桃核承气汤。患者虚实夹杂，所以要先补后攻。

我让她月经前 10 天连续吃黄芪当归建中汤，等月经来了，改吃小剂量的桃核承气汤（桃仁 2g，大黄 2g，桂枝 12g，炙甘草 2g，芒硝 2g）。月经来了吃活血化瘀药就是顺着这个势，把体内瘀血排出去。一直吃到该月经期结束，下个月仍然这样用。

第 106 条　其人如狂，血自下，下者愈。

患者吃了第一个周期后，结果第二个月来月经时，疼痛就十分轻微了。按同样的方法，吃了六个周期，芤脉消失，左少腹压痛也消失了，问题解决。虚劳病的患者以六个月为一个单位，如果要好，六个月就好，六个月不好，十二个月就好，十二个月不好，十八个月就好，这是虚劳病的特点。

这个病案十分典型，虚实夹杂，临床属于疑难病，解决方案：平时吃补药强壮身体，月经时吃泻药排出瘀血。

"金匮病"病脉证治：病，虚劳病；脉，芤脉，脉无力；证，腹中痛；治，黄芪当归建中汤。

腹诊：左少腹压痛。

治疗：桃核承气汤。

诊断思路，治疗的方法，以及治疗的效果，我都通过病案展示。

※　病案 7

患者，女，29 岁，每次月经都腹部疼痛，有血块儿 5 年，每月都如此。脉无力是虚证。手脚凉，脉无力，厥阴病。患者舌边尖红，说明有热。口渴心烦，说明上热下寒，乌梅丸。让患者月经前 3 天吃到月经后，再继续吃 3 天。共服用 4 个疗程痊愈。4 个疗程就是 4 个周期。

病脉证治：病，厥阴病；脉，脉无力；证，手脚凉，舌边尖红，口渴，心烦；治，乌梅丸。

疗效：四个疗程痊愈。

痛经时热敷或者抱个热水袋，痛经就会减轻，说明这是寒证。有不少女性腹部冰凉，这和以前月经时吃冷饮、吹空调、穿衣少有直接关系，这样的情况叫寒入血室。

※　病案8

患者，女，21岁，痛经多年，腹部冰凉，月经时吃过冰淇淋，现在后悔也迟了。每次月经时都抱着个热水袋，出门就贴暖宝宝。舌质淡，苔薄白，脉无力，这是典型的寒瘀，月经里有血块儿，也是寒瘀。

病脉证治：病，厥阴病；脉，脉无力；证，小腹凉，吃凉东西难受，易汗出，口苦，手脚凉；治，柴胡桂枝干姜汤合当归芍药散、少腹逐瘀汤。柴胡24g，桂枝9g，干姜9g，天花粉12g，黄芩9g，牡蛎6g，当归9g，炙甘草6g，白芍12g，川芎9g，泽泻9g，白术12g，茯苓12g。

配合少腹逐瘀颗粒一起按说明吃，三个周期后疼痛感消失，腹部也不凉了。

※　病案9

患者，女，26岁，平时手脚凉，月经来时痛经，手脚变得冰凉，夏天也是如此。在被窝里一夜都暖不热，脉无力，月经里有血块儿。

病脉证治：病，厥阴病；脉，脉无力；证，手脚冰凉，痛经；治，当归四逆汤合吴茱萸生姜汤加少腹逐瘀颗粒。

之所以要配少腹逐瘀颗粒，是因为患者是寒，又有瘀。少腹的寒瘀，就用少腹逐瘀颗粒。当然，少腹逐瘀丸、少腹逐瘀胶囊、少腹逐瘀口服液也可以。

当归 9g，白芍 9g，炙甘草 9g，通草 6g，桂枝 9g，细辛 3g，生姜 15g，吴茱萸 6g，大枣 6 个。

三个周期问题解决。我的个人经验，临床上女性的月经问题大部分都是三个周期恢复正常。

痛经的基本特征是虚实夹杂，很少有纯虚证。因此，一定要注意在补的基础上理气活血，必须重视腹诊。

辨别虚实，脉象是关键，脉有力是实证；脉无力是虚证。月经之前疼痛的，实证；月经之后疼痛的，虚证。疼痛时拒按的，实证；疼痛时喜按的，虚证。如果医生脉诊不过关，或者一个患者的脉象不典型，可以按照这个来判断帮助诊断。

还有特殊的情况：轻轻按舒服，重按疼痛加重的，是寒瘀，用少腹逐瘀汤。轻按则痛，重按反而舒服，是虚瘀，用补阳还五汤。

九、崩漏

一位网名雪儿的好友发来微信，内容如下："张医生您好，我没有别的事情，就是想把治疗崩漏的绝招告诉你，因为您是医生，能充分发挥它的价值为患者服务，在我这里就埋没了它的价值。"

非常感谢这个网友，不是为了挣钱，也不是为了出名，而是为了帮助其他的患者，想通过我来帮助更多的患者。

她推荐的这个方法是用艾条悬灸石门穴 10 分钟。艾条质量越好效果越好，普通的艾条也会有效。悬灸就是让患者躺着，用手拿着艾条给患者悬灸。距离要掌握好，既要感觉到热，又不能感觉到烫，以免烫伤患者。保持这个距离用手拿着艾条来来回回的灸石门穴 10 分钟。艾灸的时间长一点也不要紧，曾有一个患者艾灸了 1 个多小时也没事。

石门作为三焦的募穴，《灵枢·本输》说："三焦者，中渎之腑也，水道出焉。"故具有通利水道的作用。此外，石门也是治疗奔豚气的特效穴，因为它是足少阴肾经、任脉、冲脉的交会穴，而奔豚气是一种沿冲脉自下而上形成的病，针刺石门配合其他穴位，会有很好的疗效。

需要特别注意的是，《针灸甲乙经》说："女子禁不可刺灸，不幸使人绝子。"中医大师倪海厦认为，石门、关元连线的中点，有一个奇穴，就叫"不孕"，针刺或者艾灸导致不孕的效果比石门还灵验。

这位好友说："不瞒您说，我曾经就是崩漏患者，失血过多造成重度贫血。"这个情况临床太常见了，患者因为贫血无法正常走路，生活困难，特别是严重贫血的时候，一动就喘。

"如今舌上还留有齿印，我用云南白药也止不住。"不仅云南白药止不住，很多药都止不住，三七粉、仙鹤草、包括现代医学很多非常厉害的止血药也止不住。

"我就翻我买的所有艾灸书"，看来她买的书不少，"在一本《扁鹊心书》中"，她在这本书里面找到了，"我就试了试艾灸"，就找到了上面的这个方法，"用艾条悬灸石门穴10分钟，艾灸不到10分钟就感觉到了效果"，效果非常的快。"我只灸了这一次，崩漏就治好了，以后也没有再发生过"。

按照老百姓的说法，一次就除根了。微信的下面，这位网友还非常细心的给我拍了《扁鹊心书》这本书里面的原文。

血崩《经》云："女子二七而天癸至，任脉通，太冲脉盛，月事以时下。"若因房事太过，或生育太多，或暴怒内损真气，致任脉崩损，故血大下，卒不可止，如山崩之骤也。治宜阿胶汤、补宫丸半斤而愈。切不可用止血药，恐变生他病，久之一崩不可为矣。

这里提到了一个非常重要的治疗原则，万万不能用止血药。在临床上常见几种情况，第一种，用好多止血药都止不住，不仅治不好病，反而还会在体内形成一些血栓，给患者带来潜在危险。第二种，用止血药或者止血方或者中西医结合的方法，终于把血止住了，但是到下一次血崩的时候，情况更可怕，再次大剂量的止血终于又止住了，再下一次的血崩就会更加可怕。大家不要小看血崩这个病，每年都有女性因为血崩而丧命，也有好多最后实在止不住，没有办法，只好通过手术把子宫给切了。

此外，由于血崩导致的身体虚弱、贫血就更为常见了，所以这个病的治疗，在临床上价值意义很大。

这个原则很多人肯定不相信，也没有必要非得让大家相信，但从这里可以看出古人的智慧远超于我们，要老老实实地向古人学习中医。

"若势来太多，其人作晕，急灸石门穴，其血立止。"古人有时候写的话有些人读后会感觉太夸张了，"其血立止"，立刻就止住了，但是，我们临床验证了确实如此。

"血崩之证，乃先后天冲任经隧周身之血，悉皆不能收持，一时暴下，有如山崩水溢，不可止遏，非重剂参附补救不能生也，间有属实者，当以形证求之。"这几句话是说个别患者属于实证的，要辨证治疗。属于实证的前文讲过，大黄黄连黄芩泡水，本节的后面我给大家讲了一个类型，也是实证的崩漏。我们对这种疾病的类型掌握得越多，治好病的把握就越大，治好病的概率就越高。有些类型，有些疾病根本就没想到过，这个方就没用过，脑子里就没这个印象，那是永远治不好这个类型的。

这个经验我读了之后印象深刻，之后又读了好几遍，因为我深知崩漏是一个大病，是一个常见病，也是一个临床疑难病，所以我就想找患者试一下，这里讲一个患者的故事，以她为例证详细说明。

※ **病案1**

一位30岁的女患者，巧克力囊肿、子宫内膜异位症病史，崩漏多年，2020年11月的彩超报告单：宫颈多发囊肿、宫颈管积液、盆腔内多发囊性回声。2021年8月的彩超报告单：子宫前壁增厚、回声不均、子宫腺肌病不除外，子宫后方偏左侧囊性回声，考虑来源于左侧卵巢。

医院给患者的妈妈讲的是巧克力囊肿和子宫内膜异位症，患者有出血。实际上在 2020 年的 8 月 8 日之前患者就有出血了，但是具体出血多长时间不清楚。2020 年的 8 月 8 日到 2021 年的 10 月 18 日，14 个月一直在出血，有时候出血量多，有时候出血量小，连续不停地出血了 1 年多，在医院输了两袋血，子宫内膜剥离了，诊断为子宫腺肌病，后来患者出院，一直用各种各样的中药调理。

服用的中药有三种，第一补药，第二止血药，第三凉血止血的药。

到 2021 年的 10 月 18 日，患者还是不停地流血，一直在勉强上班。2021 年 7 月 19 日的时候，患者就加了我的微信，和我联系上了，但一直没有来面诊，而是在别的地方接受各种治疗，但始终止不住血。这个患者来面诊的时候，严重贫血，面色苍白，脉无力。问腹部凉不凉？答：腹部冰凉。问有没有血块？答：有血块。

患者详细介绍了病情，我安慰了一下，然后给了她一个方案，少腹逐瘀颗粒，按说明吃，还有就是艾灸石门穴。此外，停用一切中西医的止血药物，只用我的方案，少腹逐瘀颗粒加上艾灸石门穴。

患者的妈妈就问："停了止血药，会不会病情加重？会不会出血增加？"我就问她："你吃了那么多的止血药，输了那么多的止血针，有效没有？止住血了没有？她说："没有。"我说："既然没有，那你为什么还要接着用呢？难道就为了图它的副作用吗？"她先是不吭声，然后又问："艾灸会不会加重出血？"我说："如果你担心的话，第一天艾灸石门穴 3 分钟，如果艾灸了 3 分钟以后没有出现加重，第二天艾灸 5 分钟，第三天艾灸 8 分钟，逐渐增加艾灸的时间。"面对患者的担心，我们要考虑到实际情况，不能必须要求得艾灸 10 分钟，怕万一出个意外。

患者回去之后，就按照我说的方法，少腹逐瘀颗粒，每天 3 次，每次 1 袋，不吃凉东西、不喝牛奶、不吃水果。用了 1 天，微信给我反馈说身上有一点儿黑褐色的，量不多，很少了，一天就见效了，偶尔会有一点儿，上午没有，下午有一点点，下午上厕所的时候掉到马桶里两个小血块。

此外患者还用着艾盐袋，暖着小腹部，我让她去掉，单纯用这个方案，艾灸石门穴 10 分钟。

患者还想吃牛羊肉，我说先别吃。到 10 月 20 日反馈说这一天只有一点点褐色，10 月 21 日反馈说早上有一点粉色，然后就没有了。这时候我说停用少腹逐瘀颗粒，继续艾灸石门穴 3 天，每次 10 分钟。22 日反馈："张大夫您好，今天艾灸 10 分钟，这两天身上没有出血了，嘴唇眼睑都白，这是贫血，血色素低怎么办？"我答："不要上班，多休息，吃红桃K（玫瑰茄），在网上买。"

10 月 25 日患者妈妈发信息说："非常感谢张大夫，等下次月经来了再和您联系。您真是神医，别人让喝那么多苦药都不理想，你这么简单的办法就治好了，姑娘一直说这个大夫行，很开心，感谢张大夫。"患者用这个治疗方案在几天时间内出血就迅速停止了，一点儿都不出了。

到目前为止，用艾灸石门穴配合中药方案治疗了 20 多个崩漏患者，有效率非常高，可以达到 90% 以上，20 多个患者里有两三个效果慢一些，只有一个没有治好，而且这 90% 的都是一天见效，比以前的方案更快、更好、更有把握了，所以才专门在这里介绍。

※ 病案 2

有一位 34 岁的女患者，血崩 1 个多月，输液打针、服药都止不住，脉有力，腹部不凉。

并不是所有的崩漏都需要用少腹逐瘀颗粒，这个患者就是实证，脉有力，腹部不凉，用了好多的止血药，各种各样的，据她自己说有七八样。我一看患者的舌头，舌尖非常红，舌苔厚腻。又问患者，患者不怕冷，只怕热。这是湿热。

湿热在"出血病篇"里面属于赤小豆当归散。这个患者我也很想让她艾灸石门穴，想了几分钟，最后决定不用。第一患者脉有力，第二患者是热证，艾灸的最佳适应证是虚寒证。所以，最后决定不用艾灸。

经过询问，她还有口苦、怕热、不怕冷、脉有力、舌质红，舌苔腻的症状。最后给出的方案是赤小豆煮水喝，不用规定量，爱用多少用多少，然后是龙胆泻肝丸，北京同仁堂生产的，按说明服用，停用一切其他的药物。

效果：1天就见效了，没有血块了，3天之后出血完全停止，患者超级开心。

临证问答

问：痞证的胃灼热和栀子剂、百合剂的胃灼热如何区分？临床上合方的时候多见吗？

答：痞证有腹胀；栀子剂有舌尖红点；百合剂有精神改变。

问：可以一起合方吗？比如生姜泻心汤合栀子厚朴汤、百合地黄汤？

答：可以。但是最好是先治痞，痞证治好后，再治其他。

问：患者脉浮，有一些不适症状，用药后症状消失，但脉仍浮，是继续用药到浮脉消失还是可以停药？

答：不用服药。症状消失了，问题就解决了。

问：患者本来脉无力，用三阴病的处方，服药后症状改善明显，但脉变成有力了，需要换成三阳病处方吗？

答：不需要，继续原来处方。只有患者服药不再见效了，才改成三阳病的处方。

问：我以前学过一门艾灸课，那个艾灸老师特意用了很长时间强调，说艾灸石门穴会导致不孕不育，不知道是否是真的？

答：我也知道这种说法。所以，都会先问患者要不要孩子。大家记住，患者还想要孩子的，就不要艾灸石门穴。可以艾灸隐白穴、大敦穴。

问：肝硬化腹水的病例，患者腹胀为什么辨为痞证而不是辨为腹满呢？

答：患者胃胀严重，一吃饭胃就更胀，所以，要先解决痞证。

问：石门能关门，自然也能开门，闭经的患者是不是也能用？

答：这个思维好，请大家验证。

问：不吃东西正常，一吃东西颞颌关节发酸是怎么回事？

答：颞颌关节炎。用柴胡桂枝汤。

问：艾灸石门治疗崩漏，我有点自己的看法。石门，是三焦经的募穴，崩漏，是血证，血水同源，有时治疗崩漏需要从水上治疗，血不利则为水。艾灸石门，是不是正好因为强化了三焦的气化功能，是水更好的气化，所以治疗了崩漏呢？我自己觉得有道理。

答：思考的有深度，有道理。

问：最近有几个患者来治疗疼痛或者胃病，几天后，明显感觉到患者们的焦虑比较严重，会不断重复问问题，对很多治疗很担心未来会怎样，想治疗又怕。口不苦，身上不是这痛就是那痛。脉多一手有力一手无力，现代医学检查都正常，腹诊检查有两处瘀血证，肚脐上，左多有悸动，除了瘀血证和利水剂还有其他的思路吗？

答：按焦虑症治疗，龙骨牡蛎汤加柴胡合温胆汤、甘麦大枣汤。

问：我有一个患者子宫肌瘤合并子宫肌腺病，贫血。每次月经量很多并有血块。调理了将近2个月，现在脉有力。来月经的时候怕冷，腹部冷。每次来月经的时候都让她口服少腹逐瘀颗粒。她可以艾灸石门穴吗？

答：可以。

十、月经不调

※ 病案1

王某，女，36岁，郑州人。2021年9月18日初诊。

主诉：月经淋漓不尽，经期15天，有血块色黑，白带正常；经前乳房胀痛；无胃病，怕冷，手脚凉，腹部凉，皮肤干；舌质淡，苔薄白，脉无力，腹诊无压痛。

予处方14剂，配合中成药。请大家思考，该用什么处方（提示：三个经方合方，再加一味中药，一个中成药，答案见下文）？

2021年12月11日二诊：月经淋漓不尽已痊愈，经期7天；经前乳房已经不胀了；血块少了，手脚凉改善，腹部凉改善；舌质淡苔薄白，脉较之前有力了。原方7剂，配合少腹逐瘀颗粒巩固治疗。

患者脉无力，是三阴病，手脚凉是厥阴病，用当归四逆汤合吴茱萸生姜汤。月经颜色是黑的，叫"黑经"，只要是黑经就用芎归胶艾汤。腹部凉，用少腹逐瘀颗粒，女性的腹部凉，一律选少腹逐瘀颗粒。同时还有月经淋漓不尽，加仙鹤草。

答案：初诊处方当归四逆汤合吴茱萸生姜汤、芎归胶艾汤加仙鹤草，中成药用少腹逐瘀颗粒。当归 9g，桂枝 9g，白芍 9g，炙甘草 6g，通草 6g，细辛 3g，生姜 3 片，大枣 3 个，吴茱萸 6g，川芎 6g，阿胶 6g，艾叶 9g，生地黄 12g，仙鹤草 30g。14 剂。配合少腹逐瘀颗粒。

临证问答

问：没建议患者艾灸石门穴吗？

答：没有。

问：仙鹤草是否能大量以增加疗效？

答：可以，最多可以用到 100g。

问：少腹逐瘀颗粒跟汤药一块喝吗？

答：是的。

问：这个患者如果用柴胡桂姜汤合当归芍药散会取效吗？

答：不会。

问：乳房胀痛，不考虑柴胡剂吗？

答：先治疗厥阴病。有好多人通过治疗厥阴病，也解决了乳房胀痛的问题。

问：经期可以喝少腹逐瘀汤吗？

答：当然可以。我这里的好多患者会专门交代她平时不喝少腹逐瘀颗粒，到月经来了第一天喝，月经完了就停，专门在经期喝少腹逐瘀颗粒效果会更好。

问：如果有便秘的时候，仙鹤草是不是不建议大剂量呢？

答：脉无力的便秘，没有关系。

问：如果有脐下压痛，又有腹部凉，是优先用抵当汤，还是同时用少腹逐瘀汤？

答：脐下压痛用下瘀血汤，腹部凉用少腹逐瘀颗粒。

问：阿胶可以改成女贞子吗？

答：可以。

问：加吴茱萸生姜的指征在哪？

答：患者病的时间长了，就需要加吴茱萸、生姜。

问：加黄酒一起煮效果会不会更好？

答：会，肯定会增加效果。

问：阿胶用牛皮做的黄明胶代替可以吗？

答：可以。

问：只要是手脚凉，怕冷，就能用当归四逆汤吗？

答：前提必须脉无力。

问：有个患者说喝了少腹逐瘀汤，经期大出血，这种怎么处理？

答：必须腹部凉才能喝。

问：今天才知道仙鹤草止血，正常经期能用仙鹤草吗？

答：正常的尽量不用。

※　病案2

郑某，女，37岁，郑州人。2021年7月17日初诊。

主诉：月经推后十几天，月经量少；后背沉，无明显怕冷怕热，汗出正常，手脚凉，腹部凉，白带正常，大便正常，睡眠尚可，饮食可；舌质淡，苔薄白，脉无力；腹诊无压痛。

予处方7剂，配合中成药。请大家思考，该用什么处方（提示：一个经方，再加一味中药，一个中成药，答案见下文）？

2021年7月31日二诊：这次月经推后6天，较前好转。手脚凉改善，腹部已不凉了。后背沉好一点。舌质淡苔薄白，脉无力；腹诊无压痛。原方不变。

分析：这个医案也是脉无力，手脚凉，用当归四逆汤合吴茱萸生姜汤。患者后背沉，加葛根。这是基本的方案，病脉证治把病辨出来之后，还要根据具体情况再加味。

当归四逆汤证患者病的时间长了，就用当归四逆加吴茱萸生姜汤，这是因为内有久寒，实际上就是病的时间长。有的女性患者病程几个月都是短的，更多的是一两年，三年五年，甚至十年二十年，所以，就要用当归四逆汤合吴茱萸生姜汤。

少腹逐瘀颗粒很方便。

背沉，加葛根。大家记住，背部的疾病首先考虑葛根剂，葛根剂包括了葛根汤、葛根加半夏汤、桂枝加葛根汤、葛根芩连汤。葛根是背部的专用药，只要是背部不舒服的，都是葛根剂，特别是背部，项背强几几，僵硬背沉的这种感觉。

答案：初诊处方当归四逆汤合吴茱萸生姜汤加葛根。7剂，配合少腹逐瘀颗粒。

临证问答

问：当归四逆汤中大枣用量应该大吗？

答：是的。

问：当归四逆汤的脉是不是比柴胡桂枝干姜汤合当归芍药散的脉更弱？

答：当归四逆汤和柴胡桂枝干姜汤合当归芍药散，谁的脉更差一些，是没有关系的，主要是柴胡桂枝干姜汤要求有口苦的。

问：加羌活可以吗？

答：背沉加羌活我没用过。

问：有以上症状再加腹部有下坠痛，该怎么加药？

答：如果这个患者有腹部下坠痛的，就不再是当归四逆加吴茱萸生姜汤证，而是小建中汤证，或者升陷汤证。这两种可能性都会存在，一个是大气下陷，一个是虚劳里急。大气下陷的用升陷汤，虚劳里急的用小建中汤。

※ 病案3

王某，女，44岁，郑州人。2022年1月2日初诊。

主诉：小腹隐痛；有宫颈息肉；最近额头出了一块皮癣；胃口不好；月经正常，白带正常，腹部凉；手脚不凉，无明显怕冷怕热，晨起口微苦，爱汗出；不能吃凉食，吃了不舒服；大小便正常，睡眠可。舌质淡红，舌体胖大，苔薄白，脉无力，腹诊无压痛。

予处方15剂，配合中成药。请大家思考，该用什么处方（提示：两个经方合方，再加三味中药，一个中成药，答案见下文）？

2022年2月26日二诊：小腹疼痛消失，腹部凉改善，额头皮癣好转，胃口不好，原方加焦三仙，配合少腹逐瘀颗粒。

分析：患者脉无力，是三阴病。爱汗出，一般来说是桂枝剂，口苦是柴胡剂，吃了凉的不舒服，是干姜剂，因此，这个患者是柴胡桂枝干姜汤合当归芍药散。患者有息肉加了三味药，乌梅、僵蚕、威灵仙，专门解决息肉的问题。腹部凉，用中成药少腹逐瘀颗粒。

答案： 初诊处方柴胡桂枝干姜汤合当归芍药散，加乌梅、僵蚕、威灵仙。柴胡24g，桂枝9g，干姜9g，天花粉12g，黄芩9g，牡蛎6g，炙甘草6g，当归9g，白芍9g，白术12g，茯苓9g，川芎9g，泽泻9g，乌梅20g，僵蚕9g，威灵仙9g。15剂。配合少腹逐瘀颗粒。

临证问答

问：息肉一般要吃多久才消失？

答：三四个月。

问：方中的僵蚕要炒制吗？

答：不用。僵蚕如果入散剂的话，最好还是炒一炒。入煎剂的，没有人出过事。但是入散剂的确实有些人是出过问题的。

问：腹诊无压痛，用当归芍药散的指征是什么？

答：只要辨出来是柴胡桂枝干姜汤就一定要合上当归芍药散。目前柴胡桂枝干姜汤合当归芍药散已经被当成一个处方了。

问：乌梅是带核的20g吗？

答：是的。

问：息肉仅仅用三味行不行？

答：可以。

问：乌梅需要用醋泡吗？

答：乌梅用醋泡肯定效果更好，但现在做不到，不管是药房，还是让患者自己回家泡，都不太现实。如果自己开诊所，自己给他泡一泡，这可以。

问：我前几天开济生乌梅丸治肠息肉，没用威灵仙，不知道有无效果？

答：济生乌梅丸的效果本身就很好的，不加威灵仙也会见效。

息肉的治疗，第一名济生乌梅丸。第二名乌梅、僵蚕、威灵仙，这是一些常规治疗方案。第三名乌梅丸。单靠这些有些人的息肉是可以解决掉的，但是要想解决复发的问题，还是要病脉证治。

问：鼻息肉术后，可以用乌梅丸做善后调理体质吗？

答：息肉用乌梅、僵蚕、威灵仙，这是成熟的经验，没有什么依据，就是这样用效果好。以前我治鼻炎，鼻炎患者里面有些人就有鼻息肉，只要是鼻炎合并有鼻息肉的、鼻窦炎合并鼻息肉的，都给他们加了乌梅、僵蚕、威灵仙，我觉得效果是真的很不错。

问：胆息肉也可以用吗？

答：所有的息肉都可以用。鼻息肉、胆囊息肉、胃息肉、肠息肉都可以用这个方法。

问：鼻甲肥大也可以加这三味药吗？

答：这三味药对鼻甲肥大不起作用，不用加这些药。鼻甲肥大不需要这样处理，用小青龙汤或者真武汤之后就会下去的。鼻甲肥大是非常简单的一个疾病，一般20天就解决了。

问：我看还有人息肉加了乌梅、僵蚕、威灵仙，再加薏苡仁。

答：薏苡仁对息肉也有作用，但是量必须得大，非常大量效果才好，比如用到 80g、100g、120g、150g。

问： 乌梅用醋泡了再熬药太酸了，患者不愿意吃。

答： 乌梅丸本身就不好喝，乌梅丸这个汤药非常难喝，大家要考虑到患者口感的问题。

问： 用没炒过的僵蚕出事是什么反应？

答： 没炒的僵蚕，有个别人会出现神经病变。大家按照我说的，煎剂生僵蚕随便用；散剂，第一，得买质量好的，第二，必须要炒一下，以防万一；最好不要入散剂。

※ 病案 4

靳某，女，32 岁，郑州人。2021 年 12 月 18 日初诊。

主诉：月经量少，经期 3 天；月经周期正常，无痛经，白带正常；腿脚凉，腹部凉，口不苦，既怕冷又怕热；喜欢吃凉的，吃凉的舒服；嘴唇干；平时喜熬夜，爱上火；大小便正常；纳可，睡眠可。舌质红，舌苔薄白，脉有力。腹诊：脐下压痛。

予处方 7 剂，配合中成药。请大家思考，该用什么处方（提示：三个经方合方，两个中成药，答案见下文）？

2021 年 12 月 26 日二诊：腿脚凉好转，腹部不凉了，嘴唇干好多了；爱上火症状减轻；舌质红舌苔薄白，脉有力；腹诊：脐下还有一点儿压痛。原方不变。

分析：腹部凉用少腹逐瘀颗粒，爱熬夜用知柏地黄丸。爱上火脐下压痛，用下瘀血汤。脉有力，喜欢吃凉的，且吃了凉的很舒服，这是白虎汤。患者脉有力，腿脚凉，就是脚凉，腿也凉，这是四逆散。所以患者是四逆散合白虎汤、下瘀血汤。两个中成药是少腹逐瘀颗粒和知柏地黄丸。

答案：初诊处方四逆散合白虎汤、下瘀血汤。柴胡 9g，炒枳实 9g，白芍 9g，甘草 9g，生石膏 30g，知母 16g，山药 30g，大黄 2g，桃仁 9g，土鳖虫 4g。7 剂。配合少腹逐瘀颗粒、知柏地黄丸。

临证问答

问：脉有力，腹部凉也可以用少腹逐瘀汤吗？

答：对于女性，目前无论是脉有力还是脉无力，都用少腹逐瘀颗粒。

问：嘴唇干，腹部凉考虑小建中汤可以吗？

答：不可以。

问：患者喜吃凉可否理解为有口渴？

答：胃火。

问：爱熬夜，用知柏地黄丸的指征是什么？

答：目前只要是经常熬夜的，都会考虑知柏地黄丸，偶尔熬一两次夜不算，但有的人是天天熬夜。

比如上夜班的，不熬夜也不行。还有卖早餐的，都是要熬夜。

问：四逆散是会凉到腿上的吗？

答：四逆散肯定会凉到四肢，凉到胳膊上，或者凉到腿上。

有的人胳膊凉和腿凉，但他不知道，你不问他，他不会给你说。把脉的时候，就可以顺便摸一下他的胳膊。

问：既怕冷又怕热该怎么理解呢？

答：既怕冷又怕热，就是矛盾状态，脉有力，是柴胡剂，是少阳病，是矛盾状态。

问：爱熬夜，脉无力也可以用知柏地黄丸吗？

答：爱熬夜，脉无力，可以用知柏地黄丸。

问：阴虚内热算三阳病还是三阴病？

答：阴虚内热肯定是三阴病，不是三阳病。

问：能合上白虎加人参汤吗？

答：这个患者不见得一定要用白虎加人参汤，因为不口渴，只是喜欢吃凉的，吃了凉的舒服。

※ 病案 5

王某，女，29 岁，郑州人。2022 年 3 月 19 日初诊。

病史：备孕，月经周期正常，经期 3 天，量正常，腹部凉。无明显怕热怕冷，无口苦，大小便正常，手脚凉，能吃凉的，睡眠可以，纳可；胎儿发育不良流产史。舌质淡红，苔薄白，脉无力。

予处方 10 剂，配合中成药。请大家思考，该用什么处方（提示：一个经方合一个时方，一个中成药，答案见下文）？

2022 年 4 月 2 日二诊：手脚不凉了，腹部不凉了，纳可，睡眠可，大小便正常。原方不变 15 剂。

分析：这个病案，脉无力，手脚凉，用当归四逆汤。或者用当归四逆汤合吴茱萸生姜汤也可以，主要当时考虑到加了吴茱萸以后药的口感不太好，患者只是来备孕的，不是来治病的。所以当时我没有加吴茱萸、生姜，而是用了当归四逆汤。

当然，用当归四逆汤合吴茱萸生姜汤是可以的。考虑到口感的问题，吴茱萸的量要小，吴茱萸量大了真喝不了。我不知道别人开吴茱萸30g，60g，患者是怎么喝的。我只能说一句，这个医生本人没有尝过这个药，不知道患者的痛苦，这个药超级难喝的。

解决吴茱萸的口感问题，第一，加红糖。医圣是加了大量的红枣，我们可以加红糖。因为女性一般腹部凉，腹部凉用少腹逐瘀颗粒，加红糖是绝对没有问题的。不可以加白糖，也不可以加冰糖，必须加红糖。

第二，可以用放了两三年的，三四年的吴茱萸，就没有那么冲的味道了。

第三，还可以用开水把吴茱萸泡7次，变成淡吴茱萸就可以了。我现在的诀窍就是，量小一些，效果也很好。

除了用当归四逆汤和少腹逐瘀颗粒，还加了十全大补汤，因为考虑到患者是来备孕的，且有胎儿流产史，所以要增强一下体质。脉无力，要提高她的抵抗力，所以用了十全大补汤。

我的临床验证，用了当归四逆汤、当归四逆加吴茱萸生姜汤，7天手脚就不凉了。腹部凉用少腹逐瘀颗粒，有的人见效非常快，有的人见效慢一些，这与患者体内寒气的多少有关系。

答案：初诊处方当归四逆汤合十全大补汤。10剂，配合少腹逐瘀颗粒。

临证问答

问：加甜叶菊几克就可以调味。

答：好主意。

问：老师这个病该如何善后？

答：十全大补丸善后。

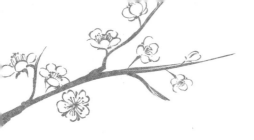

第 6 章　皮肤相关疾病

一、带状疱疹

患者会得带状疱疹后遗痛的主要原因是采用了错误的治疗方式，口服大量清热解毒的中药、苦寒的中药、大量抗生素。比如清热解毒口服液、龙胆泻肝汤等，只是单纯的清热解毒，并没有解表。还有的人，一得病就到医院输液，输液以后引起带状疱疹后遗痛，这类患者也是非常多的。此外，与患者的身体素质也有直接关系，如果患者身体虚弱抵抗力差，用了上面的这些治疗方法，很容易遗留下带状疱疹后遗痛。

带状疱疹后遗痛的诊断：急性发作期以后 1 个月仍然疼痛的，就叫后遗痛。因为是神经的疼痛，所以带状疱疹后遗痛的疼痛程度比较剧烈。

60 岁以上的老人得了带状疱疹以后，一半的人有可能患带状疱疹后遗痛，这个比例是非常高的。说明越是年龄大，后遗症的可能性越大，也充分说明了抵抗力起决定性作用。我们治疗的时候，一定要考虑到患者身体虚弱的因素，患者必定有虚弱的地方。

我治过一部分带状疱疹后遗痛患者，不过我治的很多患者都是合并有肿瘤的。有的患者来了甚至说，别给我治癌症了，先给我把带状疱疹治好吧。其原因就是带状疱疹太痛了，吃镇痛药都止不住。

我的第一个治疗经验，带状疱疹后遗痛属于柴胡剂。分析一下，带状疱疹的患者发病部位一般是一侧的胸胁，这是临床上最常见的发病部位，称为缠腰龙，就是因为它是沿着一侧的胸胁发病的。胸胁部位的疼痛，是少阳病的特征。

带状疱疹的后遗神经痛就是胸胁的疼痛，所以柴胡剂是最常见的处方，根据病脉证治的特点，再决定用哪个柴胡剂。

如果带状疱疹后遗神经痛的患者脉有力，且容易汗出，就考虑柴胡桂枝汤。如果带状疱疹后遗神经痛的患者脉有力，又合并大便干，这是少阳阳明合病，用大柴胡汤。如果带状疱疹后遗神经痛的患者脉有力，容易汗出，又容易大便干，考虑三阳合病，用柴胡加龙骨牡蛎汤。如果带状疱疹后遗神经痛的患者没有汗出方面的问题，也没有大便干的问题，直接用小柴胡汤。如果带状疱疹后遗神经痛的患者没有汗出的问题，也没有大便干的问题，但是四肢凉，用四逆散。如果带状疱疹后遗神经痛的患者脉无力，容易汗出，同时合并有不能吃凉东西，吃了凉东西腹部不舒服的症状，是干姜剂，用柴胡桂枝干姜汤。

带状疱疹后遗痛要在柴胡剂里选一个处方，因为患者疼痛的部位就是一个胸胁的部位，如果疼痛部位不在胸胁，比如在眼睛或耳朵，我的观点是同样要考虑柴胡剂。因为好多这一类的带状疱疹后遗痛，是一个单侧的发病。另外，我们还可以通过提纲证，问患者是不是口苦，也可以用腹诊来看患者有没有胸胁苦满。如果有口苦，有胸胁苦满，仍然要用柴胡剂。

治疗带状疱疹的后遗神经痛要用柴胡剂，同样，治疗急性带状疱疹的时候，也要考虑到柴胡剂。这就是治疗经验。

带状疱疹后遗痛的第二个治疗经验，要考虑到湿。要么是寒湿，要么是湿热。患者得了带状疱疹之后，好多人就去输液，输液导致患者寒湿的情况非常常见。如果体内热量大的患者去输液还会形成湿热，有的患者情况复杂，到最后寒湿、湿热都有。

寒湿的主要治疗方案是麻黄加术汤，这里的"术"，用白术或者苍术，或者白术加苍术一块用；湿热的主要治疗方案是麻黄连翘赤小豆汤。之所以选麻黄剂，是因为带状疱疹是皮肤病，另外带状疱疹后遗痛的疼痛部位是不汗出的。

治疗带状疱疹后遗痛时，先看带状疱疹后遗痛疼痛的部位有哪些特点，不汗出的，就用麻黄剂。既能够解表又能够治疗寒湿的最佳处方是麻黄加术汤。既能够解表又能够治疗湿热的，考虑麻黄连翘赤小豆汤。

当然，这里只是把最常见的情况列出来了，临床上根据患者的实际情况可以选用其他的处方。

大家学习的时候，千万不要被我讲的内容禁锢住思维，不要认为这就是绝对正确的，不是这样的。师父领进门，修行靠个人，我只是给大家指了路，指了方向，临床只要方向正确就行了，就达到目的了。剩下的当然有更好的选择，因为我们每个人遇到患者的发病情况，包括体质因素，地理环境，饮食结构，社会风俗等，都是不一样的，所以要根据当地的情况，见到具体的患者，采用更好的解决方案。

如果遇到一个既有寒湿又有湿热的患者，我的建议是把上面的两个处方合起来用，或者交替服用。

第一种方案，可以把麻黄连翘赤小豆汤和麻黄加术汤直接合方。

第二种方案，可以采用门纯德老先生说的联合方组，我这里叫交替用药。如果患者经过诊断既有寒湿又有湿热，可以让他早上饭后服用麻黄加术汤，中午饭后服用麻黄连翘赤小豆汤。因为早上饭后一般都是八九点钟了，这个时候服药，是太阳经的时间，到下午是阳明经的时间。

这两套方案都是可行的，一个是合用方案，一个是交替服用方案。

老年人最容易得带状疱疹后遗痛，是因为身体虚弱。第一种常见情况是阳虚，这是最常见的。脉无力，又怕冷的带状疱疹后遗痛，就是阳虚，阳虚的患者要用附子，用火神派。阳虚的情况还可以用到吴茱萸。此外带状疱疹后遗痛是一个皮肤病，所以要考虑到解表的问题，首选麻黄附子细辛汤。

麻黄附子细辛汤，三味药，要求等量使用，要用多少都用多少，麻黄解表，附子补阳，细辛止痛。

寒湿类型的带状疱疹后遗痛，大家可以学习火神派的经验，当然附子没有必要用到 60g、80g、90g，我觉得一般是用不到这么大量的。

学习每一个流派，每一个老师，每一个著作，都只学其精华。有的人一看火神派的著作就心血澎湃，认为治病变得太简单了，所有病都是这个方，这是不可能的。世界上就不存在这种捷径，特别是中医，更是不可能的事情。所以我们的大脑要清楚，不能够被他们带偏了。

第二种，除了阳虚之外，最常见的还有气虚。患者脉无力，齿痕舌，就是气虚，气虚的带状疱疹后遗痛选补阳还五汤。

补阳还五汤：黄芪 120g，当归 3g，赤芍 5g，地龙 3g，川芎 3g，红花 3g，桃仁 3g。

这个比例得记住，不能自己想用多少克就用多少克。如果黄芪用了 30g，红花、地龙都用了十几克，这是不正确的，那样用，就不叫补阳还五汤了，那叫自拟方。目前我们远远没有达到古人思维的水平，需要老老实实的继承古人的经验。

在临床上，带状疱疹后遗痛的虚证最常见且最主要的就是上面两个类型，血虚从理论上来说肯定有，阴虚从理论上来说也肯定有，只是少见，我目前还没有见到，我没有见到不等于没有，从理论上来说肯定得有。比如气阴两虚的患者，阴阳两虚的患者，应该也有这样的类型，我们先学最常见的、最主要的类型。

除了身体虚弱的因素，引起带状疱疹后遗痛的另一个因素就是瘀血。诊断患者有瘀血的依据是，疼痛的部位固定不移。

关于瘀血剂的选择，用腹诊来确定，如果用腹诊没有找到应该用的瘀血剂就加药。在拟定好的处方里加上活血化瘀的药，常规的是加红花。

患者如果是寒湿类型的带状疱疹，可以用当归芍药散，也可以加红花。

如果患者是湿热类型的带状疱疹，做了腹诊，没有压痛，找不到可以加牡丹皮。

带状疱疹后遗痛的疼痛范围除了胸胁之外，往往还有背部的疼痛，带状疱疹是一条线，如果是背部疼痛的情况，就属于金匮病里面的胸痹病。

金匮病里面的胸痹病包括了很多病，但好多人都被一些医生写的书给误导了，有的医生简单地把胸痹病等同于心绞痛，这个范围太小了。好多的带状疱疹和带状疱疹后遗痛，就是胸痹病，因为患者背痛，这是很典型的胸痹病。

首选瓜蒌薤白半夏汤。此外，在中医的历史上，有一个很出名的治疗带状疱疹的处方叫瓜蒌红花甘草汤，用瓜蒌就是因为瓜蒌是胸痹病里面最主要的一味药。

有些方出名的原因是它正确，要是不正确这个方就不会出名，这个方要是没有效也不会流传下来。这就跟很多出名的书是一样的，有些书为什么失传了，为什么大家都不知道，为什么读者那么少，因为写的东西不好，因为里面的东西临床验证以后效果不好。还是那句话，是金子总会发光的，不发光是因为不是金子，或者说不够纯。

现在总结一下带状疱疹后遗痛治疗要点。

(1) 选择一个柴胡剂。

(2) 要记得活血化瘀。

(3) 寒湿的用麻黄加术汤，湿热的用麻黄连翘赤小豆汤。

(4) 阳虚的建议麻黄附子细辛汤，气虚的建议补阳还五汤。

(5) 胸痹病要用到瓜蒌薤白半夏汤。

(6) 有水分证的要合上水分证的处方，如五苓散、猪苓汤、真武汤。

(7) 把适合的处方合起来。

※ 病案 1

一位 63 岁的男性患者，1 年前突然感到左边的胸部一直到后背像火烧一样的疼痛，马上到医院就诊，确诊为带状疱疹，住院输液治疗，还配合了外用药，服用了阿昔洛韦等抗病毒，还有抗生素之类的药物。住院 20 天以后疱疹虽然结痂了，但是留下了疼痛，医院说治不了了，带状疱疹后遗神经痛，没有办法。患者出院以后疼痛不断，烧灼样疼痛，闪电样疼痛，还有针刺样的疼痛，非常剧烈，夜里痛到无法入睡。

这个患者舌苔白腻，怕冷，阴雨天的时候疼痛会加重，阴雨天加重，这是湿病。患者一只手脉有力，另一只手脉无力，这是虚实夹杂证。患者胸胁疼痛，是少阳病，小柴胡汤证；患者大便不干，也不爱汗出，可以直接用小柴胡汤原方来治疗；患者怕冷，疼痛的部位是不汗出的，麻黄附子细辛汤。这涉及局部辨证和全身辨证的问题。

患者疼痛的部位固定不移，有瘀血。但是做腹诊没有发现压痛，没有压痛就在处方里加一味红花，因为没有找到符合腹诊的瘀血处方，但是还是要活血化瘀的，所以可以加一味红花。另外，患者没有齿痕舌，说明没有气虚，因此就没用补阳还五汤。

下面是金匮病病脉证治的诊断思路。患者阴雨天病情加重，这是湿病。患者的舌苔湿润，舌质淡，这是寒湿。患者舌苔白腻，加上舌质淡，可以确定属于寒湿。一个寒湿的患者既有疼痛，又有表证且不汗出，用麻黄加术汤。此外，患者背部的疼痛非常剧烈，这是胸痹病，胸痹病首选处方瓜蒌薤白半夏汤。

把患者伤寒病病脉证治和金匮病病脉证治之后的处方合起来，合起来效果才会好。有的人提议不合方，不合方就只能是先解表，解表之后再看情况，再一步步去进行治疗。但是现在，大家要知道，有的患者，都是几十公里，上百公里，几千公里过来看病，让他在这吃3天药，住上3天，然后3天后换方，一般来说是不现实的。

尽管个别患者可以做到，但绝大部分患者是不会采用这样的方案。我的办法就是合方，全部合起来，这也是比较符合现在临床实际的。一步一步来，不好操作。另外，现在的疾病都是比较复杂的，重重因素，重重病机，多种情况，经过各种各样的误治以后，非常的复杂，需要多靶点来进行治疗。大合方正好适应了疾病的特点，这也是我在讲课的时候，包括面授班和网络班，给大家强调的一点，经过临床的验证，我觉得非常好，有效率比较高，推荐给大家。

　　这个患者的合方是小柴胡汤合麻黄附子细辛汤合麻黄加术汤合瓜蒌薤白半夏汤加红花。柴胡 24g，黄芩 9g，人参 9g，炙甘草 6g，生姜 9g，大枣 5 个，白芍 9g，麻黄 9g，桂枝 9g，杏仁 6g，细辛 3g，黑附子 9g，白术 12g，苍术 6g，薤白 20g，红花 3g，全瓜蒌 30g。

　　这个处方药味不少，效果还是非常理想的。患者前后大概吃了 1 个月，疼痛消失，非常高兴。

※ 病案 2

　　一位 72 岁的女性患者，带状疱疹后遗痛的高发年龄是 60 岁到 80 岁，其他的年龄段也有，但是最高发的年龄段就是 60 岁到 80 岁，说明身体虚弱是最主要的一个因素。20 岁到 50 岁的青壮年得的最少。这位老太太两年半前，突然感觉到右胸到后背烧灼样的疼痛，开始时痛的轻，没在意，就没当一回事。后来疼痛越来越重了，到最后痛得哇哇大哭，家里人赶紧把她送到医院里去，治了 1 个半月，疼痛没有减轻，患者对疼痛已经非常害怕了，都想自杀了。她的右胸到后背感觉到烧灼状、针刺状，还有摩擦状疼痛，衣服都不能碰了，痛到没法吃饭，没法睡觉。

　　患者舌质红，舌苔腻，一手脉有力，一手脉无力，齿痕舌。一手脉有力，一手脉无力，是虚实夹杂证；患者齿痕舌，脉无力，是气虚，首选补阳还五汤。患者舌质红，舌苔腻，是湿热，带状疱疹后遗痛首选麻黄连翘赤小豆汤。患者胸胁疼痛，柴胡剂，又大便干，大柴胡汤。通过腹诊，发现患者的肚脐左侧有压痛，处方桂枝茯苓丸。患者背痛，是胸痹病，处方瓜蒌薤白半夏汤。

　　综上所述，我们把金匮病病脉证治的处方，还有伤寒病病脉证治的处方合起来，就是这个患者的治疗方案。

　　处方：补阳还五汤合麻黄连翘赤小豆汤合大柴胡汤合桂枝茯苓丸再合瓜蒌薤白半夏汤。黄芪 120g，红花 3g，赤芍 5g，地龙 3g，桃仁 3g，当归

3g，麻黄 9g，连翘 15g，赤小豆 30g，杏仁 6g，大枣 5 个，桑白皮 30g，生姜 5 片，炙甘草 6g，柴胡 24g，黄芩 9g，炒枳实 9g，半夏 9g，白芍 9g，大黄 5g，桂枝 9g，茯苓 9g，牡丹皮 9g，全瓜蒌 30g，薤白 15g。

　　患者吃了 20 剂后，疼痛消失。喝药期间，患者大概吃了 3 剂以后腹部胀，这是黄芪量大时常见的副作用，遂在她的处方里加了 5g 的陈皮，之后腹部胀就消失了，再也没有出现过。这个患者的疗效还是非常令人满意的。

　　上面讲了两个病案，一个寒湿，一个湿热，这是临床最常见的两个类型，其他的类型就不讲了。

　　以前我讲的都是简单的情况，没有讲复杂的情况，但实际上，到临床上一治病就知道了，几乎所有的疑难病、慢性病都是需要合方的，没有很单纯的病，很少很少，都是需要合方的。虚实夹杂，寒热错杂，这些问题都出来了。

　　大家就感觉到了，我们用的方越来越大。其实不是我们用的方越来越大，而是因为疾病现在就是这么复杂。我们没有办法，只能这样去做，而且这样的效果是好的，用过就知道了。包括以前我讲的更年期大合方，你自己组一个方，是不行的，解决不了问题。我们治病，要以疗效为唯一标准。

临证问答

问：防己地黄汤中的防己，用的是汉防己还是木防己？
答：汉防己。

问：即墨黄酒是哪种类型的？
答：3 年的。

问：把带状疱疹后遗症的表证解决后，原先的疾病是否有大的好转？

答：当然了。

问：老师，多数带状疱疹的产生是因为身体无法及时把体内垃圾排出吗？尤其是年龄大的人身体偏虚。

答：是的。

问：赤小豆比较硬，是否应粉碎使用？有的医生说是用赤小豆发芽后晒干使用，是否正确？

答：麻黄连翘赤小豆汤用的时候，可以粉碎赤小豆。赤小豆当归散用的是发芽赤小豆。

问：用补阳还五汤时，这么大量的黄芪，是否应先单煎黄芪，然后以黄芪水煎其他药？

答：不用，是一起煮的。

问：老师，凡是疱疹，是不是湿气到皮下后无法及时完全排出后遗留的症状呢？

答：只要是疱疹，里面都是气。

之所以形成一个疱疹，就是因为这个疱疹里面是一股气体，这股气出不去。如果这股气儿能够出去，就不会形成疱疹了。疱疹实质上就是毛孔没有打开，所以把毛孔打开也是非常重要的。凡是由于冷导致的毛孔闭塞用麻黄。凡是因为热导致的毛孔闭塞，用蝉蜕。这两个是非常重要的开毛孔的中药。

我也分享一下治疗带状疱疹急性期的经验。（学员分享）

一般情况下，我首先用药线点灸，特别是有疱疹溃烂的，这时不能刺血拔罐。点灸一般都是围点，也就是围着疱疹点一圈，还有就是在疱疹处散点。点灸完后用拔毒散：雄黄三分、白矾一分、冰片一分，兑水摇匀，涂在整个疱疹区域，每天数次。经过这样处理，几天后溃烂处就会结痂。如果疼痛重的患者可辨证吃中药，但我一般不用，经我手治疗的，还从来没有后遗痛的。

问：拔毒散，有水疱的要刺破吗？水疱破损的也是直接外用吗？

答：刺破最好，有疱疹溃烂的也是直接涂，因为白矾是可以收敛水的。

二、脱发

※　**病案1**

李某，女，38岁，2021年12月12日初诊。

主诉：脱发，白头发增多，经期头痛。

刻诊：怕冷，汗出正常；口不苦，口有异味；大便干；手脚凉，腿凉，膝盖痛，膝盖凉；吃凉东西无不舒服；外阴痒，白带量多，质稠色黄味腥；纳可，睡眠尚可。舌质红，舌苔薄白，脉有力。腹诊，左少腹压痛。

予处方14剂，配合中成药。请大家思考，该用什么处方（提示：两个经方合方和一个中成药，答案见下文）？

2022年3月5日二诊：患者诉服药后，脱发明显减少，经期头痛有改善，白头发无变化，因疫情影响一直未来复诊，好不容易来了，想继续服药巩固治疗。

分析：腹诊左少腹压痛，桃核承气汤。脉有力，三阳病。手脚凉，腿凉，膝盖凉，四逆散。患者大便干，按照病脉证治的辨病辨证思路，可以选用大柴胡汤。因为桃核承气汤里有大黄，也有芒硝，而且这个患者主诉是四肢冰凉，膝盖凉，四逆散主要解决这些问题，所以没有用大柴胡汤。

另外大家要注意，龙胆泻肝汤里面的木通要用通草来代替，以后大家遇到需要用木通的时候，用通草来代替就可以。

答案：初诊处方四逆散合桃核承气汤。柴胡 9g，炒枳实 9g，白芍 9g，炙甘草 9g，桃仁 9g，大黄 4g，芒硝 6g，桂枝 9g。14 剂，配合龙胆泻肝丸一起吃。

临证问答

问：为什么不用白虎汤？四逆散呢？

答：白虎汤是脉滑而厥者，指的是手脚凉。

四逆指的胳膊和腿都凉。当一个患者不仅手脚凉，胳膊和腿也凉得时候，在脉有力的情况下，用四逆散。

问：仅关节凉算不算厥逆？

答：膝关节凉叫逆，不叫厥。

问：这个跟男性阴囊潮湿一样吗？

答：男性的阴囊潮湿，和女性的白带差不多，都是考虑寒湿或者湿热。

问：为什么外阴瘙痒，白带量多，质稠味腥，脉有力，就要用龙胆泻肝丸？

答：白带只要比较稠的时候，就要考虑到湿热的可能性，气味有点儿腥的时候，是有寒证在里面的，是寒热错杂的情况。患者舌质红，考虑湿热的可能性比较大，或者占的比例比较大，所以当时就推荐了龙胆泻肝丸。

问：这个病是不是三阳合病？

答：其实这个患者也相当于三阳合病，桃核承气汤，有桂枝又有大黄，四逆散里面有柴胡。

※　病案2

李某，女，61 岁（病案 1 患者的母亲）。2022 年 2 月 19 日初诊。

患者诉自己女儿服药后脱发好了，故来此就诊。

主诉：脱发，心慌气短。

刻诊：平素无明显怕冷或怕热，汗出正常。晨起口苦。大便黏。手脚不凉，吃凉东西不难受。外阴痒，无白带。手麻。心烦，胆小。睡眠差，纳可。舌质淡红，苔白腻，脉有力。腹诊无明显压痛。

予处方 14 剂。请大家思考，该用什么处方（提示：一个经方加两味中药，答案见下文）。

2022 年 3 月 27 日二诊：患者诉服药 3 天，脱发明显减少，心不烦了，睡眠好转，外阴痒也好多了；现在主要症状是晨起口气重，总想睡觉，大便黏。舌质淡红苔薄白，脉有力。原方不变，加量制成膏方。

分析：手麻，加鸡血藤。舌苔腻，加薏苡仁。脉有力，心烦，胆小，睡眠差，用柴胡加龙骨牡蛎汤。

我们学习经方，学习中医，学习时方，一定要学习诊断。以柴胡加龙骨牡蛎汤为例，可以治疗甲状腺功能减退，可以治疗抑郁症，可以治疗失眠，可以治疗脱发，可以治疗一千种疾病。讲再多的病案都没有意义，学会诊断才有价值，要学会在什么情况下用这个方，这才是我们学习中医的根本目的。

患者虽然心慌气短，但是脉有力，是实证，不是虚证。

答案：初诊处方柴胡加龙骨牡蛎汤加鸡血藤、薏苡仁。柴胡 24g，代赭石 30g，黄芩 9g，姜半夏 9g，党参 9g，桂枝 9g，茯苓 9g，龙骨 30g，牡蛎 30g，生姜 3 片，大枣 3 个，大黄 4g，薏苡仁 30g，鸡血藤 30g。14 剂。

临证问答

问：胆子小，可不可以合甘麦大枣汤？

答：甘麦大枣汤，不是用于胆子小，主要是用于爱紧张，爱哭。

问：用代赭石和大黄，会不会出现腹泻的情况？

答：用代赭石和大黄不会腹泻的，都是根据患者大便情况选择的剂量。

问：遇到柴胡加龙骨牡蛎汤证的人，诉很容易腹泻，是需要加干姜吗？

答：遇到柴胡加龙骨牡蛎汤证患者的时候，如果他吃了凉东西难受，拉肚子，是要加干姜的，是肯定要加干姜的。

问：湿热一定脉有力吗？

答：湿热不见得脉一定有力，湿热也可以出现脉无力。

问：舌质淡红，苔白腻，不用苍术吗？

答：这个患者到底是加苍术还是加薏苡仁，一般来说，我喜欢加薏苡仁，这是我个人的用药习惯，疗效大家也看到了，很不错。

问：用柴胡加龙骨牡蛎汤，有些人吃了会腹泻，但是就两三天，而且肚子不痛，这是怎么回事？

答：患者吃了药腹泻，只要腹泻之后不难受，都是好现象。很多人服药后，大便前肚子是有点儿不舒服，或者腹痛，但是一旦大便以后，就不痛了，也不难受了，觉得身上轻松了。不要看次数，两三次，五六次，根本没有任何关系，都是排毒的好现象。

一般患者大便五次以上肛门会疼痛，用温开水清洗，再抹红霉素软膏就不痛了，这个必须得处理。大便次数多的时候就会出现这个现象。

有些患者服药以后，出现大便增多，或困乏，或饭量突然大增，或放屁多，或身上痒，出痒疙瘩等，都是好现象。等治的患者多了就知道了，疗效越好，碰到这种情况概率越高。

这两个3天见效的脱发患者也是让我感到非常意外。看来脱发也不是必须得2周见效，3天也是可以见效的，对症以后，很快就能见效。

※　病案3

吴某，女，48岁，郑州人。2021年4月25日初诊。

主诉：脱发，易焦虑。

刻诊：平素无明显怕热或怕冷；无口苦；便秘；脚凉；可以吃凉食；小便正常，月经正常；睡眠尚可，纳可；舌质红，舌苔薄白，脉有力；腹诊：脐下压痛。

予处方14剂。请大家思考，该用什么处方（提示：两个经方合方，答案见下文）？

2021年5月15日二诊：脱发已愈，便秘好转；焦虑症状减轻。

分析：脐下压痛，选下瘀血汤。下瘀血汤里面是有大黄的，所以便秘的问题就解决了。脚凉，脉有力，同时又有焦虑。当时我也是考虑来考虑去，是用白虎汤，还是用四逆散？最后选择了四逆散，因为患者有焦虑的情绪。

答案：初诊处方四逆散合下瘀血汤。14剂。

临证问答

问：患者拉羊粪蛋样便，是阳明病吗？

答：①脉有力，属于阳明病，考虑承气汤。②脉无力，属于太阴病，考虑芍药甘草汤。

问：患者出了痒疙瘩怎么处理？止痒好难。

答：出了痒疙瘩不用处理。如果是排病反应，一般三五天或1周就下去了。只有重病，如癌症的时间才会非常长，20天，1个月的我都见过，不要去管这些痒疙瘩，搞下去就麻烦了。如果是一些小毛病，有的就出一两个小时，一两天，两三天，自己就下去了，所以一般不用处理。

※ 病案4

牛某，女，29岁，郑州人。2021年5月15日初诊。

主诉：脱发，焦虑。腰部以下时痒，挠后结痂，原处继续痒，但不流水；月经量少，生气后这种现象会加重，并会引起停经。

刻诊：平素怕冷，汗出多；口不苦；便秘，大便每周1次；手脚凉，吃了凉东西会不舒服；睡眠不好，多梦；舌质淡，苔薄白；脉无力；腹诊：胸胁苦满，脐右压痛，脐下压痛。

予处方14剂。请大家思考，该用什么处方（提示：五个经方合方，答案见下文）？

2021年6月5日二诊：脱发改善，睡眠好转，下半身痒减轻，大便现在3天1次。舌质淡苔薄白；脉无力。原方不变，巩固治疗。

分析：脐下压痛用下瘀血汤，脐右压痛用当归芍药散。胸胁苦满，这是柴胡剂，脉无力，用柴胡桂枝干姜汤。脉无力，睡眠不好，多梦，用桂枝加龙骨牡蛎汤。这里最需要注意的是下半身痒，腰以下的下半身痒，汗出又多，选择防己黄芪汤。

以腰为分界线的有三个处方：桂枝加黄芪汤、防己黄芪汤、牡蛎泽泻散。

答案：初诊处方柴胡桂枝干姜汤合当归芍药散、桂枝加龙骨牡蛎汤、下瘀血汤、防己黄芪汤。柴胡 24g，桂枝 9g，干姜 6g，黄芩 9g，牡蛎 9g，炙甘草 6g，当归 9g，天花粉 12g，白芍 15g，川芎 9g，泽泻 9g，白术 9g，茯苓 9g，龙骨 9g，生姜 3 片，大枣 3 个，防己 6g，黄芪 12g，桃仁 9g，大黄 4g，土鳖虫 6g。14 剂。

临证问答

问：脉无力，胸胁苦满，属于什么病，怎么选方？

答：胸胁苦满是柴胡剂，脉有力的方比较多。脉无力的就一个方，柴胡桂枝干姜汤合当归芍药散。

一个胸胁苦满的患者，脉无力的时候一定要选择柴胡桂枝干姜汤合当归芍药散。脉有力的选择小柴胡汤、大柴胡汤、四逆散或柴胡加龙骨牡蛎汤，都是可以的。

问：吃凉的难受，便秘，是无效症状吗？

答：脉无力的便秘患者吃凉东西难受，这是太阴病便秘。绝对不是大黄剂。

问：防己黄芪汤的舌象是什么？

答：凡是黄芪剂都有齿痕舌。所以，防己黄芪汤是有齿痕舌的。

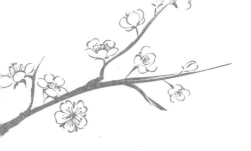

第7章 五官相关疾病

一、过敏性鼻炎

※ 病案1

闫某，男，55岁，郑州人。2021年4月2日初诊。

主诉：过敏性鼻炎十余年，季节交替时易发病。

刻诊：鼻塞，鼻痒，遇冷打喷嚏，流清水鼻涕。舌质淡红，舌尖稍红，苔薄白，脉有力。

予处方7剂，配合荆芥煮水外敷，盐酸萘甲唑啉滴鼻液滴鼻。请大家思考，该用什么处方（提示：两个经方合方，再加一味药，答案见下文）？

2021年4月9日二诊：鼻子症状减轻，基本不痒了，鼻涕减少很多，时有鼻塞。继续原方14剂。

2021年5月1日三诊：过敏性鼻炎症状基本消失，偶有鼻塞。予玉屏风颗粒善后。

分析：患者在季节交替的时候就会发病，季节交替的时候叫交节病作，考虑柴胡剂。《医林改错》里面用的是血府逐瘀汤来治疗交节病，我们采用了小柴胡汤。鼻子痒，鼻塞，打喷嚏，流清水鼻涕，这是过敏性鼻炎的症状，寒湿的情况下，要用小青龙汤。患者脉有力，舌质淡红，选小青龙汤；舌尖稍微有点红，小青龙汤加生石膏。大家记住，在很多的时候都需要加生石膏的，因为患者除了寒还稍微有点儿热，比如口渴，心烦，嗓子痛，或者舌尖儿有点儿红，或者有的患者虽然流清水鼻涕，但是偶尔还会流一点儿黄鼻涕，或流点儿白黏的鼻涕，这个时候就得加生石膏。

这个患者，采用了小青龙汤加生石膏合小柴胡汤。

一般的过敏性鼻炎吃20天药就好了。以前大家会看到一些书里面讲，小青龙汤不能天天用，用了就拔肾根了，就把人吃坏了，这个认知是错误的。

患者吃20天，什么事儿也没有。我经常让患者连续吃20天，就是针对这个病，这个证，所以该用就得用。先把患者的过敏状态、炎症给解决掉，这些症状消失之后，需要用中成药来除根，一般都是用玉屏风颗粒。好多过敏性鼻炎的患者是有齿痕舌的，我们把问题解决之后，就要用玉屏风颗粒来善后。

玉屏风散组成：黄芪、白术和防风。其实把玉屏风加到中药里，按说也可以。但是如果加到中药里，黄芪、白术和防风的量一定要小，因为量大了没有效，不但没有效，患者还会不舒服。

玉屏风散就是一个散剂，量非常小，长期吃一段时间，等身体抵抗力上来了，问题就彻底解决了。

过敏性鼻炎的患者通过治疗是可以除根的，比例还非常高。我治过的过敏性鼻炎患者，几千人是有的，绝大部分都除根了，所以大家不用担心除根的问题。

答案：初诊处方小青龙汤加石膏合小柴胡汤。柴胡24g，黄芩9g，姜半夏9g，生姜3片，大枣3个，炙甘草6g，党参9g，麻黄9g，桂枝9g，干姜9g，细辛3g，五味子6g，白芍9g，生石膏30g。7剂，配合荆芥煮水外敷，盐酸萘甲唑啉滴鼻液滴鼻。

临证问答

问：为什么没加苍耳子？

答：可以加。

问：有一点热为什么加的不是黄连？

答：小青龙汤化热时，常规都是加生石膏。

问：如果患者服药两三天后汗出了，后面的方子还要不要加麻黄？

答：患者汗出以后麻黄也是不减的，还是需要用的。只要加了生石膏，就不用担心汗出了就不能用麻黄了。

问：这里的半夏可以用生半夏跟法半夏吗？跟姜半夏有区别吗？

答：这里的半夏，用生半夏效果最好，但是没办法，不能用。用法半夏、姜半夏都一样，没有太大区别，但都没有生半夏效果好。

问：舌尖红一点可以加少量黄连吗？

答：一般患者有心烦的症状，才需要加黄连。

患者有点儿热，嗓子痛，小青龙汤一般加的都是生石膏。其实心烦的时候，胡希恕老先生加的也是生石膏。

问：半夏半升是多少克？

答：别去追究古今用量具体怎么换算了。只要记住，用姜半夏，别超过9g。我用的量都偏小一些，有时候按照一两等于3g用，效果也是非常好的。

问：生石膏的量挺大，30g是常规剂量吗？

答：生石膏30g，量不大，一般都要用到40g的。

问：黄连、栀子、石膏怎么鉴别？

答：黄连是舌尖红；栀子是舌尖的红点；石膏是嗓子痛，或者说舌苔有一点儿干燥。总之，嗓子痛一般我们都选择用石膏剂。

问：这个患者如果脉无力还是小青龙汤加减吗？

答：如果脉无力，可以小青龙汤合上真武汤。

※　病案 2

崔某，男，30 岁。2021 年 10 月 9 日初诊。

主诉：过敏性鼻炎数年。

刻诊：常年流清水鼻涕。时有额头、两边痛。怕冷，精神差。舌质淡，边齿痕，苔薄白水滑，脉无力。

予处方 7 剂。请大家思考，该用什么处方（提示：一个经方，答案见下文）？

2021 年 10 月 15 日二诊：服药后鼻炎症状减轻很多，精神好转，遇冷还会流鼻涕；舌质淡，边齿痕，苔薄白水滑，脉无力。继续原方 14 剂。

2021 年 10 月 30 日三诊：鼻炎症状基本消失，精神好转，晨起偶尔会打喷嚏。舌淡红，边齿痕，苔薄白，脉较之前有力了。原方继续服 7 剂巩固治疗。用玉屏风颗粒、《金匮》肾气丸善后。注意保暖。

分析：脉无力，精神差是少阴病。舌苔水滑，是少阴病里面的水分证，因此选择真武汤。这个患者就只选择了真武汤，没有合苍耳子散，也没有合小青龙汤，但是也取得了非常好的疗效。

临床上，如果一个患者两只手的脉都是沉的话，这个时候就只用里证的处方，不需要用表证的处方。这涉及脉浮和脉沉的问题，如果患者有一个部位的脉是浮的，比如在寸部有一个脉是浮的，那么肯定需要合上小青龙汤或者合上麻黄附子细辛汤。

这个患者在善后除根的时候，就用了玉屏风颗粒合《金匮》肾气丸。

答案：初诊处方真武汤。茯苓9g，白芍9g，生姜3片，白术6g，黑附子9g。7剂。

临证问答

问：为什么善后有时用玉屏风颗粒，有时用《金匮》肾气丸？

答：玉屏风颗粒，齿痕舌；《金匮》肾气丸，补肾。一般会同时用，这样肺脾肾同补。

呼吸系统的疾病，比如鼻炎，鼻为肺之窍，我们补的时候就要补肺。呼吸系统的疾病除根的时候肺脾肾都需要补。玉屏风散里面，有黄芪、白术，补脾、补肺的都有了；《金匮》肾气丸补肾，所以我们一般会选择同时用。

问：这个患者能合苓桂术甘汤吗？

答：苓桂术甘汤典型的症状是起则头眩。患者站起来以后病情会加重，躺下是舒服的。显然这个患者不符合这个特征。

问：脉无力，精神差，怕冷，不是少阴的表证吗？

答：麻黄附子细辛汤，是太阳病少阴病一块儿都有的，而且好多是不汗出的。

问：有打喷嚏，流清涕，鼻塞，就是不痒，是不是不考虑小青龙汤？

答：不痒的时候，一般不去考虑小青龙汤，那往往都是肾虚的表现，老年人里多见，这个时候就不要用小青龙去解表。

> **问**：有的人也是鼻炎，但常年不流鼻涕，时有额痛，脉无力，可考虑这个方吗？
>
> **答**：鼻炎伴有额头痛的是鼻窦炎，而不是过敏性鼻炎。这是两码事，治疗方案是不同的。
>
> **问**：舌苔偏干的能用小青龙汤吗？
> **答**：不用小青龙汤。

※ 病案3

孔某，女，48岁，郑州人。2021年10月30日初诊。

主诉：过敏性鼻炎数年。

刻诊：晨起眼睛痒严重。鼻子痒，偶尔流鼻涕。口不渴，心不烦，纳可，睡眠可，精神好。舌质淡，苔薄白，脉有力。

予处方7剂。请大家思考，该用什么处方（提示：一个经方，答案见下文）？

2021年12月11日二诊：患者诉服药7剂后眼睛痒明显好转，鼻炎症状减轻，遂按原方自己抓药2次再服14剂。现在眼睛已经不痒了，鼻炎也好了，此次就诊要求减肥。

分析：一个患者既有过敏性鼻炎，又有过敏性结膜炎，鼻子痒，眼睛也痒，这个时候要治眼睛。眼睛痒用桂枝麻黄各半汤，大家牢牢记住这点。这个患者就用了一个方，桂枝麻黄各半汤，然后都好了，好了就不用治了。如果说眼睛痒好了，鼻子痒没有好，那么再用小青龙汤。

答案：初诊处方桂枝麻黄各半汤。桂枝10g，麻黄6g，杏仁9g，白芍6g，炙甘草6g，生姜3片，大枣3个。7剂。

临证问答

问：桂枝麻黄各半汤除了治疗眼睛痒，还有什么情况可以用？

答：我目前总结的是，桂枝麻黄各半汤，用于眼睛痒，效果非常好。我们治疗皮肤病的时候，先看患者眼睛痒不痒，如果眼睛痒，这个时候就可以用桂枝麻黄各半汤；如果眼睛不痒，往往很多时候都不是桂枝麻黄各半汤，如果有热要加生石膏。

问：只要眼睛痒就直接用麻黄桂枝各半汤吗？

答：这个是临床上总结出来的经验。遇到眼睛痒的，就用桂枝麻黄各半汤，效果非常好。

眼睛痒和鼻子痒同时有的时候，先治眼睛，这是我临床上摸索出来的。我经常会碰到一些患者眼睛痒，鼻子也痒，还有哮喘，甚至还有荨麻疹，这个时候先选择桂枝麻黄各半汤，效果比较好。这都是从病例中摸索出来的。

问：眼睛痒，脉无力还能用吗？

答：脉无力，当然可以用，记得加补药。桂枝麻黄各半汤一般可能需要合上真武汤。这跟小青龙汤合真武汤的原理是一样的，和葛根汤合真武汤的原理也是一样的。

问：如果患者舌质红，口干，也加生石膏吗？

答：桂枝麻黄各半汤和小青龙汤一样，和葛根汤也一样，比如口渴，舌苔有点干，或者嗓子痛，加生石膏。

※　**病案 4**

张某，男，30 岁。2021 年 9 月 26 日初诊。

主诉：鼻炎数年。

刻诊：鼻子不透气，头懵，晨起打喷嚏，流清鼻涕，鼻甲肥大。肠胃不好，一吃凉东西就拉肚子。怕冷，怕风，手脚凉。舌质淡，苔薄白，脉沉无力。

予处方 7 剂，配合荆芥煮水外敷，盐酸萘甲唑啉滴鼻液。请大家思考，该用什么处方（提示：两个经方合一个时方，答案见下文）？

2021 年 10 月 3 日二诊：手脚凉减轻很多，最近不拉肚子了；鼻炎症状减轻很多，汗出多；舌质淡，苔薄白，脉无力。继续原方 14 剂。

2021 年 10 月 17 日三诊：鼻炎基本痊愈；头懵没有了，晚上偶尔会鼻子不通气，晨起偶尔会咳嗽；舌质淡红，苔薄白，脉较之前有力。原方 7 剂巩固治疗。玉屏风颗粒,《金匮》肾气丸善后。

分析：脉无力，是三阴病。手脚凉，是厥阴病。吃了凉东西难受，是太阴病。脉无力，又怕冷，是少阴病。患者是三阴合病。

三阴合病，有两套方案：一是当归四逆汤合吴茱萸生姜汤、附子理中汤。患者有鼻炎病史，合苍耳子散。二是柴胡桂枝干姜汤合当归芍药散，配上附子理中丸。

答案：初诊处方当归四逆汤合吴茱萸生姜汤、附子理中汤、苍耳子散。当归 9g，桂枝 9g，白芍 9g，细辛 3g，炙甘草 6g，通草 6g，生姜 3 片，大枣 3 个，吴茱萸 6g，黑附子 9g，干姜 9g，白术 9g，人参 9g，苍耳子 4g，白芷 9g，薄荷（后下）6g，辛夷 6g。7 剂。配合荆芥煮水外敷，盐酸萘甲唑啉滴鼻液。

临证问答

问：鼻炎能不能理解为表证？太阳病？

答：鼻炎可以理解为表证，太阳病。

问：鼻炎患者吃热的东西就流涕怎么办？

答：按阳明病治，可以用石膏剂，或者麻杏石甘汤，都是可以的，但肯定得用到石膏。

※ **病案 5**

刘某，男，10 岁。2021 年 10 月 12 日初诊。

患者家长诉：过敏性鼻炎。

刻诊：两个鼻孔交替鼻塞，打喷嚏、流清涕。张口呼吸，鼻甲肥大。睡觉爱翻腾，饭量小，尿频，胆小。舌质淡红，舌尖稍红，舌苔水滑。

予处方 7 剂，配合荆芥煮水外敷，盐酸萘甲唑啉滴鼻液。请大家思考，该用什么处方（提示：两个经方合方，再加两味中药，答案见下文）？

2021 年 10 月 19 日二诊：鼻炎症状减轻，效不更方。原方 14 剂。

2021 年 11 月 10 日三诊：鼻炎症状基本消失，张口呼吸好转，尿频好转。玉屏风颗粒善后。

分析：十来岁的小孩子，一般都考虑三阳病。可以说小孩子，99% 的都是三阳病，所以首先考虑小青龙汤。舌尖红，加生石膏。尿频等于小便不利，加茯苓，这是小青龙汤后面的加减法。饭量小，合小柴胡汤。所以最后用的是小青龙汤加石膏、茯苓合小柴胡汤。

答案：初诊处方小青龙汤加石膏、茯苓合小柴胡汤。麻黄 4g，桂枝 6g，白芍

6g，炙甘草 4g，干姜 6g，细辛 3g，五味子 4g，姜半夏 6g，茯苓 6g，柴胡 12g，黄芩 6g，生石膏 10g，人参 4g，大枣 3 个，生姜 3 片。7 剂，配合荆芥煮水外敷，盐酸萘甲唑啉滴鼻液。

二、口臭

口臭虽是个小毛病，麻烦却不少。不少口臭患者自卑、抑郁，有社交恐惧症，到处求医，严重影响了生活和工作。开始时我并没有重视口臭，只是后来有不少口臭患者向我求助，我才发现原来有这么多患者。我在治疗过程中积累了一些经验，现在分享给大家，以后碰到口臭的患者时，知道该怎么治，别再走错路。

口臭的患者，一般都是有很长一段病史的，短的几个月、一两年，长的十几年、二十多年，我都见过。

※ 病案 1

患者，男，36 岁。主诉口臭 8 年。

服用过甘露饮、三仁汤、藿香正气散、凉膈散、大承气汤等，当然也服用过很多医生自拟的验方，里面基本都有藿香、佩兰、石菖蒲等药物。据他自己讲，吃的中药不计其数，但从来没有见过效。他是非常相信中医的，是一个"中医红"。所以我们中医要自强，要努力钻研，给患者治好病，这才是解决目前中医困境的最好办法。

口臭给这个患者的工作和生活带来了巨大的不便，只要出门就戴口罩，从来不敢把口罩摘下来。他自己开玩笑说，夜里睡觉的时候，都能把自己臭醒。可见痛苦是非常大的，我们要体谅患者，每个患者的痛苦都是真实存在的。

有一句话叫真实不虚，患者在讲他的痛苦的时候，实际上远远达不到他真正痛苦的程度，他描述不出来。我们作为医生要有菩萨心，要体

243

谅患者，要有一颗为患者解除病痛的心。

患者脉无力，是虚证，凉膈散、大承气汤等都是治疗实证的，治疗虚证肯定是不会见效的。这就是诊断错误了，上来就诊断错了，用药肯定也错误了。

患者舌质淡，舌苔湿润，是寒证，不是热证，所以三仁汤、甘露饮这些清湿热的处方是绝对不可能见效的。

从脉象、舌质、舌苔来分析，患者是虚寒证，没有火，也没有热毒，以前用的那些清热解毒的处方，全部都是错误的，只会给患者造成二次伤害，患者吃了药从来没有见过效就自然而然了，大方向就错了。患者是虚证，给当成实证来治疗，寒证给当成热证来治疗，是不可能见效的。对患者来说，这样的治疗不如不治疗，不治疗病情还没有这么顽固，还更容易治。最起码不治疗对患者的脾胃是有好处的，不用吃那么多苦水了。一些苦寒的清热利湿解毒的中药，个个都是非常苦的，患者喝了以后感觉也不好。

病脉证治：病，少阴病；脉，脉无力；证，口臭、怕冷、精神差、胃灼热；治，四逆汤合吴茱萸汤。

处方：四逆汤合吴茱萸汤。黑附子9g，干姜20g，炙甘草20g，红参20g，吴茱萸6g，大枣3个，生姜3片。

疗效：吃了1剂药之后，口臭就减轻了，患者欣喜若狂，说万万没想到会见效这么快。吃了12剂药，胃灼热、口臭症状完全消失，患者接着又吃了18剂药，精神大振，生龙活虎，开开心心地上班去了，像完全变了一个人似的。没有口臭了，自信心回来了，敢和人讲话了，也敢和人交往了，这在以前对他来说是不敢想的事情。

这个病案说明了中医诊断的重要性，寒热、表里、阴阳、虚实要诊断清楚，也说明了我们病脉证治的正确性和准确性。我们诊断为少阴病之后，直接就选出了正确的处方，迅速地给患者解决问题。经方是有原则的，大家学习了病脉证治以后，见到同一个患者，就会开出同一个处方来，这就是可重复性。我们中医治病，不能靠蒙，不能靠猜，不能靠想象，不能靠运气，要靠我们的本领，要靠病脉证治，要准确，要精确。治疗方向错了，就会离痊愈越来越远。

※　病案 2

患者，女，21 岁，正在上大学。因为口臭 1 年多来就诊。

她自己也说不清楚为什么就有了口臭。平时大便干，现在口臭，认为是便秘导致的，用过保和丸、复方芦荟胶囊、麻仁润肠丸一类的方子。用了以后，大便暂时通了，但停药以后仍然会大便干，并且口臭没有一点点改变。从此她就不敢和人交往了，变得沉默寡言，同学们都叫她怪人，她心里的痛苦，可想而知。

本来谈了一个男朋友，有了口臭之后，也分手了，所以她就下决心一定要治好口臭，因为这个病花了不少钱，也吃了不少药，口臭却日益加重，心里的压力越来越大。她来了以后反复地问到底能不能治好，到底还有没有希望，是不是一辈子就这样了。

分析：大便干，不大便就会肚子难受，吃了辣椒以后，口臭加重，这是阳明病，大黄剂。下肢凉，两条腿都是凉的，脉无力，这是少阴病，附子剂。平时不敢吃凉东西，吃了凉东西之后胃痛，这是干姜剂。

病脉证治：病，少阴病，太阴病，阳明病；脉，脉无力；证，口臭、大便干、下肢凉；治，附子理中汤合大黄附子汤。黑附子 9g，干姜 20g，甘草 20g，白术 20g，红参 20g，大黄 6g，细辛 3g。7 剂药。

细辛煮药时一定不能盖盖子，而且煮药时间一定要保证水开了之后超过 30 分钟，这样才安全。有的人吃了细辛会感觉到嘴麻，我也喝过细辛，确实会嘴麻，一般两三分钟嘴麻就消失了，大家不要害怕。

疗效：服药当天大便 5 次，大便通畅。虽说大便了 5 次，但是不难受。患者大便以后非常舒服，这是排病反应。第二天早上口臭顿时就减轻了，1 周以后症状消失。又坚持吃了 20 多天才停药，患者还不愿意停，说好不容易见效了，一定要把它根治。吃了 1 个月以后，让她平时吃附子理中丸以善后。

2 年后她因为月经不调再次就诊。我专门问了她口臭的问题，她说口臭一直没再复发，非常开心。

这是一个口臭伴有便秘的患者，同样也是虚寒，但是夹杂了便秘，就更加容易误导医生。本来好多医生就认为是便秘导致的口臭，这一下子就更容易误诊误治了。中医治病诊断为王。前面的两个病案，都是虚寒的病案。为了更全面的治好口臭患者，我再给大家讲一些其他类型。怕大家被我误导，好像口臭只有虚寒类型的，这是不可能的。临床上，对一个症状来讲，一定是有实证，有虚证，有寒证，有热证，这是亘古不变的真理。

※ 病案 3

患者，男，7 岁，口臭。

嘴巴里的味道特别大，孩子的父母说口气比较重。这个小孩子平时几乎不吃蔬菜，喜欢吃肉，无肉不欢。吃得多，大便干，舌质红，舌尖也红，舌苔黄厚腻。这是网诊的一个患者，没有把脉，就重点问了一下症状，还看了一下舌苔。

小孩子的扁桃体经常发炎，这一次又发炎了，嗓子还痛。以前都是输液，现在家长不愿意让孩子到医院去，想通过吃中药来解决问题。

根据患儿的病情、舌苔、舌质，诊断为湿热病。

处方：新加升降散合三仁汤。同时让孩子少吃肉，清淡饮食，饭量也要控制一下。栀子 9g，淡豆豉 9g，连翘 12g，大黄 2g，通草 2g，竹叶 6g，姜黄 3g，僵蚕 5g，蝉蜕 3g，白豆蔻 2g，杏仁 3g，薏苡仁 9g，滑石

3g，厚朴 2g，姜半夏 2g，薄荷 3g。

薄荷到最后只煮 1 分钟。其他药煮 19 分钟之后，把薄荷放进去再煮 1 分钟就可以（后下）了。这个药是只煮 1 遍的，不煮第 2 遍。每天喝 2 次，需要煮 2 剂药，泡 20 分钟，水开以后再煮 20 分钟。

疗效：给患者开了 3 剂药，但他每天只吃 1 次，吃了 3 剂以后扁桃体炎症消失，口臭、口气消失，舌苔变成薄白，然后我让其间断服用一段时间。

小孩子口臭最常见的就是这种类型，与吃得好、吃得多、吃肉等食积有密切关系。大家要牢牢记住，不同年龄段疾病的类型，是有重大区别的。小孩子的口臭最常见的类型是新加升降散，以它为底方进行合方和加减。

※　病案 4

患者，女，28 岁，口臭三四年。

据她自己讲，平常抽烟又喝酒，饭量还比较大，特别爱吃肉，奇怪的是不长胖。正因为她不用担心减肥的事情，所以平常就毫无顾忌，想吃就吃，想喝就喝。平时牙龈容易出血，口臭熏人。

刻诊：怕热，不怕冷，超级爱汗出。口渴、爱喝凉饮料，喝了觉得透心凉、觉得舒服、觉得爽、觉得快乐，所以不停地喝。脉有力，舌质红、舌苔干燥。

分析：脉有力，是实证，舌质红、舌苔干燥，是热证，这是一个实热证的患者，是阳明病，白虎加人参汤证。

病脉证治：病，阳明病；脉，脉大有力；证，口渴，怕热，爱汗出；治，白虎加人参汤。

处方：白虎加人参汤。生石膏 60g，知母 18g，山药 18g，甘草 12g，西洋参 6g。

　　大家注意，在经方里面，用石膏的时候都是生石膏，但是不用块状的，要把它敲碎，用布包好了和其他药一起煮。

　　这里用山药代替了粳米，这是张锡纯老先生的经验。我们平常开药的时候，让患者加大米很不方便。倒不是缺大米，而是大米煮的时候非常容易糊，需要不停地搅拌。用山药有时候也会糊，但糊的概率就比较低了。

　　这个患者是不用红参的，因为患者本身就是实热证，红参也是热的。改用西洋参。注意，西洋参不要去另煎兑入，要和其他药一起煎。不管药便宜还是贵，就是要一起煎。煎煮的过程中，药与药之间会产生相互作用。单独煎出来再兑进去，是会影响效果的。我的用药特点就是这样，不管人参也好，西洋参也好，贵也好，便宜也好，都是一起煮的，不会要求另放，也不会要求另煎。

　　疗效：9剂药吃完以后口臭消失，饭量也下降了，没有以前吃的多了。这个患者胃火特别旺盛，所以才吃得多，用了白虎加人参汤以后，胃火就小了，或者说就没有胃火了，自然饭量就下降了。然后继续用药巩固治疗。

口臭的患者里有食积类型的，小孩最常见；也有胃火旺盛的阳明病类型，就像这个女青年。之所以先讲虚寒类型，是因为虚寒类型的口臭在临床经常被误诊误治。可以说，凡是病了好多年的，往往都是这个类型。所以我才反复的强调病脉证治：坚持正确的程序，才能得出正确的处方。

※　病案5

　　李某，女，31岁，口臭9个月，有口苦，早上最明显。为了治疗口臭找了很多专家，包括北京几个非常出名的医生，吃了以后都没有效果，仍然口臭、口苦。我看了一下她以前的处方，大柴胡汤、龙胆泻肝汤、藿香、佩兰等之类的，用了很多，显然都是按照少阳火旺治疗的。问题是不见效，没有效就说明是错误的。在治病的时候，出考题的是患者，答试卷的是医生，患者吃了不见效，那就是零分。

刻诊：脉沉无力，双下肢凉，这是典型的少阴病。舌质淡胖，边齿痕，这是寒证。舌苔水滑，这是水分证。

病脉证治：病，少阴病水分证；脉，脉沉无力；证，双下肢凉，口臭，口苦；治，真武汤。

处方：真武汤。茯苓30g，白芍30g，白术20g，生姜30g，黑附子9g。

我用的是中等的剂量。因为患者误诊、误治太多了，太长时间了，我担心剂量小了无济于事。

疗效：患者半个月痊愈，口臭、口苦全部消失了。又吃了半个月进行巩固。虚证的患者一般都需要吃好长一段时间的药才能达到除根的目的，而实证的患者往往几天就可以解决。

我也看到网上有卖口臭丸、口臭口服液、口臭胶囊一类的，里面全都是香药，比如沉香、檀香、藿香、木香，还有玫瑰花、代代花等。说得天花乱坠，他们的理论就是要用香来治臭，这简直太可笑了。我国人口众多，口臭的患者自然也多。大家见了口臭的患者要认真诊断、仔细分析，病脉证治正确用药，给患者解决痛苦。

临证问答

问：真武汤和附子汤都是治疗少阴病的吗？怎么鉴别使用？

答：真武汤和附子汤都是治疗少阴病的处方。

鉴别：附子汤，背恶寒；真武汤，背不恶寒。

问：口臭病案 2 里附子理中汤合大黄附子细辛汤，里面的大黄不是后下的吧？

答：不是后下的，是一起煮的。

问：用大黄都不后下吗？

答：看原文的要求。

问：最后一个病案不管口苦这个症状吗？为什么不是少阳病？

答：口苦的同时必须脉有力才是少阳病；口苦，脉无力，是厥阴病。

厥阴病合并少阴病时，先治少阴病，所以用真武汤。用了之后都痊愈了，就不再调换处方了。当一个患者既有厥阴病又有少阴病的时候，先治少阴病，这是大原则，希望大家记下来。如果治了少阴病，厥阴病同时好了，就不再治了。很多时候会出现，少阴病治好了，厥阴病也好了，那就不用治了。

问：手脚凉和四肢凉，患者能区分的很具体吗？比较好区分吗？

答：患者当然能区分得很清楚。

问：最后一个案例，舌淡胖，齿痕都是真武汤证的阳虚证吗？

答：判断患者阳虚的唯一标准就是脉无力，怕冷。大家记住这个金标准，其他都是辅助诊断的。

问：厥阴病和少阴病都是脉无力吗？二者是手脚凉的程度上有区别吗？

答：厥阴病和少阴病都是脉无力。

厥阴病，手脚凉；少阴病，四肢凉。不是手脚凉的程度有区别。

手脚凉指的就是手和脚，不包括胳膊，不包括腿，大家记住这句话。

四肢凉指的是胳膊和腿，不包括手和脚。这是有严格区分的，患者是能够感觉出来的，腿凉还是脚凉，患者感觉很清楚。

有的患者会出现手凉，脚凉，胳膊凉，腿也凉，这个时候，就是我们讲的既有少阴病又有厥阴病，先治少阴病。

简单来说，手和脚就是手和脚，四肢指的是胳膊和腿，不包括手和脚，是非常严格的。在经方里面，这是非常重要的一个概念。

问：吴茱萸要不要单独用水煮几分钟再冲洗一下？然后跟其他药一起泡煮；还是直接跟其他药一起泡煮就可以？

答：吴茱萸量小时直接一起煮；量大时，最好开水烫 7 遍再一起煮。

吴茱萸的问题也是临床非常现实的一个问题。量小的时候一起煮就可以了，不会有任何问题，因为吴茱萸非常不好喝。量大的时候一定要用开水烫 7 遍之后，这时候就叫淡吴茱萸了，然后再和其他药一起煮。

问：脉有力和脉无力，如寸关有力，尺无力，该如何辨六经？

答：脉有力，脉无力，对同一只手来说，不要去分辨寸关尺，就是看三个手指头按到沉位的时候，你感觉到的是有力还是无力。对于同一只手来说，寸关尺要有力都有力，要无力都无力，因为我们取的是沉位。

问：附子是不是都不用先煎？

答：关于附子的问题，我一般用的都是黑附子，黑附子在 9g 之内不用先煮。量大了，超过 9g，可以先煮 1 个小时。如果在药房开处方的话，药房都会先煮，不管几克都会先煮，就是怕出事。

问：白虎汤里的生石膏有必要先煎吗？

答：不用，但是石膏要打碎后再煮。

问：小儿顽固性便秘，很多舌会有草莓点，用承气汤类当时有效，但停药后会反复，该怎么解决？

答：一律用新加升降散。

问：厥阴病，上热下寒，用柴胡桂枝干姜汤；寒热错杂，用乌梅丸；当归四逆在什么情况下用呢？

答：只寒不热，用当归四逆汤。

问：有心脏问题可以用麻黄剂吗？担心出问题。

答：用杏仁、防风和紫苏叶代替麻黄，也可以用荆芥和防风来代替。

三、眨眼症

现在的小孩子患眨眼症越来越多了，有不少人认为是炎症，用消炎的眼药水治疗，但没有效果。很多患者用了各种各样的滴眼液，如环丙沙星滴眼液、利福平滴眼液之类的，确实没有效果。还有人认为是眼睛干燥引起的，就用硫酸锌尿囊素滴眼液，也是没有效果。

眨眼症又名儿童眨眼症。主要见于儿童，我个人的临床经验也验证了这一点。又称眨眼综合征，只要挂上综合征这三个字，就表明了治疗效果不好。比如多囊卵巢综合征、白塞综合征，现在又提了眨眼综合征，这就是承认效果不好。

有的医生居然用抗焦虑、抗抑郁的精神类药物来治疗，认为频繁的眨眼睛是精神类的疾病，这样治疗导致后果十分可怕。

临床也做了很多的研究，病因学方面有的认为是铅中毒，有的认为是小儿抽动症，有的认为是眼部的慢性炎症，有的认为是玩电脑、手机游戏时间过长导致。

眨眼症临床表现：双眼频繁眨动不能自主，伴有眼痒、眼干涩、眼睛怕光、眼睛疼痛等。

这个眨眼症是指眼睑的眨动不受人为控制，不是说想不眨眼睛就可以不眨的，患者自己是控制不住的。

临床上儿童最常见，轻的两个眼睛外观是正常的，严重的会出现上眼睑结膜血管模糊、滤泡形成、球结膜充血、角膜混浊、水肿等症状。不少的小孩子除了频繁的眨眼之外，还不停地揉眼睛，使劲地揉，大人心疼的不得了。

※　病案1

一个9岁的男孩，不停地眨眼睛、揉眼睛。在看病的十几分钟期间，几乎不停地在揉眼，揉了这只揉那只，用手揉，用袖子揉，两个眼睛揉得通红。真担心他把眼珠给揉坏了，他爸爸在那看着也没办法，管不了。

我问他："你是不是眼睛痒啊？"他回答："是啊。"

诊断为过敏性结膜炎导致的眨眼睛。

分析：脉有力，是三阳病。口不苦，排除少阳病。眼睛痒，诊断为太阳病。舌尖红，说明内里有热，阳明病，加了生石膏，患者大便正常没有用大黄剂。

病脉证治：病，太阳阳明合病；脉，脉有力；证，眼睛痒，舌尖红；治，桂枝麻黄各半汤加生石膏。桂枝10g，麻黄6g，白芍6g，生姜6g，炙甘草6g，杏仁6g，大枣3个，生石膏20g。

疗效：吃了7剂药之后，眨眼停止，也不揉眼睛了。

眼睛只要不眨，特别是不揉眼睛之后，两眼的通红，眼睛的结膜受到的伤害，如水肿、滤泡等慢慢就好了。如果一直不停地揉眼睛，眼睛外面的这些器官组织肯定会一直受到伤害。用了7剂药，小孩子的眨眼症就好了。

看起来是一个小小的疑难病，但是通过病脉证治之后，判断为桂枝麻黄各半汤加生石膏，7天就痊愈了。

第 23 条　太阳病，得之八九日，发热恶寒，热多寒少，其人不呕，清便欲自可，面色反有热色者，未愈解也，以其不得小汗出，身必痒，宜桂枝麻黄各半汤。

说明一下，"身必痒"就是身体痒，包括了全身，眼睛痒也是全身痒的一部分，所以桂枝麻黄各半汤可以治疗身体每一个部位的痒。

有时候见到了全身痒的，容易诊断为桂枝麻黄各半汤，但见到单纯的眼睛痒时就忘记了，见到了单纯的耳朵痒时就忘记了。我以前提过一个概念，非常重要。在经方里面，大包括了小，整体包括了局部，一定要有这个经方思维，才能够正确地理解经方，应用经方。

在第 23 条里面提到了"其人不呕"，这是医圣为了排除少阳病，"清便欲自可"这是为了排除阳明病里面的大黄剂。根据条文，用了桂枝麻黄各半汤。

※　病案 2

一个 5 岁的女孩，眨眼症。平时她有慢性扁桃体炎。

现在很多小孩患有扁桃体炎，我觉得三个小孩子里面就有一个患慢性扁桃体炎。小孩子得了慢性扁桃体炎之后，动不动就会发作急性的扁桃体炎，高热，嗓子痛，扁桃体非常肿大，非常红，舌尖上都是红点。以前我专门讲了一节课叫温病开讲，讲过这个情况，这种情况下用新加升降散，最好合上保和丸。小孩子生病后十之八九有食积，只要小孩子生病，常规的可以用保和丸。

慢性扁桃体炎，舌尖红，都要用新加升降散。

这个女孩也是这样，来了我一看，眨眼症，再一看，扁桃体肥大，再看舌头，舌尖的红点十分明显，舌苔厚腻。

诊断：温病。

处方：新加升降散配合保和颗粒。栀子 9g，淡豆豉 9g，姜黄 3g，大黄 2g，薄荷 4g，连翘 9g，僵蚕 6g，蝉蜕 6g。

薄荷最好是后放，到最后 2 分钟的时候放。

之所以不用保和丸而用保和颗粒，是因为小孩生病，要尽量保护脾胃，要注意喝药时候的口感。保和丸对于一个 5 岁的小孩子来说有时候咽不下去，咽不下去就用保和颗粒，甜丝丝的，里面大部分都是糖，这样喝药就方便了。当然有的人会说，为什么不用新加升降散合上保和汤呢？合到处方里不是更方便吗？说得有道理，也是可以直接开到一起的。

疗效：吃了 12 剂之后，小孩的眨眼症就停止了。

这还是一个表证，眨眼症从各个角度来看就是一个表证，把表证给解决了，眨眼睛就停止了，疾病就治好了。

治疗疾病我们要抓住根本性的东西，不要去想当然的用病因学、病理学做参考，参考的价值并不大，还是老老实实地做我们的纯中医，做我们的经方医生，做我们的病脉证治医生。

※ 病案 3

一个 7 岁的女孩，眨眼睛。不停地眨，扑闪扑闪的，关键是不停，这让家长非常的揪心。家长说这种情况大概持续 2 年了，各种治疗就是不见效。

这个女孩平时怕冷，衣服比别的小孩子穿得都厚。我看了一下小孩子的舌头，舌质红，舌苔腻，脉有力，口不苦，大便黏，轻易不汗出。汗出没有别的小孩子多，夏天的时候跟别的小朋友一块打闹着玩，人家出的浑身大汗，她就出一点点的汗。

患者到底是汗出多是汗出少，还是汗出正常。我们问诊的时候要详细地问，主要是和同龄的其他人对比。再比如是否怕冷，就看穿的衣服，也可以通过对比来问。还有问患者怕冷还是怕热也是有技巧的，看起来

255

非常简单的一件事情，我们更要精心细致地把它做好。

这个女孩脉有力，小孩的病基本上都是三阳病，只有很少的一部分是三阴病，一般还都是医院制造出来的三阴病。当一个小孩的脉象无法判断是实证还是虚证的时候，一般先按照实证来治疗。这个小孩轻易不汗出，怕冷，脉有力，这是麻黄剂。舌质红，舌苔腻，大便黏，这是湿热。

湿热表证用麻黄连翘赤小豆汤，大家牢牢记住这个经验。一个有太阳表证的人同时又有湿热，就选用麻黄连翘赤小豆汤。

第 262 条　伤寒，瘀热在里，身必黄，麻黄连翘赤小豆汤主之。

这里的"伤寒"就是指的有表证。

麻黄 6g，连翘 6g，杏仁 6g，赤小豆 30g，大枣 6 个，桑白皮 30g，生姜 6g，炙甘草 6g。麻黄连翘赤小豆汤处方是很容易记住的，肯定有麻黄、连翘和赤小豆。麻黄、连翘、杏仁配上姜草枣，都是用 6g，加上赤小豆、桑白皮各 30g，非常容易记忆。

这个女孩也是吃了 7 剂之后眨眼睛就痊愈了。之后改为吃薏苡仁粉、赤小豆粉善后。

善后时，湿热类型的就用薏苡仁粉和赤小豆粉，两个都是食品，非常安全也非常有效。

小孩子眨眼睛实际上就是眼睛痒，由于眼睛痒，所以不停地眨眼睛。眼睛痒是表证，是太阳病。因此治疗眨眼睛就是治疗表证，就是治疗太阳病。桂枝麻黄各半汤、麻黄连翘赤小豆汤都是治疗太阳表证的处方，有表先解表，在小儿眨眼症这个疾病里面，再一次得到了充分的证明。好多的疾病都是表证，当看到一个病或者疑难病时，先看有没有表证。有表先解表这五个字看似很简单，但是要把这些解表的处方用好用对可不简单。

临证问答

问：眨眼有可能属痉病吗？是否有可能用到痉病的处方？

答：有可能属于痉病。有可能用到。瓜蒌桂枝汤就是解表的，葛根汤也是解表的。如果有大便干，解表后还可以用大承气汤。

问：越婢汤使用要点是什么？

答：越婢汤属于外寒里热，属于风水病。麻黄连翘赤小豆汤属于外寒里湿热，属于黄疸病。

问：我治疗过一个13岁小姑娘，频繁眨眼。她母亲说能用的药都用过了。还是不停地眨眼睛，发酸，鼻子不通，不爱汗出，不怕冷，怕热，食欲好，舌淡苔薄。当时摸脉是脉浮缓，所以用了桂枝汤，5剂，效果很好，迅速就不眨眼了。

但是后来又出现了反复，我认为她可能是吹了海风导致的，还是用桂枝汤为主，又治疗2周，后来患者没再来，不知道是否根治。现在来看，是不是也应该考虑麻黄剂，用桂枝麻黄各半汤加石膏效果才更好。

答：鼻子不透气，属于麻黄剂。怕热，属于石膏剂。不过也可能孩子痊愈了。总之，这个病案可以先考虑用中药按表证治疗，就可以治好。

问：我治疗过一个5岁女孩，嗓子一直"吭吭吭"。之前用群里其他同学的经验，桂枝加厚朴杏子汤，我自己还根据当时情况用过半夏厚朴汤，麦门冬汤，感觉都很有效，尤其前两个方子，服用期间，明显变好。但就是不除根，反反复复，这样的情况该怎么处理呢？

答：这个属于鼻炎导致的慢性咽炎，必须要荆芥外用，滴鼻净（萘甲唑啉）或者苍耳子油滴鼻。同时病脉证治处方合上苍耳子散才能彻底治愈。

患者的表现是清嗓子，是咽炎，但根源是鼻炎，是鼻窦炎，治病求本。无论中医还是西医，都要治病求本。

问：我觉得似乎小朋友的眨眼睛、清嗓子以及多动症，都跟小朋友的压力有关。会不会家庭压力不解除，这种问题就容易反复？

答：关系不大。

问：过敏性紫癜首选桃核承气汤，小孩子的过敏性紫癜也是吗？出现了血尿也能用吗？

答：是的。出现了血尿也能用，可以合猪苓汤。脉有力，舌淡，体格健壮的，血尿，桃核承气汤合猪苓汤。

问：善后时补肾，补脾，补肺等，都用哪些处方或者中成药？

答：补肾一般是金匮肾气丸，补脾一般是补中益气丸，补肺一般是玉屏风颗粒。

问：过敏性紫癜，脉无力，伴尿潜血，用什么方？

答：桃核承气汤合猪苓汤，再加补药。

问：患者没有齿痕舌，但有乏力，气短，能用黄芪吗？

答：脉无力，就可以。

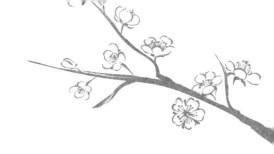

第8章 方证实战拓展

一、温经汤实战拓展

※ **病案1**

许某，女，42岁，郑州人。2021年3月7日初诊。

刻诊：痛经，月经每次提前7～10天；白带量多，质清稀无味；腹部凉，有宫颈囊肿；无妇科炎症，无胃病。嘴唇干，起皮；纳可，睡眠可，大小便正常。舌质淡，苔薄白，脉无力。腹诊：脐右压痛。

予处方14剂，经期服少腹逐瘀颗粒。请大家思考，该用什么处方（提示：两个经方合方，再加薏苡仁，答案见下文）？

2021年6月20日二诊：痛经好多了，腹部不凉了，白带量不多了；月经提前5～7天，较前好转；复查宫颈囊肿缩小。原方制成药丸继续服用。

分析：肚脐右侧压痛用当归芍药散，有囊肿加薏苡仁。我治疗囊肿最喜欢薏苡仁，再加上皂角刺，这个患者如果加上皂角刺效果应该会更好。

巧克力囊肿和别的囊肿都不一样。巧克力囊肿是子宫内膜异位症的囊肿，按照子宫内膜异位症用小建中汤、当归建中汤、黄芪当归建中汤来治疗。其他的囊肿除了用水分证的处方，比如当归芍药散、五苓散这一类，还要常规的加薏苡仁和皂角刺。

患者用的是温经汤，选温经汤是因为她的嘴唇干。腹部凉用少腹逐瘀颗粒。女性月经不正常的，不管痛经，月经提前，还是白带，或其他妇科问题，嘴唇干的时候，都用温经汤。我们治病，都是按照规则来治疗的。肚脐右侧压痛用当归芍药散，女性腹部凉用少腹逐瘀颗粒，有囊肿的用薏苡仁，女性月经不正常，嘴唇干，用温经汤。

囊肿是可以在很短的时间内消失的，如果水平高的话，可能 7 天就能消失，水平差一点儿 1 个月，就可以达到消失的目的，量大了就消得快了，就这么简单。

答案：初诊处方温经汤合当归芍药散加薏苡仁。吴茱萸 3g，甘草 6g，当归 6g，白芍 6g，川芎 6g，党参 6g，桂枝 6g，牡丹皮 6g，女贞子 6g，姜半夏 6g，麦冬 60g，茯苓 6g，白术 8g，泽泻 8g，薏苡仁 30g。14 剂，经期服少腹逐瘀颗粒。

临证问答

问：**月经先期和月经后期都能用吗？**

答：都可以。

问：**用温经汤上火怎么办？**

答：这个问题是常见问题。

第一，吴茱萸量要小。用 3g 左右。第二，麦冬量要大，用 45～60g。第三，爱上火的，合下瘀血汤。

问：**囊肿不合上白芥子吗？**

答：我不太习惯用白芥子。最习惯用薏苡仁、皂角刺。

问：温经汤能加黄酒一起煮吗？

答：我没有加过。

问：结节和囊肿是一样的治法吗？

答：不一样。

问：除了妇科囊肿，其他囊肿，如肝囊肿也可以用薏苡仁和皂角刺吗？

答：是的。

问：脸上长痘痘，还痛经，可以用温经汤吗？

答：只要嘴唇干就可以。

※ 病案2

侯某，女，32岁，郑州人。2021年12月11日初诊。

病史：闭经1年。1年前流产后月经一直未至，有流产后生气暴怒史，有受凉史。无白带，腹部不凉；嘴唇干，手心不热；腰酸痛。

刻诊：怕冷怕热不明显，汗出正常；晨起口干，无口苦；大小便正常；手脚不凉，可以吃凉东西；精神可；食欲不佳；眠浅，梦多。舌质淡红，苔薄白；脉有力。腹诊：心下、脐上压痛明显；脐左、右少腹有压痛。

处方：小陷胸汤合膈下逐瘀汤。全瓜蒌30g，黄连3g，姜半夏9g，炒五灵脂6g，当归9g，川芎6g，桃仁9g，牡丹皮6g，赤芍6g，乌药6g，延胡索3g，甘草9g，香附5g，红花9g，枳壳5g。7剂。水煎服，日1剂。

2021年12月18日二诊：服药后无明显变化。有食欲，但吃多一点不舒服。舌质淡红，舌苔腻，脉有力。

处方：益经汤合温胆汤加鸡内金。熟地黄30g，炒白术30g，炒山药15g，当归15g，炒白芍9g，生酸枣仁9g，牡丹皮6g，沙参9g，柴胡3g，炒杜仲3g，人参6g，姜半夏9g，竹茹6g，炒枳实6g，茯苓9g，炙甘草6g，陈皮9g，生姜3片，大枣3个，鸡内金9g。14剂。水煎服，日1剂。

2022年1月1日三诊：服药后，困乏很想睡觉，排气多了；近1年有听见水声就想上厕所的症状；没有来月经的感觉。舌质淡红，苔薄白；脉有力。腹诊压痛点有压痛，右少腹压痛。

处方：温经汤合四逆散合大黄牡丹汤加益母草。吴茱萸6g，当归9g，白芍9g，川芎9g，人参6g，桂枝9g，牡丹皮9g，生姜3片，甘草9g，阿胶6g，姜半夏9g，麦冬45g，益母草15g，大黄4g，冬瓜子15g，桃仁9g，芒硝6g，柴胡9g，炒枳实9g。14剂。水煎服，日1剂。

服药后网诊一次，反馈服药后小腹下坠有来月经的感觉，嘱继续服用原方。

2022年2月19日四诊：2月3日来月经，经量少，无痛经，有血块，经期3天。舌质淡红，苔薄白，脉有力，嘱来月经前1周开始服药。

予处方7剂。请大家思考，该用什么处方（提示：一个经方，答案见下文）？

2022年3月12日五诊：3月5日来月经，经量偏少，无痛经，少量血块，经期3天。继续四诊处方治疗，月经前1周服药，连服3个周期。

分析：患者腹诊部位有压痛，嘴唇干，应该用温经汤。脉有力，右少腹压痛，是大黄牡丹汤。患者的目的是想来月经，故加益母草。

当时这个患者用了四逆散，是因为患者是脉有力的。患者一听到水声就想上厕所，这是一种紧张感。

临床上的紧张感：有的人一听见自来水的声音就想去小便，这是紧张感。还有的人一坐汽车就想上卫生间，这也是紧张感。患者一听到水声就想上卫生间，紧张感，脉有力，用四逆散。

这个患者嘴唇干，手心不热，而且同时脉还有力，在这样的情况下，我们最开始没有用温经汤，就是有顾虑：脉有力能不能用温经汤？光嘴唇干，手心不热，能不能用温经汤？现在这个病案实践证明了温经汤的但见一证便是，但见一症就是嘴唇干。

这也是我们临床上对经方理解的深入，应用的深入。我们把手心热放弃，把脉有力放弃，用温经汤。女性的嘴唇干，我们首选温经汤。

虽然有的女性嘴唇不干，但温经汤的腹诊部位有压痛，我们也用温经汤，这就是其两个应用要点。

第一，女性嘴唇干，用温经汤，不再说脉象，不再说脉有力脉无力，也不再说手心热不热。第二，温经汤的腹诊有压痛，就可以用温经汤。

这两个条件满足一个就可以用温经汤，就是只要嘴唇干，即使温经汤腹诊做不出来，照样儿用温经汤。嘴唇不干，温经汤腹诊做出来的，也要用温经汤。嘴唇干，温经汤腹诊又做出来了，同样要用温经汤。

我不嫌麻烦，把这三种情况都讲一讲，这是目前在临床上验证的最新成果，帮助我们更接近医圣的原意来应用温经汤。温经汤的特点就是女性的嘴唇干。

答案：四诊处方温经汤。吴茱萸 6g，当归 9g，白芍 9g，川芎 9g，人参 6g，桂枝 9g，牡丹皮 9g，生姜 3 片，甘草 9g，阿胶 6g，姜半夏 9g，麦冬 45g。7 剂。

临证问答

问：紧张感，脉无力，是不是甘麦大枣汤呢？

答：是的。

问：男性满足这两个条件可以吗？

答：不清楚。以后验证了再说。

问：紧张地想小便和里急怎么辨别？

答：里急主要指大便。

问：患者有受凉史，腰酸痛，是不是用葛根汤先解表更好？

答：是的。

问：很多孩子一考试就头痛也是紧张感吗？

答：是的，也是紧张感。

问：紧张感是不是精神方面因素之一，脉有力属柴胡剂吗？

答：是的。

问：网诊无脉象，又有紧张感，是不是四逆散合甘麦大枣汤呢？

答：是的。

问：如何缓解患者对自身疾病的紧张感或害怕，尤其去医院检查。

答：按胆小治疗。有的患者害怕疾病，现在恐癌症很多，有的患者一两个月，两三个月就去做一次胃镜，几个月就去做一次肠镜，就是因为害怕，胆儿小。

这样的患者超级难治，因他的病根在心里边，对死亡非常恐惧，天天吓得魂不附体，得了结节，就害怕结节癌变。

这样的患者最根本的解决方法是劝他信教，比如信基督教、天主教、佛教，有了精神寄托，也许就能缓解很多，光靠劝是劝不了他的。

※　病案 3

廖某，女，33 岁，郑州人。2022 年 2 月 26 日初诊。

刻诊：手心热；心慌，失眠；乏力，精神不佳；脱发；轻度贫血；有多囊卵巢综合征，生完小孩后两三月来一次月经，月经量少；嘴唇干；纳可，大小便正常。舌质淡，苔薄白，脉无力；腹诊无压痛。

予处方 7 剂。请大家思考，该用什么处方（提示：四个经方合方，答案见下文）？

2022 年 2 月 26 日二诊：手心热减轻，睡眠好转，精神好转。舌质淡，苔薄白，脉无力。原方 14 剂。

分析：第一，女性嘴唇干用温经汤。第二，有轻度的贫血，现代医学的贫血等于中医学的当归芍药散，这是中西医结合的一个知识点儿，贫血等于当归芍药散。第三，脉无力，脱发，选择桂枝加龙骨牡蛎汤。

另外，脉无力，心慌，手心热，用小建中汤，嘴唇干加手心热，等于温经汤。而在这里，手心热加上心慌，用小建中汤。

因此这个患者用了四个处方，第一个温经汤，第二个当归芍药散，第三个桂枝加龙骨牡蛎汤，第四个小建中汤。

答案：初诊处方温经汤合当归芍药散、桂枝加龙骨牡蛎汤、小建中汤。吴茱萸 6g，川芎 6g，桂枝 6g，人参 6g，当归 6g，阿胶 6g，白芍 18g，麦冬 45g，姜半夏 9g，牡丹皮 6g，生姜 3 片，甘草 6g，大枣 6 个，龙骨 9g，牡蛎 9g，茯苓 9g，白术 12g，泽泻 15g，饴糖 50g。7 剂。

※　病案 4

田某，女，28 岁，郑州人。2022 年 2 月 27 日初诊。

主诉：气短乏力，焦虑爱哭，脾气不好；睡眠不好，睡不好眼眶痛，头脑昏沉；腹部胀，不凉；嘴皮干；饮食可。无明显怕热怕冷，口不苦，大小便正常，手脚不凉，可以吃凉东西。

刻诊：舌体胖大，边齿痕苔薄白，脉有力。脐右压痛，左少腹压痛。

予处方 7 剂。请大家思考，该用什么处方（提示：四个经方合方，答案见下文）？

2022 年 3 月 12 日二诊：睡眠好转很多，眼眶不痛了，头脑不昏沉了；气短乏力减轻；精神好多了，嘴唇还有点干。舌体胖大，边齿痕，苔薄白，脉有力。原方 7 剂。

分析：按照病脉证治原则来治疗。肚脐右侧的压痛，当归芍药散；左少腹的压痛，桃核承气汤；温经汤的压痛用温经汤，另外这个患者正好也有嘴唇干。爱哭用甘麦大枣汤。所以患者的处方是温经汤合当归芍药散、桃核承气汤、甘麦大枣汤。

答案：初诊处方温经汤合当归芍药散、桃核承气汤、甘麦大枣汤。吴茱萸 6g，当归 9g，白芍 9g，川芎 9g，人参 6g，桂枝 9g，牡丹皮 9g，生姜 3 片，阿胶 6g，姜半夏 9g，麦冬 45g，桃仁 9g，大黄 2g，芒硝 6g，茯苓 9g，白术 12g，泽泻 15g，淮小麦 50g，大枣 9 个，炙甘草 9g。

临证问答

问：这个患者脉有力，焦虑，能否合上四逆散？

答：脉有力，紧张，用四逆散。

脉有力，焦虑，用柴胡加龙骨牡蛎汤。

患者爱发脾气应该是心烦的感觉，有火没地方发，用桃核承气汤解决。

问：这个医案脉有力，爱哭，也可以用甘麦大枣汤吗？

答：爱哭就用甘麦大枣汤，《金匮要略》里面的好多处方是不要求脉象

的，比如我们今天正式提出的，温经汤不再说脉有力脉无力了，就看女性嘴唇干不干。

而甘麦大枣汤也是只要爱哭就可以用，不管脉有力还是脉无力。

问：子宫腺肌病能用温经汤吗？

答： 子宫腺肌病，如果嘴唇干就可以用温经汤，或者温经汤的腹诊部位有压痛，也可以用温经汤。

※　病案5

苏某，女，30岁，郑州人。2022年2月19日初诊。

主诉：月经淋漓不尽，经期10多天，无血块，腹部胀、不凉；白带正常，无妇科炎症；无胃病；嘴唇干，饮食一般，睡眠可。怕冷，手心容易汗出，大小便正常，手脚凉，可以吃凉东西。

刻诊：舌质淡，边齿痕，苔薄白；脉无力；腹诊无压痛。

予处方7剂。请大家思考，该用什么处方（提示：一个经方，再加一味中药，答案见下文）？

2022年3月12日二诊：服药5剂后来月经，经期10天，量比之前多；手脚凉好转。舌质淡，边齿痕，苔薄白，脉无力。原方14剂。

2022年4月9日三诊：上次月经经期7天，量正常，手脚凉好多了，胃口好了；瞌睡多了老想睡觉。舌质淡，边齿痕，苔薄白；脉无力。原方14剂。

分析：嘴唇干，女性月经问题，用温经汤。月经一直淋漓不尽10天，加仙鹤草。温经汤要想不上火，最主要的就是加大麦冬的量，最少用45g，最多可以用到60g。

答案： *初诊处方温经汤加仙鹤草。吴茱萸6g，当归9g，白芍9g，川芎9g，*

人参 6g，桂枝 9g，牡丹皮 9g，生姜 3 片，甘草 9g，阿胶 6g，姜半夏 9g，麦冬 45g，仙鹤草 30g。7 剂。

临证问答

问：这个患者舌有齿痕能否加黄芪？

答：齿痕舌可以加黄芪。

问：褐色分泌物是黑经吧？

答：是的，就按黑经治疗，一般都用芎归胶艾汤。如果效果不好，可以按照傅青主的黑带来治疗。

下面给大家讲黑色分泌物的治疗思路。

黑色的分泌物，第一步首先按黑经来治疗，用芎归胶艾汤；第二步，如果不行，按傅青主的黑带来治疗；第三步，如果黑带还不见效，按照黑色属于肾来治疗。

如果黑色属于肾也治不好，可以先把它当成一个无效症状，先看有无表证，有表先解表，再看有无痞证，表解再治痞。

二、温胆汤实战拓展

※ 病案 1

胡某，男，50 岁，郑州人。2021 年 9 月 25 日初诊。

主诉：患胆结石数年，合并胆管结石半年，近半年时常出现右上腹疼痛。无明显怕热怕冷，口不苦；饮食可，睡眠可，平时胆小。大便每日一行，小便不黄。舌质淡红，舌苔白腻；脉有力；腹诊无压痛。

予处方 14 剂。请大家思考，该用什么处方（提示：一个经方合一个时方，再加蜈蚣、郁金、鸡内金、薏苡仁、桃仁、红花，答案见下文）？

2021 年 10 月 16 日二诊：近 1 个月未出现右上腹疼痛，纳可，睡眠可，大便每日一行，小便不黄。舌质淡红，舌苔薄白；脉有力。原方 14 剂。

2021 年 12 月 11 日三诊：复查彩超胆管结石已消失，胆囊结石无明显变化；服药期间右上腹痛了 2 次，疼痛程度较前轻微；纳可，睡眠可，大小便正常。舌质淡，苔薄白；脉有力。原方 14 剂，配合平消片。

分析：脉有力，三阳病。无太阳病，无阳明病，通过排除法诊断为少阳病。这就是少阳病的排除法。一个患者脉有力的时候，无太阳病，无阳明病，就诊断为少阳病，用小柴胡汤。胆小，舌苔腻，用温胆汤。

所以处方是小柴胡汤合温胆汤，有胆结石，所以又加了蜈蚣、郁金、鸡内金，这些药对胆结石的效果是比较好的。薏苡仁也是可以治疗结石的，还可去腻苔。桃仁和红花，起活血化瘀的作用。结石这个病，不能光化石，一般都是既有痰又有瘀，痰瘀相结。

答案：初诊处方小柴胡汤合温胆汤，加蜈蚣、郁金、鸡内金、薏苡仁、桃仁、红花。柴胡 24g，黄芩 9g，人参 6g，姜半夏 9g，炙甘草 9g，生姜 3 片，大枣 3 个，炒枳实 6g，竹茹 6g，陈皮 9g，茯苓 6g，蜈蚣 3g，郁金 9g，鸡内金 9g，桃仁 9g，薏苡仁 30g，红花 6g。14 剂。

临证问答

问：除了胆结石，肾结石也能加上面那几味药吗？

答：加的药不太一样。肾结石可以加鸡内金、金钱草、海金沙。

问：如果不配平消片可以吗？

答：可以。我最近就不太配了，因为平消片是抗肿瘤药，总是需要给患者解释。

问：平消片按照说明吃吗？

答：是的。

问：加蜈蚣的目的是什么？

答：治疗胆结石。

问：患者脉有力，无明显怕冷怕热，如果只有这两个条件就可以排除太阳阳明，从而得出为少阳病吗？

答：当然，还要看其他症状。

问：这个医案可以用龙胆泻肝汤吗？龙胆泻肝汤和温胆汤的鉴别是怎样的呢？

答：龙胆泻肝汤是肝胆湿热。

问：温胆汤与二陈汤如何鉴别？

答：二陈汤主要治疗湿痰，温胆汤主要治疗惊痰。

问：平消片里有硝石和矾石，单独用硝石矾石散化结石的效果如何？有无硝石矾石散治疗胆结石的治疗经验？

答：单独用也有效。也有硝石矾石散治疗胆结石的成功例子。

问：小柴胡汤能不能换成四逆散，因为有腹痛，四逆散有白芍。

答：少阳病，四肢凉，才用四逆散。

※ 病案2

崔某，男，47岁，郑州人。2021年10月16日初诊。

患者体检提示：胆结石、胆囊壁水肿；脂肪肝，肝囊肿。晨起嗓子有白痰；无明显怕热怕冷，无口苦，大便每天1～2次；饮食可，睡眠可。胆小。舌质淡红，苔薄白微腻；脉有力；腹诊无压痛。

予处方30剂。请大家思考，该用什么处方（提示：一个经方合一个时方，再加蜈蚣、郁金、鸡内金、益母草，答案见下文）？

2021年12月11日二诊：患者复查彩超，肝囊肿消失，脂肪肝消失，胆囊壁水肿消失，胆结石缩小。晨起嗓子的痰减少很多；舌质淡红，苔薄白；脉有力。原方30剂，配合平消片。

分析：这个病案，是胆囊疾病，还有肝脏上的疾病，总之，是肝胆的疾病。脉有力，从经络的走向上来说，先考虑少阳病。脉有力，患者无明显的大便干属阳明病的表现，也无明显的怕冷太阳病的表现，利用排除法诊断为少阳病。因此选择小柴胡汤。另外，患者胆小苔腻，选择温胆汤。

同时加了蜈蚣、鸡内金，郁金来治疗胆结石，但也忘了加红花、桃仁、牡丹皮这一类的药物。考虑有囊肿，还有水肿，用益母草，其实还可以再加薏苡仁和皂角刺，这样就可以增加疗效。当然益母草是可以活血的，有活血化瘀的作用，同时也有利水的作用。

关于平消片的使用有三点需要注意：第一，平消片治疗胆结石比较好，但是涉及一个问题，里面有马钱子，会产生蓄积中毒的问题。第二，说明书容易引起患者的误会，上面写的是治肿瘤，很多时候需要给患者解释，但又不好解释。第三，有些人会担心副作用的问题。所以也可以不吃平消片。

时方根据病机来用，我在这里正式提出这个观点：时方绝大部分可以根据病机来用。比如温胆汤的病机是惊痰。温胆汤，有胆小，或者有受惊吓史，另外还需要具备睡梦中惊醒的情况，再有苔腻。所以，胆小，有惊吓史，睡梦中惊醒，苔腻，见到这样的情况用温胆汤。

温胆汤与龙胆泻肝汤的鉴别：龙胆泻肝汤的病机是肝胆湿热，温胆汤的病机是惊痰，区别是非常大的。这就是我讲的用病机法来应用时方，以后我们就按这条路走。把温胆汤归为惊痰之后，大家就会用了。见到这样的情况，我们就用，见不到这样的情况，我们就不用，临床该用的用，不该用的不用。

并不是癫痫都用温胆汤。癫痫里面有一部分类型就是温胆汤。有受惊吓的病史，这个在癫痫的发病率里面非常高。有的小孩子听了鞭炮响，见了一条蛇，或者见了一个公鸡，就发病了，从那天开始得的癫痫，就是有惊吓史。再看有无苔腻，如果有苔腻，就用温胆汤，效果超级好。所以温胆汤是可以治疗癫痫的，但不可能治疗所有的癫痫，看到一个癫痫的患者，就要考虑是不是温胆汤，一看有，我们就用，没有就不用。

答案： 初诊处方小柴胡汤合温胆汤，加蜈蚣、郁金、鸡内金、益母草。柴胡24g，黄芩9g，人参6g，姜半夏9g，炙甘草9g，生姜3片，大枣3个，炒枳实6g，竹茹6g，陈皮9g，茯苓6g，蜈蚣3g，郁金9g，鸡内金9g，益母草30g。30剂，配合平消片。

临证问答

问： 上面两个病例，服药后舌苔不腻了，还要继续服温胆汤吗？

答： 效不更方。

谈一谈效不更方，非常重要，强调了一遍又一遍。当患者吃了药见效以后，不要换来换去，加这个，去那个，没有必要。一直见效，一直吃，不要换方，什么时候不见效了，什么时候才换，这叫不效更方。

大家牢牢记住，效不更方，不效更方。

※　病案3

李某，男，39岁，郑州人。2022年3月5日初诊。

病史：患者因3年前出交通事故后出现开车恐惧症，开车时恐惧焦虑，严重时有濒死感。睡眠不好，凌晨1～3点易醒，醒后不容易入睡；肛周瘙痒；无明显怕热怕冷，口不苦，大便日一行，小便不黄；纳可。舌质淡红，苔白腻；脉有力；腹诊无压痛。

予处方7剂。请大家思考，该用什么处方（提示：一个经方合一个时方，再加一味中药，答案见下文）？

2022年3月13日二诊：焦虑、恐惧感减轻，睡眠好转，肛周瘙痒减轻很多。舌质淡红，苔白腻；脉有力。原方14剂。

分析：脉有力，三阳病。无明显的太阳病，无明显的阳明病，排除法诊断为少阳病。少阳病伴有失眠，用柴胡加龙骨牡蛎汤。恐惧加上苔腻，用温胆汤。

处方加乌梅，是因为患者肛周瘙痒。我当时也是考虑来考虑去，认为肛周的瘙痒，往往是虫病，加乌梅相当于用了乌梅丸里边的一味药。

答案：初诊处方龙骨牡蛎汤加柴胡合温胆汤加乌梅。柴胡24g，黄芩9g，桂枝9g，茯苓9g，龙骨30g，牡蛎30g，大黄4g，代赭石30g，姜半夏9g，人参6g，生姜3片，大枣3个，竹茹6g，陈皮9g，炒枳实6g，炙甘草6g，乌梅30g。7剂。

临证问答

问：照这样推理，柴胡加龙骨牡蛎汤也有睡梦中惊醒的表现吗？受惊吓史也会考虑柴胡加龙骨牡蛎汤吗？

答：柴胡加龙骨牡蛎汤是心烦加胆小。温胆汤是胆小加苔腻。

比如一个睡梦中惊醒的患者，如果无苔腻，是不用温胆汤的。如果有苔腻就要用温胆汤。

问：凌晨 1～3 点易醒，醒后不容易入睡，有没有办法解决？

答：这是肝经。脉有力，少阳病，柴胡加龙骨牡蛎汤。脉无力，厥阴病，乌梅丸、当归四逆加吴茱萸生姜汤、吴茱萸汤、酸枣仁汤等。

问：肛周痒，除寄生虫外，还要考虑其他什么情况？

答：瘙痒湿热的可能比较大。

病案 4

何某，男，27 岁，沈阳人。2021 年 6 月 26 日初诊。

病史：患者近半年常感全身乏力，精神不佳；失眠；大便两三天一行，质黏；吃凉东西易拉肚子；痰多，白痰；形体肥胖，体重约 90kg；怕冷怕热不明显，汗出多，手脚不凉。舌体胖大，舌质淡，边齿痕，苔白腻；脉无力。

予处方 7 剂。请大家思考，该用什么处方（提示：一个经方合一个时方，再加龙骨、牡蛎、薏苡仁，答案见下文）？

服药后微信网诊两次，反馈精神好多了，睡眠好转，痰减少了，大便 2 天一行，共服药 30 剂停药。

分析：脉无力是三阴病，精神差，是少阴病附子剂。吃了凉东西难受，是干姜剂，所以选择附子理中汤。失眠，苔又腻，用温胆汤。严格来说，这个病案当时询问的不仔细，没有问患者有没有睡梦中惊醒，也没有问胆小不胆小。

由于睡眠不太好，故加了龙骨和牡蛎，由于大便黏，所以又加了薏苡仁。

答案： 初诊处方附子理中汤合温胆汤加龙骨、牡蛎、薏苡仁。黑附子 9g，干姜 9g，白术 9g，人参 9g，炙甘草 9g，姜半夏 9g，竹茹 9g，炒枳实 9g，陈皮 15g，茯苓 9g，龙骨 30g，牡蛎 30g，薏苡仁 30g。7 剂。

临证问答

问：**这个病案用二陈汤可以吗？**

答：可以。这个医案不太严格。

问：**舌边齿痕能否加黄芪？**

答：可以加。

问：**善后的药一般要用多久？**

答：一般用半个月到 1 个月。

问：**大便黏，加薏苡仁会不会寒凉？**

答：薏苡仁属药食同源，寒热区别不太明显。

问：**大便黏有没有用大黄的机会？**

答：当然有。

※　病案 5

李某，男，42 岁，郑州市人。2022 年 3 月 27 日初诊。

病史：患者患多发性双肾结石 5 年，曾碎石 2 次，现在双肾仍有多发结石。现症：腰痛，夜里小便频，颈部及后背部多处长皮癣；睡眠不佳，心烦，胆小；口不苦，口干喜饮；不怕热不怕冷，汗出多，手脚不凉，饮食可，大便日一行，小便不黄。舌质红，舌苔白腻；脉有力；腹诊无压痛。

予处方 7 剂，配合中成药。请大家思考，该用什么处方（提示：两个经方合一个时方，再加薏苡仁、蜈蚣，一个中成药，答案见下文）？

2022 年 4 月 9 日二诊：腰痛减轻，夜尿次数减少，背部皮癣处皮肤已经光滑了。舌质红，苔薄白腻，脉有力。原方 14 剂。配合消石散、《金匮》肾气丸。

分析：患者胆小，苔腻，用温胆汤。心烦，胆小，用柴胡加龙骨牡蛎汤。肾结石用猪苓汤，然后加蜈蚣、薏苡仁。腰痛用《金匮》肾气丸。应该再加红花、桃仁、牡丹皮，和一两味活血化瘀的药。

答案：初诊处方柴胡加龙骨牡蛎汤合猪苓汤合温胆汤，加薏苡仁、蜈蚣。柴胡 24g，黄芩 9g，桂枝 9g，茯苓 9g，龙骨 30g，牡蛎 30g，代赭石 30g，姜半夏 9g，党参 9g，生姜 3 片，大枣 3 个，大黄 2g，猪苓 9g，泽泻 9g，阿胶 6g，滑石 9g，炒枳实 6g，竹茹 6g，陈皮 9g，炙甘草 6g，薏苡仁 30g，蜈蚣 3g。7 剂。配合《金匮》肾气丸。

临证问答

问：肾结石加猪苓汤，分寒热吗？
答：寒证，五苓散。热证，猪苓汤。寒热错杂，五苓散合猪苓汤。

问：夜尿多怎么解决？
答：《金匮》肾气丸。

> **问**：温胆汤需不需要考虑脉有力无力？
>
> **答**：不考虑脉有力无力，温胆汤就是惊痰，所以时方的应用和经方的应用是有重大区别的。
>
> **问**：温胆汤的苔腻分不分白腻和黄腻？
>
> **答**：腻苔不看是黄腻还是白腻，大家以后不要有这个概念。

温胆汤系列方应用指征

(1) 温胆汤：竹茹、枳实、半夏、陈皮、茯苓、甘草、生姜、大枣，用于惊痰，胆小加腻苔。

(2) 黄连温胆汤：温胆汤加黄连 3g，用于舌尖红。

(3) 芩连温胆汤：温胆汤加黄芩 9g，黄连 3g，用于舌尖红，舌边红，或者舌尖红加口苦。

(4) 丹栀温胆汤：温胆汤加牡丹皮 9g，栀子 9g，用于舌尖有红点，栀子剂。

(5) 归芍温胆汤：温胆汤加当归 9g，白芍 9g，用于肢体麻木或拘急。

(6) 黛蛤温胆汤：温胆汤加青黛 3g，文蛤 6g，用于咳嗽痰多。

(7) 硝黄温胆汤：温胆汤加芒硝 6g，大黄 2g，用于多食易饥，腹胀，便秘。

(8) 郁菖温胆汤：温胆汤加郁金 9g，石菖蒲 15g，用于神志不清。

(9) 柴芩温胆汤：温胆汤加柴胡 24g，黄芩 9g，见少阳病之症状。

(10) 龙牡温胆汤：温胆汤加龙骨 30g，牡蛎 30g，治疗心神不宁。

(11) 羚钩温胆汤：温胆汤加羚羊角 2g，钩藤 15g，治疗肝阳上亢之耳鸣。

(12) 蚕蝎温胆汤：温胆汤加僵蚕 6g，全蝎 3g，治疗动风者。

(13) 十味温胆汤：温胆汤去竹茹，加人参 6g，薏苡仁 30g，远志 9g，五味子 5g，熟地黄 15g，用于温胆汤证，四肢浮肿，饮食无味。

(14) 十四味温胆汤：温胆汤加黄芪 30g，当归 9g，人参 6g，麦冬 15g，五味子 5g，远志 9g，石菖蒲 9g，生地黄 20g。这是朱进忠最喜欢的一个处方，用于温胆汤合并气阴两虚时。

对于温胆汤系列来讲最重要的是掌握和学会黄连温胆汤、柴芩温胆汤、十味温胆汤、十四味温胆汤、温胆汤。

病机：惊痰。

症状：胆小，或有惊吓史，睡梦中惊醒，苔腻。

必备症状：梦中惊醒兼苔腻。可以说，梦中惊醒加苔腻等于温胆汤。

三、麻黄连翘赤小豆汤与瘀热

"伤寒""瘀热在里""身必黄"这三个要素全部合到一起的时候，就要用麻黄连翘赤小豆汤。

我们也可以说，这就是一个麻黄连翘赤小豆汤综合征。现代医学有这个综合征，那个综合征，我们的经方很多也是综合征。但是经方不一样，经方诊断出来麻黄连翘赤小豆汤综合征，那就是特效方，吃了药就把问题给解决了。我觉得推广经方的综合征，很有价值，很有必要性。

麻黄连翘赤小豆汤的三个要素。

第一，"伤寒"指的是不汗出，见寒加重，有怕冷的现象。

第二，"瘀热在里"指的是身体里面有瘀热。

第三，"身必黄"指的是湿热的黄疸。

湿热的黄疸往往有小便不利或者小便黄的症状，也可以表现为黄疸，黄腻苔，身上流黄水，脸黄等。只要符合身黄，即脸色发黄、眼珠发黄、舌苔发黄、身上流黄水、小便发黄等都叫身黄，见到黄色就可以了。

但见到黄色不一定就是麻黄连翘赤小豆汤，还需要再符合两个条件。第一个条件是见冷加重，怕冷。第二个条件是符合"瘀热在里"，里面有瘀热。有一个最简单最直接的方案：不汗出，怕冷，小便黄，舌苔腻，脉浮。只要见到上面的情况，就可以选麻黄连翘赤小豆汤。

我们把经方搞成综合征以后，叫经方综合征，大家在学习上就更加有目的性，在临床上的疗效也会有所提高。

（一）瘀热在肺之咳喘病案

一个 19 岁的女孩，从小就有哮喘病，很多年了。她的哮喘每一次都是受凉以后发作。患者明确地告诉你，每一次复发或者每一次得病都是受凉引起的，这就叫伤寒。

这一次的发作也不例外。外面的天气突然冷了，她就开始咳嗽，喘不上来气，嗓子里面"叽咕叽咕"地叫唤，不汗出，小便黄，舌苔腻。以前讲过哮喘的治疗，咳而上气，喉中水鸡声，射干麻黄汤。但是这个患者不能用射干麻黄汤，用了要加重的。因为这是瘀热在肺，有黄疸，这个患者的小便是发黄的。她怕冷，又有小便黄，还不汗出，是麻黄剂。所以选择麻黄连翘赤小豆汤。

吃了 3 剂之后，咳嗽、喘都减轻了。然后用麻黄连翘赤小豆汤加减，又吃了 5 天，症状就消失了。这个患者是用了补脾、补肺、补肾来善后，好多年都没有复发。

（二）瘀热在鼻之过敏性鼻炎医案

一个 32 岁的男性，早上起床之后鼻子痒，打喷嚏，流清鼻涕，诊断为过敏性鼻炎，受凉以后打喷嚏更多，这是伤寒。舌质红，舌苔黄腻，这是湿热。舌质红是热，舌苔黄腻是身必黄。这个综合征就成立了。

处方：麻黄连翘赤小豆汤。

疗效：3 剂之后症状大减，又用麻黄连翘赤小豆汤合上大柴胡汤，吃了 7 天，症状消失了。

合大柴胡汤是因为这个患者是早上起床以后发病，是柴胡剂，这里不再细讲，重点讲麻黄连翘赤小豆汤。吃了 7 剂以后症状消失，最后用玉屏风来巩固，未再复发。

治疗疾病最重要的是正确诊断，病脉证治的诊断，注意合方。治好之后怎么善后也是非常重要的。像咳喘患者是补脾、补肺、补肾，过敏性鼻炎患者善后用了玉屏风。一般善后的时候用补的处方最多，患者身体有虚弱的因素，有抵抗力差的因素，有免疫力差的地方，我们就需要把这个短板补上来。

（三）瘀热在肾之紫癜性肾炎病案

一个 13 岁的男孩，刚开始感冒发热，在还没有彻底治好的时候，出现了全身浮肿，身上出了斑，这种情况在医院里面有明确的诊断，过敏性紫癜性肾炎。

现在只要一提肾炎两个字，家长都头皮发麻，因为大多患者是一步一步地加重，一点一点地恶化，到最后需要透析换肾。透析很痛苦，换肾难度很大，而且有的人不是换一次肾就完全没事了。

这个小孩子不汗出有点怕冷，这是麻黄剂；小便黄，这是湿热证；同时舌质红，这是热证；处方麻黄连翘赤小豆汤。

5 剂之后浮肿就消退得非常明显了。12 剂之后所有的症状全部消失，化验也正常了。

这小孩子太幸运了，我们给他治好之后，把他的一生，把他家庭的一生都给挽救了。所以，我们做中医是有成就感的。

（四）瘀热在皮肤之荨麻疹病案

一个 23 岁的女孩子，荨麻疹特别痒，见冷以后荨麻疹加重，痒就加重了。舌质红，舌苔腻。

经过上面的讲解，已经认识了麻黄连翘赤小豆汤综合征，直接就用，吃了 3 剂，荨麻疹就全部消退了。

（五）瘀热在肝之胆囊炎病案

一个 38 岁的男性，胆囊炎急性发作，但是对很多抗生素都过敏。没办法，只能找中医。怕冷，不汗出，舌质红，舌苔腻，脉浮有力，黄疸指数也高。

处方：麻黄连翘赤小豆汤。

疗效：服 7 剂痊愈。

麻黄连翘赤小豆汤还可以治疗瘀热在肝的急性肝炎，瘀热在膀胱的泌尿系感染，瘀热在大肠的痢疾等，不再举太多的病案。

四、茵陈蒿汤实战拓展

※　病案 1

胡某，女，45 岁。2021 年 9 月 25 日初诊。

主诉：脱发、汗出多半年余。吃饭后头部汗出特别多；怕热，口苦，口不渴；便秘，大便干；手脚不凉，吃凉东西舒服，精神佳；纳可，睡眠可。舌质红，苔薄白；脉有力；腹诊：肚脐左压痛。

予处方 7 剂。请大家思考，该用什么处方（提示：四个经方合方，答案见下文）？

2021 年 10 月 2 日二诊：服上方 7 剂后，头部汗出减少；大便好转，每日 1 次；脱发无明显变化；舌质红苔薄白，脉有力。继续原方 7 剂，水煎服，日 1 剂。

2021 年 10 月 12 日三诊：脱发减少，口苦消失，大便基本正常，头部汗出较前减少。舌质红，苔薄白，脉有力。原方加桑叶 30g，7 剂，水煎服，日 1 剂。

分析：肚脐左侧压痛，桂枝茯苓丸。脉有力，口苦，少阳病。脉有力，大便干，阳明病，少阳阳明合病，用大柴胡汤。脉有力是三阳病，怕热是阳明病，汗多，是白虎汤，是石膏剂。还有一个处方是针对吃饭后头部汗出特别多的症状，我们选择了茵陈蒿汤。最后的处方是大柴胡汤合桂枝茯苓丸合白虎汤、茵陈蒿汤。

答案： 初诊处方大柴胡汤合桂枝茯苓丸合白虎汤、茵陈蒿汤。柴胡 24g，黄芩 9g，炒枳实 9g，白芍 9g，大黄 4g，清半夏 9g，生姜 3 片，大枣 3 个，桂枝 9g，茯苓 9g，牡丹皮 9g，桃仁 9g，茵陈 18g，栀子 9g，生石膏 30g，知母 18g，山药 30g，炙甘草 6g。7 剂。

临证问答

问：茵陈蒿汤不需要考虑口渴和身黄吗？

答：如果有口渴和身黄，当然可以用，但是不要被局限了。这里就是要帮助大家打破固定思维，打开思路的。

问：阳明病汗出多是不是都可以用白虎汤？

答：是的。

问：脱发是不是无专方，得用病脉证治？

答：是的，几乎所有的病都是用病脉证治作为基础。所以我才反复地讲各种类型，各种情况，让大家学会病脉证治来解决临床复杂多见的疑难病。

问：脱发不是按出血治疗吗？应该用三黄泻心汤？

答：是的。这个处方里已经有黄芩和大黄了，应该再加个黄连的。

问：生石膏能否用到 60～80g 来增加疗效？

答：可以。关于石膏的剂量，应该根据患者的具体情况加大，比如加大到 60g，80g，100g，120g，150g，200g。主要是有时候我还是比较谨慎，所以患者服药的时间长了一些。

问：桑叶的使用依据是什么？

答：用来止汗的，是魏龙骧的经验。

问：吃饭后头部汗出多是茵陈蒿汤的使用指征吗？

答：是的。

问：脉无力，多汗，可以用桂枝加附子汤吗？

答：要有怕风、怕冷才可以用。

第236条　阳明病，发热汗出者，此为热越，不能发黄也。

医圣讲了阳明病能够把汗发出来，就不会发黄，因为热量出去了。以前讲过阳明病的本质是怕热，因为身体内的热量大。

那么反过来就是如果阳明病体内的热量出不去，就会发黄，变成黄疸。这说明汗出可以把热量带出去。

白虎汤证的患者，怕热，爱汗出，这是好事，因为把体内多余的热量散出去了。所以脉有力，爱汗出，怕热，这个时候就要用白虎汤。如果患者又出现了口渴，用白虎加人参汤，但一般要用白虎加西洋参。人参要用西洋参，或者用沙参，绝对不能用红参。

第236条是说一个白虎汤证的患者，白虎加人参汤证的患者，怕热，脉有力，又发热，又汗出，这样的情况是由于汗出去了，体内的热量也出去了，所以是不可能变成黄疸的。变不成黄疸的根本原因是热量出去了。

还有一种特殊情况，"但头汗出，身无汗，剂颈而还"。就是患者也汗出，但只是颈部以上汗出，颈部以下不汗出，这跟白虎汤是不一样的，白虎汤是颈部以下也汗出。所以这是特殊情况。这个患者也汗出，但是他汗出的特点是只有颈部以上汗出，当然主要指的是头，头部汗出。颈部以下不汗出，不但不汗出，还出现小便不利，口渴想饮水，且想喝冷水。

强调一下，白虎汤证肯定是想喝冷水的，白虎加人参汤也是想喝冷水的。

现在临床出现一个问题，我们经常问患者喝热水还是喝冷水？但不能这样问，只要是患者，几乎喝的都是温水，不会喝冷水的。

要问他，想喝什么水？想喝热水还是想喝冷水？

茵陈蒿汤的患者是"但头汗出"，只是头上汗出。但头汗出，并不是只有茵陈蒿汤有这个特点。茵陈蒿汤的特点是吃饭后头上汗出特别厉害。

见到这样的患者就可以直接用茵陈蒿汤，因为茵陈蒿汤是大黄剂，大黄是解决阳明的问题，阳明病是胃家实，就是胃里边，或者肠道里边，消化道里边的东西多了，热量大。

一吃饭患者就严重了，说明消化道里面的食物更多了，就证明了这一点。以前我们讲过，吃饭以后症状加重的，首选保和丸，要帮助消化。

现在我们又多了一个，吃饭以后头汗多的用茵陈蒿汤。这个条文后面还写道："此为瘀热在里，身必发黄，茵陈蒿汤主之。"身必发黄，把这个"必"字去掉，叫作身发黄。

身发黄，包括脸发黄，眼珠发黄。眼珠发黄，大家都知道，黄疸；脸发黄，还包括贫血。特别是一些女性，脸发黄的很多，这个时候我们要考虑到黄疸的可能性。

茵陈蒿六两，栀子十四枚，大黄二两，上三味，以水一斗二升，先煮茵陈，煎六升。茵陈的体积比较大，所以先煮是可以的，只是现在的患者，大多图方便，有时候就加到里边一块煮了。

茵陈没有什么毒性，用多少克也不要紧，用20g，40g，60g，80g，100g，120g，我用过120g，临床确实没有见过有什么副作用。

先煮茵陈，煎六升内二味，当然如果能够先煮是更好的，可以要求患者这样做。煮取三升，去渣分三服，分3次服用，早中晚服用，小便当利，尿如皂角汁状，色正赤，一宿腹减，黄从小便去也。

条文后面说了，小便当利就是小便应当顺利了。这也符合我以前提出的原则，治疗小便不利的时候要通大便，以利小便。茵陈蒿汤就体现了这一点。

通过第236条，我们学习到了一个非常重要的临床经验，但头汗出，身无汗，剂颈而还，到临床上之后，碰到一吃饭头上就大汗淋漓的情况，用茵陈蒿汤。既然谈到了茵陈蒿汤，那我们把茵陈蒿汤在临床上的用途讲一讲，讲得详细一些，扩大临床的思维。也是让基础差的，刚入门儿的，学习一些更直接的经验。

第236条我们可以简化一下：阳明病，但头汗出，身无汗，剂颈而还，小便不利，渴引水浆者，身必发黄，茵陈蒿汤主之。第236条只能简化到这一步，不能再简化了。我们把条文简单化和条文复杂化，目的只有一个，就是为了更好的学习经方，更好的学习病脉证治。

下面讲一些医案，保证大家看了以后，茅塞顿开。

※　病案2

有一个农民工在外地打工，他闲下来的时候就喜欢去一些黄赌毒的场所，结果得了淋病，小便疼痛，灼热，小便次数多，尿频尿急尿痛，吓坏了。

这个农民工，他是第一次得这个病，没经验，找了一个皮肤性病科，打了几针，收了他8000元，治好了。病好了以后，他平时什么感觉也没有，可就有一点儿，不能喝酒，一喝酒就复发。第一次花了8000元，复发以后他就长记性了，自己到药店买了点儿消炎药吃。

他发现吃了抗生素，消炎药也能好，问题是他还想喝酒。他一个农民工在外边儿打工，在工地上，除了干活，就想喝点儿酒，吹吹牛，要不然没有人生的乐趣。但现在喝酒，就不能吃头孢，就算吃别的消炎药，副作用也比较大，而且他也不想一辈子吃消炎药，另外，他还感觉到消炎药的效果越来越差了。

我询问了他的情况，患者不怕冷，口也不苦，但是大便干。这个患者是网诊的，当时考虑到他在工地上班，一般身体都是非常结实的，先按脉有力来考虑。脉有力，大便干，诊断为阳明病。

然后看了他的舌头，舌尖红，舌苔黄腻，阳明病。大便干是大黄剂。舌尖红是栀子剂。那么，同时含有大黄和栀子的处方是茵陈蒿汤，茵陈50g，栀子15g，大黄5g，开了3剂。

3剂药吃完了，淋病的症状就消失的差不多了，他又吃了5剂，巩固了一下。因为他服药不太方便，就停药了。停药以后，他又专门喝酒试了试，无复发。

这个病案给我的启发是非常大的。他的这个病复发过好多次，每次都是只要一喝酒就复发。他自己也说吃辣椒不复发，喝酒就必定复发，这就很奇怪。

后来我就想，茵陈蒿汤能不能作为酒复的专用处方？疾病的复发，劳复是劳动以后复发，食复是吃了某些食物以后复发，酒复，当然也可以包括在食复之内，不过酒可以作为一个更特殊的，我们可以认为是酒复。所以我又提出来一个新的概念，酒复病。

只有一个病案显然是不够的，淋病的患者不少，但平时来找我治疗的淋病患者很少，因为我不是皮肤科专科医生。

可是呢，我又很想验证一下这个经验，看茵陈蒿汤治疗酒复病到底行还是不行？

※ 病案3

患者是一名业务员，男性，35岁。

平时走南闯北，能说会道，酒量很大，至少八两以上，天天大鱼大肉，好烟好酒，活得潇洒。潇洒是潇洒，祸福相依，他在2年前出现了胃痛、胃灼热。

诊断为胃溃疡。口服奥美拉唑，兰索拉唑等一类药，吃了就不痛了，也不胃灼热了，就是有一点，不能喝酒。稍微喝点酒，就一定会胃痛、胃灼热，吓得他平时就把那些药都装在身上，药不离身，该服药服药，该喝酒喝酒。这个病确确实实影响了他的生活质量，他是业务员，工作上不喝不行，但是喝了又难受，而且他还害怕胃溃疡穿孔。

患者胃痛，胃灼热，胃溃疡，口苦，大便干，小便黄，舌质红，苔厚腻，处方大柴胡汤合茵陈蒿汤五剂。服药之后，症状迅速消失，他又吃了12剂巩固，这个患者服药好了以后，非常艰难的戒酒，但戒了3个月，就忍不住了。

尽管忍不住了，他也不敢像以前那样大喝了，每次也就喝二三两，三四两，胃痛、胃灼热没有再次出现。

这个病例再一次说明，茵陈蒿汤对喝酒就复发的疾病即酒复病有特殊疗效。之后又碰到一位年轻女性。

※ 病案4

这位年轻女性患有生殖器疱疹。患者一共交过五个男朋友，前四个都正常，到第五个成了她一生的灾难，让她染上了生殖器疱疹。生殖器疱疹侵犯神经，跟带状疱疹神经痛是一样的，剧烈疼痛，痛得哭爹叫娘，且还是隐私的部位，所以她四处治疗，花了很多钱。

她也治好过，但是不除根，经过详细的询问病史，她说只要一喝酒，必定复发，一来月经必定加重，这是她自己的亲身体会，这两个都是诱发因素，十分明确。

想不到一个年轻女性爱喝酒。不过既然患者说得很清楚了，咱们又有了以前的经验，于是给她用了茵陈蒿汤。

一来月经就加重，这是柴胡剂。患者脉有力。最后给她推荐的是龙胆泻肝丸中成药服用，配合茵陈蒿汤。

她当时用的处方是茵陈 60g，栀子 30g，大黄 3g，薏苡仁 60g。其中薏苡仁专抗疱疹病毒。

患者吃了半个月之后感觉非常舒服，非常好，又巩固了 60 剂。患者为了治病不嫌药苦，不嫌吃的时间长。吃完后这个病就好了，我嘱咐她严格戒酒。

※ 病案 5

后来还治过一个尖锐湿疣的患者，也是这个特征，一喝酒就必定复发，偏偏这个患者超级爱喝酒，最后也是用茵陈蒿汤加薏苡仁来解决的。治好以后患者还进行验证。他发现喝酒多了就复发，喝酒少了不复发，总之是有效的，患者自己把处方拿走了，他酒喝的多了复发时，喝上十几剂中药就好了。

茵陈蒿汤除了可以治疗酒复病，还可以解决更多大家想不到的临床问题。

※ 病案 6

张某，女，38 岁。2022 年 2 月 19 日初诊。

主诉：失眠多梦 1 个月。近 1 个月经常夜里两三点醒，醒后难入睡，多梦；心烦，近几天舌头痛，舌尖痛明显；不怕冷不怕热，偶尔口苦，头爱汗出；大便不成形，大便黏，偶有便秘；能吃凉的；手脚不凉。舌质淡红，苔薄白，舌尖红；脉有力；腹诊：脐右、脐下、左少腹压痛。

予处方7剂。请大家思考，该用什么处方（提示：五个经方合一个时方，答案见下文）？

2022年3月13日二诊：服上方7剂后睡眠好多了，舌头痛明显减轻，感觉精神状态好多了。舌质淡红，苔薄白，舌尖红；脉有力；腹诊：左少腹压痛。原方去下瘀血汤，7剂。

分析：患者肚脐右侧压痛是当归芍药散。肚脐的下面有压痛，下瘀血汤。左少腹压痛，桃核承气汤。患者失眠脉有力，偶尔口苦，有时候大便还干，是柴胡加龙骨牡蛎汤。脉有力，头爱汗出，用茵陈蒿汤。患者的舌尖疼痛用导赤散。最后处方是柴胡加龙骨牡蛎汤合桃核承气汤、下瘀血汤、当归芍药散、茵陈蒿汤，最后再合一个时方导赤散。

答案：*初诊处方柴胡加龙骨牡蛎汤合桃核承气汤、下瘀血汤、当归芍药散、导赤散、茵陈蒿汤。柴胡24g，代赭石30g，黄芩9g，姜半夏9g，人参6g，桂枝9g，茯苓9g，龙骨30g，牡蛎30g，生姜3片，大枣3个，大黄4g，土鳖虫6g，桃仁9g，当归9g，白芍9g，白术12g，泽泻15g，川芎9g，芒硝6g，炙甘草6g，茵陈18g，栀子9g，生地黄6g，竹叶6g，通草6g，甘草6g。7剂。*

临证问答

问：茵陈蒿汤里面，栀子用生的还是炒的好？

答：我都是用生的，因为《伤寒论》里没有写炒，但是有要求砸开。

问：头汗出，脉无力时可以用茵陈蒿汤吗？

答：如果是吃了饭头部大汗淋漓，脉无力，可以加补药再用。

《伤寒杂病论》"但头汗出"的相关条文如下。

第134条 太阳病，脉浮而动数，浮则为风，数则为热，动则为痛，数则为虚。头痛发热，微盗汗出，而反恶寒者，表未解也。医反下之，动数变迟，膈内拒痛，胃中空虚，客气动膈，短气躁烦，心中懊侬，阳气内陷，心下因硬，则为结胸，大陷胸汤主之。若不结胸，但头汗出，余处无汗，剂颈而还，小便不利，身必发黄。

第147条 伤寒五六日，已发汗而复下之，胸胁满微结，小便不利，渴而不呕，但头汗出，往来寒热，心烦者，此为未解也，柴胡桂枝干姜汤主之。

第216条 阳明病，下血谵语者，此为热入血室。但头汗出者，刺期门，随其实而泻之，濈然汗出则愈。

第228条 阳明病，下之，其外有热，手足温，不结胸，心中懊侬，饥不能食，但头汗出者，栀子豉汤主之。

第236条 阳明病，发热汗出者，此为热越，不能发黄也。但头汗出，身无汗，剂颈而还，小便不利，渴引水浆者，此为瘀热在里，身必发黄，茵陈蒿汤主之。

《金匮要略·妇人产后病脉证治第二十一》：产妇郁冒，其脉微弱，呕不能食，大便反坚，但头汗出。所以然者，血虚而厥，厥而必冒，冒家欲解，必大汗出。以血虚下厥，孤阳上出，故头汗出。所以产妇喜汗出者，亡阴血虚，阳气独盛，敢当汗出，阴阳乃复。大便坚，呕不能食，小柴胡汤主之。

《金匮要略·妇人杂病脉证并治第二十二》：阳明病，下血谵语者，此为热入血室，但头汗出，当刺期门，随其实而泻之，濈然汗出者愈。

"但头汗出"一共涉及四个处方：①茵陈蒿汤，阳明病。②柴胡桂枝干姜汤，厥阴病。③栀子豉汤，阳明病。④产后病小柴胡汤，少阳病。

茵陈蒿汤涉及黄疸。只要颜色发黄就叫黄疸，大家记住这一点，"黄疸病脉证并治第十五"篇的这些处方，治疗黄疸的时候就按照这个标准来诊断黄疸。胆红素增高是黄疸，贫血的患者脸黄，女性脸部的发黄，舌苔黄腻或者黄带都是黄疸。

栀子豉汤典型的症状是反复颠倒。夜里睡觉的时候在床上翻来覆去，就是睡不着，反复颠倒不得眠，这是栀子淡豆豉汤必备的症状。

茵陈蒿汤和栀子豉汤的鉴别点是反复颠倒不得眠，若患者反复颠倒不得眠的考虑栀子豉汤，没有反复颠倒不得眠的考虑茵陈蒿汤，另外茵陈蒿汤，一般来说大便比较干。

问：在脉有力的情况，茵陈用 18g 是不是有点少？

答：确实剂量偏小了。

问：这个病案的茵陈蒿汤可以用栀子豉汤代替吗？

答：茵陈的作用很特殊，不可以代替，但可以合起来。

问：茵陈蒿汤不需要舌质红、舌苔黄腻吗？

答：舌质红，舌苔腻，更加符合标准。但是目前临床会受很多干扰。因此才需要更好的掌握辨证要点。

问：栀子豉汤必须翻来覆去睡不着吗？

答：是的。

问：胃灼热感算心中懊憹吗？

答：不算。心中懊憹说老实话，临床上，大家见到的机会不多。我见到过典型的就只有两个。就是胃那个部位说不出来的难受，实在是太难受了，但是表达不出来，无法说清楚到底是一种什么难受，不是痛，也不是胀，更不是胃灼热。

考虑心中懊恼这个症状很少见，新的问诊单里面已经把它去掉了，但是翻来覆去睡不着很常见。碰到一个失眠的患者，一定要问，睡不着觉的时候在干什么，他要说在床上翻来覆去，翻来滚去的，就是栀子豉汤，这样的患者很常见。失眠的患者里有栀子豉汤这个典型的证型。

大家记住，不要光说但头汗出，因为但头汗出，还有栀子豉汤，柴胡桂枝干姜汤，小柴胡汤，所以要想准确地把握茵陈蒿汤，还是我给大家提炼出来的这句话：一吃饭，满头大汗，等于茵陈蒿汤。

※ 病案 7

马某，男，24 岁。2022 年 3 月 5 日初诊。

主诉：下腰背部及臀部剧烈疼痛 20 天。强直性脊柱炎急性发作期，下腰背部及臀部剧烈疼痛，像锥子扎的一样疼痛，无法坐位，住院 10 余天经西医治疗，病情未缓解，吃盐酸曲马多止痛。怕热不怕冷，汗出多，满头大汗，顺着脸颊流；口不苦，大便基本正常；手脚不凉，吃凉东西舒服，饮食可，胃口好；舌质红苔薄白，脉大有力。

处方：白虎汤合芍药甘草汤。生石膏 60g，知母 25g，炙甘草 20g，山药 40g，生白芍 40g。7 剂。

2022 年 3 月 12 日二诊：服药后有些拉肚子，汗出减少，疼痛稍减轻；头面汗出多。舌质红苔薄白，脉大有力。

予处方 7 剂。请大家思考，该用什么处方（提示：三个经方合方，答案见下文）？

2022年3月19日三诊：服药后拉肚子，拉肚子后感觉舒服，汗出明显减少，疼痛减轻。舌质红，花剥苔，脉大有力。二诊处方加天花粉30g，葛根30g。

2022年4月10日四诊：汗出明显减少，疼痛减轻很多，能坐一会儿，不能久坐；夜里磨牙，生病前爱喝酒。舌质红，花剥苔，脉有力。

予处方20剂。请大家思考，该用什么处方（提示：五个经方合方，答案见下文）？

2022年5月21日五诊：疼痛明显减轻，腰部还有僵硬疼痛感，汗出明显减少，基本接近正常。舌质淡，苔薄白，花剥苔没有了；脉有力。四诊处方，葛根加至50g，芒硝加至9g，30剂。

分析：这个医案，就变得非常简单了，合上茵陈蒿汤。头面部汗出超级多，大汗淋漓，跟诊的当时都看到了，真的是像流水一样汗出。

在这样的情况下，他还在某医院进行理疗，用TDP灯烤，那是火疗，只会加重患者的病情。

磨牙，脉有力，用大承气汤，考虑诊断为痉病，磨牙在痉病里面是有记载的，叫齘齿。

答案：二诊处方白虎汤合芍药甘草汤、茵陈蒿汤。生石膏100g，知母50g，炙甘草20g，山药60g，生白芍45g，茵陈20g，栀子9g，大黄1g。7剂。

四诊处方白虎汤合芍药甘草汤、茵陈蒿汤、葛根芩连汤、大承气汤。生石膏100g，知母50g，炙甘草20g，山药60g，生白芍45g，茵陈20g，栀子9g，大黄1g，天花粉30g，葛根30g，黄芩9g，黄连3g，厚朴9g，枳实9g，芒硝6g。20剂。

<hr />

<h2>临证问答</h2>

问：如果患者平时也是头汗多，算茵陈蒿汤吗？

答：脉有力，大便干，就可以用。

问：芍药甘草汤的应用指征是什么？

答：芍药甘草汤是用来止痛的，当然量大效果会更好。

一般我喜欢用生白芍，炙甘草，但是有的人吃了生白芍会拉肚子。

问：花剥苔用天花粉吗？

答：这个花剥苔可不是只用天花粉，有很多可能性。

问：喝肉汤犯的痛风要怎么考虑？

答：考虑山楂剂。

<hr />

我的经验是，疼痛，而且汗出多，必然是有阴虚的。

另外，从中西医结合的角度来看，胆结石、肾结石的绞痛也可以选择芍药甘草汤，我治疗过一二十个患者，效果都是超级好的。

肾结石常规用猪苓汤合芍药甘草汤，治疼痛效果非常好。胆结石，肯定是大柴胡汤合芍药甘草汤。

我们把痛风喝酒后复发的分成两大类，第一类是喝白酒复发的，肯定用茵陈蒿汤。第二类是喝啤酒复发的，啤酒和白酒是有区别的。

这两天我也在考虑这个问题，白酒是湿热，这个没有任何问题。啤酒我们以前说寒湿，总感觉有点儿不太对劲。如果啤酒是寒湿，那么喝冷饮，也是寒湿。我觉得他们是有区别的。

如果喝了冷饮，痛风也复发，我们就可以按照寒湿来治疗，但是患者喝了冷饮不复发，喝了啤酒复发，我觉得应该再仔细考虑一下。现在我认为啤酒是寒湿为主，同时又有湿热，因为里面有酒精。

从这个角度来看，喝了啤酒就复发的疾病，它对应的处方应该是茵陈蒿汤合茵陈五苓散，或者茵陈蒿汤合茵陈五苓散加上附子，但目前这个结论，不作为定论，还需要验证，理论是理论，实践是实践，理论和实践一结合都正确，才能够给大家讲。

但是据我推测，啤酒应该是湿热少，寒湿多。比如寒湿占2/3，湿热占1/3。到底对不对，用不了几个月就能验证出来。

※ 病案8

患者，男，厂长，应酬超级多，每天就是吃吃喝喝，然后下肢得了湿疹，一直在治疗，效果都不好。经过聊天，问了他的生活情况，不爱吃辣椒。我不知道大家注意到了没有，酒量好的人不太喜欢吃辣的，就喜欢喝酒。建议他戒酒，患者不同意。患者说了，做企业很难，社会上各种人都得打交道。

他说他以前治过，也戒过酒，也治愈过，问题是只要他喝酒，这个病就复发了，一喝酒就加重了。考虑到他的实际情况，给他的建议是，边喝酒边喝药，处方茵陈80g，栀子30g，大黄6g，葛根30g，黄芩9g，黄连3g，甘草6g，用茵陈蒿汤合葛根芩连汤。

患者服药以后效果还是很明显的，湿疹好了80%，但是对他来说除根非常困难，因为戒不了酒。不过患者对这个效果很满意，他说基本上不痒就可以了。另外喝药对他的肝功能也有保护作用。

茵陈蒿汤治疗肝炎、黄疸等肝病，这类医案很多。
我们来看一下第260条。

295

第260条　伤寒七八日，身黄如橘子色，小便不利，腹微满者，茵陈蒿汤主之。

我们来分析一下，患者身体发黄，有黄疸了，小便少，这是肝病的黄疸，或者胆病的黄疸，胰腺病的黄疸以及其他疾病黄疸的常见情况。

腹微满就是肚子胀，从临床的情况来看，就是有轻度的腹水了，从第260条看茵陈蒿汤是治疗黄疸的处方，更是治疗小便不利的处方，最重要的还是治疗腹水的处方。

腹水，小便不利，历来是治疗的难点，我们看一下，茵陈蒿汤的处方后面写吃了茵陈蒿汤之后，小便当利，一宿腹减。

喝了茵陈蒿汤以后，小便量增加，一夜之间肚子就变小了，显然指的是腹水减少或者消失了。

读懂了第260条就明白了腹水的治疗，腹水的患者主要见于肝病、肾病、肿瘤、结核等。

那些茵陈蒿汤治疗黄疸，治疗肝病的医案，我就不给大家讲了。因为遍地都是，我再讲就啰唆了，没有意义。我给大家讲一讲怎么开拓我们的思维，怎么更加广泛的应用经方，而且是正确地用病脉证治，用我们提炼的这个"狙击手"的方法给大家讲，让大家学习。

在这里谈一谈茵陈蒿汤在肾病中的应用。在肾病当中，大部分患者都是小便少，小便少就是小便不利，且好多患者还有肾性的贫血，贫血就会出现脸黄，脸黄就是身黄，身黄就是黄疸病。

小便不利就会有腹水，有腹水就会出现腹微满。好多肾病患者大便干，大便干就是阳明病。还有不少肾病患者不能吃饭，恶心呕吐，这个叫寒热不食。我们可以看出，茵陈蒿汤对肾病中的好多患者都是正确的，通过我们病脉证治分析，茵陈蒿汤对肾病的治疗价值是非常大的。

之所以以前没有医生注意到这一点，或者说在临床上应用的很少，关键就是黄疸这两个字儿束缚了大家的思路。

胆红素增高是黄疸，但医圣的原意却是只要身上黄，就是黄疸，因此贫血患者的治疗也在这里面，好多血液病的治疗也在这里面。肾病里面贫血的患者很多，血液病里面贫血的患者也是非常多的。所以肾病、血液病的治疗可以考虑从"黄疸篇"里面去寻找治疗方案。

※ 病案 9

曾经有一个肾病综合征的患者，高度的水肿，用过利尿药，患者贫血，脸色发黄，黄疸病。小便量很少，这是小便不利。大便干，这是阳明病。吃饭也很少，经常恶心，这是寒热不食。脉有力，加上是一个年轻人，诊断为谷疸病，处方茵陈蒿汤加白茅根。茵陈 60g，栀子 30g，大黄 5g，白茅根 30g，吃了 3 剂以后，小便就迅速的增多，半个月之后就不用吃利尿药了，小便正常，浮肿也消退了。

※ 病案 10

患者，男，一喝酒，就犯痔疮，平时不吃辣椒。以前说过，有好多喝酒的人不喜欢吃辣的，就爱喝酒。他痔疮复发了之后，流血疼痛，主要就这两个症状，以前治疗痔疮喜欢用乙字汤，补中益气丸，槐角丸这一类的。后来认识到茵陈蒿汤是解酒毒的，所以就很想用茵陈蒿汤试一下。

患者脉有力，舌质红，舌苔腻，用了茵陈 60g，栀子 30g，大黄 5g，然后又合了赤小豆当归散，用来止血，赤小豆 30g，当归 20g。

在用药期间让他戒烟戒酒，患者也答应了。结果 1 剂药就明显见效了，吃了 3 剂，他的痔疮就没感觉了。

下面，我们来看一下《金匮要略·黄疸病脉证并治第十五》里面的原文。"谷疸之为病"，意思就是谷疸这个病。"寒热不食"，"不食"就是不想吃饭，或者吃不下饭，食欲不振。这里的寒热，可以认为恶寒发热，实际上就是发热，准确地说，就是患者发热了不吃饭，好多高热的人都不想吃饭。"食即头眩"，这个症状非常少见，一吃饭就头蒙。

"心胸不安"，心胸不安这个症状，说明茵陈蒿汤是可以治疗焦虑症的，可以治疗失眠的。本来栀子淡豆豉汤，栀子剂就有治疗失眠的作用，茵陈蒿汤治疗湿热失眠。这个不安感，含有一个烦躁不安的情况，有恐惧不安的情况，总之大家记住，湿热的失眠，我们可以考虑用茵陈蒿汤。

"久久发黄"，就是时间长了以后，患者就会有黄疸，就会发黄，身体发黄。

"久久"这两个字非常重要，以前重视得不够，没有仔细地分析这两个字，现在明白了。谷疸这个病在最开始的时候不发黄，但是得病的时间长了，它开始发黄，就得黄疸病了，我们就要考虑临床上哪些疾病符合这个规律。

需要用到一些现代医学相关的知识，以前讲过四个字叫"见微知著"，现在我们通过见微知著分析一下，有哪些疾病得的时间长了会得黄疸，就是刚开始没有黄疸，但是得病的时间长了就会得黄疸。

这样的一些疾病，我们就要考虑到有茵陈蒿汤的可能性，或者我们把它定义为谷疸病。一些慢性肝炎发展到最后会出现黄疸。刚开始无症状，也不黄，但是最后会变成黄疸。

肝硬化的患者是这样，到最后会变成黄疸。肝癌患者也是，有的肝癌刚开始发现的时候没有黄疸，但是随着时间的进展，病情的恶化，最后出现了黄疸。

还有一些胆管癌、胰腺癌，甚至一些胆结石，时间久了也会发展成黄疸，所以，我们说这叫见微知著。当然现在我们根据医圣的原文考虑到了这个问题。这样就扩大了茵陈蒿汤在临床的应用，特别是一些平时爱喝白酒的人。

对经方的认识，对疾病的认识，我们都是在逐步前进，都是为了更好地解决临床问题。

临证问答

问：茵陈蒿汤中，如果大便正常，或者大便次数多，大黄的量有什么注意吗？不能去掉吗？

答：大黄剂量要小，不能去掉。喝白酒的人大便次数多很常见，在临床见到就知道了，不要问大便次数，要问大便黏不黏？大便黏是喝酒之人大便的常见特点。

问：我今天接诊一位胆管癌晚期的患者，大便干，3天一行，食欲差，后背躺一会就灼痛，总是闷闷不乐，觉得自己有大病，脉有力，舌稍红，苔腻，可以用茵陈蒿汤吗？

答：可以。

问：临床上，喝醉酒的患者难受，可不可以用茵陈蒿汤？

答：可以。不过最好别用药，万一有个事情，就麻烦了。

问：肝癌腹水，在黄疸出现前就提前应用茵陈蒿汤吗？

答：早晚要黄疸，脉有力就提前用。

问：喝酒起酒疹，可以用茵陈蒿汤吗？

答：可以。

※ **病案11**

朱某，男，25岁。2022年5月21日初诊。

主诉：左手食指关节疼痛1个月。左手食指关节疼痛，轻微红肿，痛风病史，血尿酸528μmol/L，平素喝酒多，偶尔吃海鲜；无明显怕热怕冷，头爱汗出，特别是吃饭时头颈汗出；大便黏不成型；口不苦，手脚不凉，吃凉东西无不舒服。舌质淡红，边齿痕，苔薄腻；脉有力；腹诊无压痛。

予处方7剂。请大家思考，该用什么处方（提示：三妙散加防己、黄芪合上两个经方加味，答案见下文）？

2022年5月29日二诊：左手食指关节疼痛减轻，红肿消失；舌质淡红，苔薄白腻，舌尖红；脉有力。原方7剂。

2022年6月5日三诊：左手食指关节疼痛还有一点，大便最近成型。舌质淡红，苔薄白腻，舌尖红；脉有力。原方7剂。

分析：患者爱喝酒，头上爱汗出，特别是吃饭以后，满头大汗，大汗淋漓，以后大家看到这类患者就用茵陈蒿汤治疗。

这也回答了刚才大家的问题。大家记住，喝酒的人很多都是大便次数多，每天两三次，三四次，大便都是黏的。喝酒的人大便次数多，大便黏用葛根芩连汤。

该患者处方茵陈蒿汤与葛根芩连汤合用。

答案： 初诊处方三妙散加防己、黄芪合葛根芩连汤、茵陈蒿汤加味。黄芪15g，防己15g，苍术9g，黄柏9g，怀牛膝9g，薏苡仁30g，紫苏叶3g，生姜3片，葛根30g，黄芩9g，黄连6g，炙甘草6g，土茯苓30g，滑石9g，萆薢9g，车前子9g，茵陈20g，栀子9g，大黄2g，蜈蚣3g。7剂。

临证问答

问：**若脉无力，寒湿型的怎么用？**
答：茵陈五苓散。

问：**为什么加蜈蚣？**
答：担心痛风石，所以加了蜈蚣。

问：这个医案可以合上桂枝芍药知母汤吗？

答：桂枝芍药知母汤是历节病的处方，这个患者无历节病的典型特点。历节病的典型特点是关节不能屈伸，就是关节不动的时候，它是不痛的，关节一屈就痛，一伸就痛，关节不动不痛。

痛风的患者，一般情况下不符合这个特点。痛风的好多患者，动不动就痛，且痛得要命。所以，我很少用桂枝芍药知母汤去治疗痛风。

问：以前大便黏的，常规合上薏苡仁就可以了，而葛根黄芩黄连汤，属于喝酒之人大便黏的专方吗？

答：是的。

※ 病案12

苏某，男，48岁。2022年5月28日初诊。

主诉：右上腹部隐痛半个月。近半个月右上腹部隐痛不适，伴轻微恶心；易疲乏，腰痛，有胆囊炎史，甲状腺结节手术史，脂肪瘤手术史，咽炎。平素喝酒多；怕热不怕冷，汗出多，吃饭时头面汗出多；口不苦，大便黏不成型；手脚不凉，可以吃凉东西。舌体胖大，边齿痕，苔薄白；脉有力，腹诊：左少腹压痛。

予处方7剂。请大家思考，该用什么处方（提示：四个经方合方，答案见下文）？

2022年6月5日二诊：服药后恶心消失，排气明显增多，右上腹部疼痛减轻，有轻微不适感，汗出减少。舌体胖大，边齿痕，苔薄白；脉有力。腹诊：左少腹压痛。原方7剂。

経方讲习录（二）

分析：患者脉有力，怕热不怕冷，汗出多，这是阳明病里面的白虎汤。左少腹压痛，桃核承气汤。有喝酒的病史，吃饭的时候头上脸上汗出多，这是茵陈蒿汤。患者脉有力，有胆囊疾病，有甲状腺疾病，选柴胡剂。患者怕热不怕冷，用大柴胡汤。最后的四个经方是大柴胡汤、桃核承气汤、白虎汤、茵陈蒿汤。

答案：初诊处方大柴胡汤合桃核承气汤、白虎汤、茵陈蒿汤。柴胡24g，黄芩9g，姜半夏9g，白芍9g，炒枳实9g，大黄2g，生姜3片，大枣3个，桃仁9g，桂枝6g，芒硝6g，炙甘草6g，葛根30g，黄连6g，生石膏30g，知母16g，山药30g，茵陈18g，栀子9g。7剂。

临证问答

问：腰痛、疲乏这些作为无效症状吗？

答：是的。不过疲乏可以是湿热的症状。

问：假如这个患者就是为了腰痛而来，通过病脉证治归纳出这些，我们的处方依然是这个吗？

答：是的。

问：所有腹部压痛点都有压痛或大部分有压痛怎么办？

答：先选两个压痛最明显的部位，据此处方。

问：喝酒后眼睛感觉朦胧，这种症状可以用茵陈蒿汤吗？

答：可以。

问：我最近有个患者，痛风一直发作，不喝酒，发作的关节红肿热痛，打了疫苗后出现荨麻疹，晚上痒，有痔疮，出血，肛周痒，用了三妙散加

302

黄芪、防己、土茯苓、薏苡仁、紫苏叶，可是痛风关节还是很痛，关节轮流发作，还需要加什么药呢？

答：柴胡剂。

问：茵陈蒿汤的脉象是必须有力的吗？还是按"金匮病"的习惯，不要求脉象？

答：脉有力，直接用；脉无力，加补药。

※ **病案 13**

王某，男，50 岁，山东人。

主诉：双前臂内侧红色皮疹，不痒，已 5 天。

刻诊：头不痛，颈部不难受，不怕冷，不怕风，汗出正常；口苦不甚，有右胁痛；饭量大，嗓子不痛，不怕热，大便不干，饮水多；敢吃凉东西，敢喝凉水；手脚不凉；四肢不凉，精神可；脉有力；小便泡沫多，胃不胀；腹部不胀；胃无压痛；无黄疸。

处方：茵陈 30g，栀子 30g，大黄 3g，淡豆豉 20g，炒枳实 6g，3 剂。

疗效：大效。治疗前后皮疹对比效果显著。

临证问答

问：这个患者不怕冷，不怕热，饭量大，加上喝酒多，所以诊断为阳明病？

答：是的。舌苔腻，爱喝酒，诊断为湿热。

> 问：能大柴胡汤合白虎人参汤吗？
>
> 答：患者不怕热，应该是湿大于热，所以白虎汤可以不用。
>
> 问：喝酒就头痛，能不能用茵陈蒿汤？
>
> 答：能。

茵陈蒿汤治疗酒毒总结

爱喝酒的患者很多，他们的病有一个共同的特点，我们把它命名为"酒毒病"。

既然叫酒毒病，那么必须是经常喝，且喝的量大。以前我也想过好多名字，酒客、酒家等，想来想去还是命名为酒毒病吧，就是这些没事儿就喝酒，天天喝酒的。

酒毒病，茵陈蒿汤我们讲过了，此外，栀子大黄汤也是必须要用的。这是个酒黄疸，酒疸用的是栀子大黄汤，现在这两个方案都要用。

经过我的临床观察，依据酒毒病的特点，怕热的用白虎汤。大便稀、大便黏、大便次数多的用葛根芩连汤。目前定型的方案是茵陈蒿汤、栀子大黄汤、白虎汤、葛根芩连汤。如果舌头有裂纹的加上西洋参，就是有阴虚的现象要加上西洋参。

此外大柴胡汤也是非常常见的一个情况，推荐一个酒毒病的剂量。

茵陈 60g，栀子 30g，大黄 3g，淡豆豉 20g，炒枳实 9g，生石膏 40g，知母 16g，山药 30g，甘草 5g，葛根 40g，黄连 3g，黄芩 9g。

当然，这目前不是最完美的，以后根据临床的情况进行调整，或者调整处方，或者调整剂量，我们再把它补充完整或者完美。

现在暂定一个名字叫"酒毒病大合方"。茵陈 60g，栀子 30g，大黄 3g，淡豆豉 20g，炒枳实 9g，生石膏 40g，知母 16g，山药 30g，甘草 5g，葛根 40g，黄连 3g，黄芩 9g。

我起名字很简单，有鼻窦炎大合方、更年期大合方、肺痈大合方，现在又有了酒毒病大合方，简单的起名，目的就是方便临床应用。现在先这样用，比如大柴胡汤没有合到里面去，如果以后通过临床验证，大柴胡汤出现的概率占到80%了，那么直接就把大柴胡汤合到里面去。

大黄的剂量根据患者的实际情况进行调整，比如该用1g就用1g，该用3g用3g，根据实际情况用。

谈一下酒毒病奇怪的现象。

一种情况是喝酒喝得多的人到最后手都抖，一拿东西手就抖。比如喝酒的时候去端酒杯，手就颤抖起来，但是不拿东西的时候手不抖。比较奇怪的是喝了酒就不抖了，一喝酒就不抖，喝上几杯一点儿也不抖了。

另一种情况就是失眠。酒毒病这些人失眠有一个特点，经常喝酒的人都有一个体会，就是喝点儿酒，就能呼呼大睡，睡得可香了；不喝酒不行，睡不着。

酒毒病喝酒复发好理解，而现在是喝了酒就缓解，这个理解起来就有点困难。但不管怎样，这也是酒毒病，通过我们临床的观察和验证，这个情况就确定为酒毒病，是要用酒毒病大合方的。

原来我写过一篇文章，欲剧时就是欲解时。这就像硬币的正反面儿，我们从正面儿看这个硬币是一喝酒就复发，从这个硬币的反面儿看是一喝酒就缓解，但本质上是一样的，都是这块硬币，都是酒毒病。

认识酒毒病，对于我们治疗颤抖类的疾病非常有帮助，像一些帕金森病、风湿性舞蹈症等，或者说，只要是与喝酒（主要指喝白酒）有关系的酒毒病，那么就用酒毒病大合方，这样此方的用武之地就多了。

五、肺痈大合方

肺痈大合方是把肺痈病的处方全部集合到了一起，都是经方里面的，然后形成了一个处方。由于效果比较好，所以就把这个处方固定下来了。我也没有起名字的天赋，就起了一个非常简单的名字"肺痈大合方"。

※ **病案1**

一位姓薛的男子，49岁。最开始的时候是感冒，高热、头痛、流鼻涕。发热感冒以后就去输液，输了7天液。这样的病例，在临床上天天都在上演，多得很。他输了7天液之后，高热好了，体温正常，不发热了，但开始咳嗽了，持续咳嗽了2个月。

这2个月中间，他用了好多方法都不见效，且病情越来越严重。突然有一天大咯血，很害怕，大口大口的咯血，一咳嗽，鲜血就出来了，一大家子都很害怕，赶紧打120送到医院去。经过一系列检查之后，进行了急诊的止血处理，确诊为支气管扩张。

这以后反复住院，也有了经验，家里也准备着云南白药、酚磺乙胺等这一类的中西医止血药。一咯血就赶紧吃这些止血的药，然后打120到医院去输抗生素、激素、止血的药，等止住了以后再出院。反复的折腾，到最后贫血的时候也要输血，花钱也更多。

不仅是人受罪，而且这样反复发作，治疗以后，病情有增无减。有增无减就是发作的次数越来越多，发作的程度越来越重。患者支气管扩张，发作的时候大量咯血，甚至痰里都带血咳嗽，这样的患者在我们经方里用金匮病病脉证治的方法，很轻松地就能诊断为肺痈病。那肺痈病的患者当然就要用肺痈大合方。

处方：肺痈大合方。葶苈子30g，大枣9g，桔梗6g，生甘草6g，浙贝母12g，川贝母3g，芦根30g，薏苡仁30g，冬瓜子30g，桃仁9g，党参45g。

这里葶苈子、桃仁、冬瓜子，如果能捣就捣一下，或者如果有小型粉碎机的话可以粉碎一下，这样更有利于把里面的有效成分给煮出来。肺痈大合方里面既用了川贝母，又用了浙贝母，是因为我们不知道当时《千金》苇茎汤里面用的是哪一个贝母。为了保险起见，就用了两个贝母，一个是川贝母3g，一个是浙贝母12g，川贝母的量要小，是因为川贝母非常贵，如果川贝母用 12g，那这个中药方子的费用就太高了。此外，这个患者动不动就咯血，动不动就要住院，他的身体已经非常虚弱了，所以又在处方里加了党参 45g，用来补身体。

患者服药以后出血逐渐停止，以后用肺痈大合方为基础方加减，根据病情进行一些加减这样的治疗，最后这个患者就是靠肺痈大合方得以除根。

支气管扩张是临床的一个大难题，肺痈大合方治疗支气管扩张效果非常好，我治疗过很多患者，疗效都很好，就是靠肺痈大合方。

从这个病案里，我们也可以深刻地体会到，感冒是万病之源。这个患者就是一次感冒的误诊误治，不一定是误诊，就是一个感冒的误治，导致了支气管扩张。临床上感冒以后输抗生素，吃清热解毒的药就是误治，然后导致了很多变证、坏证的发生，给患者还有家庭带来了无穷无尽的痛苦，非常可怕。

临床上支气管扩张的患者，有的就是因为大咯血而死亡，所以，我们要学会治疗支气管扩张，学会肺痈大合方，这样，我们就可以挽救一个患者的生命，解除一个患者的痛苦，甚至可以说挽救一个家庭，这也是我们学医的成就感。我们当医生不仅是名和利带来的好处，更多的是一种成就感和人生的价值感。

肺痈大合方也可以用于结肠炎的治疗，因为肺与大肠相表里。肺痈大合方里面包括了葶苈大枣泻肺汤、桔梗汤、《千金》苇茎汤、桔梗白散。我们去掉了一味巴豆霜，因为巴豆霜这个药我目前还驾驭不了，用不了。我也没办法教会大家，只能干脆去掉，说不定再等几年我水平更高了，也许就会用巴豆霜了，到时候再用也不迟。什么水平就说什么样的话，什么样的程度就用什么样的药，什么样的证型就用什么样的方，我们要实事求是，不能冒险。

※ 病案 2

一个 18 岁的男孩子。头痛、头晕、记忆力下降，头昏沉不清，鼻塞，一直不透气，流黄稠鼻涕，脉有力。

这样的患者我治得非常多，有成熟的经验。处方：荆芥 5g，每天晚上煮水，外部热敷面部。从鼻子的水平面向上的面部，不影响患者呼吸。然后滴鼻净（萘甲唑啉）一支，外用，每天 2 次，每次往每个鼻孔滴一滴。同时配上肺痈大合方，用病案 1 中处方的剂量，但没有加党参。小孩子的脉是有力的，因此就不用加补药了。用了 20 天以后，所有的症状全部消失。

鼻窦炎是常见病，全国各地有很多。流黄稠鼻涕的鼻窦炎，我们就按照肺痈来治疗，因为肺开窍于鼻，鼻子流脓就相当于肺痈，因此用了肺痈大合方。

第一个病案，是从支气管咯的血，诊断为肺痈病理所当然。肺与大肠相表里，慢性结肠炎的患者用肺痈大合方，也是可以解释的。鼻子流脓，流黄稠鼻涕，肺开窍于鼻这是《黄帝内经》的理论，也按肺痈病来进行治疗。

再讲一个小细节，有的鼻窦炎患者流的不是黄脓的鼻涕，而是白黏鼻涕。白黏鼻涕也按照肺痈来治疗，用肺痈大合方。如果患者流的是清水鼻涕，就不能够用肺痈大合方来进行治疗。

大家治的癌症患者不多，我几乎天天治。肺癌的患者咳痰，痰中带血，正好是肺痈病。诊断肺痈病的标准：痰中带血；痰中带脓；痰中既有血又有脓。

符合三条标准中的任意一条，就可以诊断为肺痈病，然后用肺痈大合方进行治疗。肺癌患者咳血，用肺痈大合方来治疗，这是按照《金匮要略》记载的经方来治疗的。

※ 病案 3

患者，女，57 岁，广州人。因为痰中带有血丝儿到医院检查，确诊为肺癌。目前在大中城市，像北上广深，还有省会级的城市里面，肺癌的发病率排在第一位，在医院几乎一半以上的癌症患者都是肺癌，发病率太高了。好多的患者因为咳嗽、痰中带血丝儿到医院去检查，然后确诊为肺癌，这个患者也是这样。发现得了肺癌之后就住院进行治疗、化疗了6次，但是痰中血丝始终没有去掉，患者因为这个症状去住的院，但一直解决不了，所以十分担心。

这个患者的脉是无力的，是虚证。找到我的时候，患者就要求先把痰里面的血丝儿去掉。我说：没问题，放心吧，很好办。处方：肺痈大合方加西洋参9g，又加了炙水蛭3g。

我们在前面的处方看到了肺痈大合方加党参，用于身体虚弱的患者。对于南方的像广州、上海、深圳、江苏、厦门的这些患者，用人参的时候都要用西洋参。这是无数个病例总结出来的，就一句话，别争论那么多，就用西洋参，因为用了西洋参不上火。实践也证明效果很好，我们当医生的就是追求疗效，疗效就是我们得分的标准。这个患者是广州人，所以用了西洋参。

加炙水蛭，是因患者痰中有血丝，说明了体内是有瘀血的。在以前面授班的时候，我们讲过多次，止血的最好方法是活血化瘀，特别是对癌症患者来讲，光想止血是永远也止不住的，或者说暂时止住了，等一段时间又出现了，而且症状会更加明显、更加严重，出血更加厉害。

患者服药12天之后，痰中的血丝就消失了。自从在我这里服药以后，患者再也没有吐过血丝，这是非常成功的，解决了患者心里的担忧和害怕。当然这对她肺部肿块的解决也有很大的帮助。像这样的案例数不胜数。

肺痈之化脓性皮肤病，肺主皮毛，因此，皮肤病里化脓性的病变也是要用肺痈大合方治疗的。化脓性的皮肤病包括了现代医学里面的毛囊炎、疖肿、脓疱疮、痈等这些西医外科疾病。

※ 病案 4

一个男患者，头上经常有大小不一的毛囊炎，红肿疼痛，大便干，平时爱喝酒。这样的患者先让他戒酒，虽然没有一个愿意的，但也没办法，必须得戒。戒酒的同时，让患者服用肺痈大合方加上大黄，患者喝了 1 剂毛囊炎就消失了，一共喝了 3 剂。后来他只要头上出现了毛囊炎，就喝 1 剂药，家里提前准备好几剂药，就在那儿放着。毛囊炎一上来他就喝 1 剂，喝 1 剂就下去了，下去了接着再去喝酒。

这充分证明了肺痈大合方对化脓性皮肤病的效果非常理想。至于不能除根，是因为这个患者就是喝酒喝出来的，体内的热毒、酒毒太多了，需要找个地方排出来。如果患者能戒了酒，戒了辣椒，那肯定能除根，不忌口，神仙也除不了根。

烟酒这个毛病，平时是很难戒掉的，非得等什么时候得了大病，当天就能戒了。如果查出来得了癌症，当天就戒了，滴酒不沾，一根烟都不抽，在这之前别人说多少话都不顶用，谁也劝不了。以前我也讲过，一次性的戒烟戒酒对身体是有巨大伤害的，应该逐渐的一点点的戒，但是没办法，很多人现在就是这个情况。

《金匮要略·肺痿肺痈咳嗽上气病脉证治第七》：若口中辟辟燥，咳即胸中隐隐痛，脉反滑数，此为肺痈，咳唾脓血。脉数虚者为肺痿，数实者为肺痈。

这讲的是脉滑数有力，咳唾脓血叫肺痈病。

这是肺痈病的定义，下面介绍几个肺痈的处方。

肺痈，喘不得卧，葶苈大枣泻肺汤主之。

葶苈大枣泻肺汤方：葶苈（熬令黄色，捣丸如弹子大），大枣十二枚。

上先以水三升，煮枣取二升，去枣，内葶苈，煮取一升，顿服。

这里的葶苈子是要炒的，就是炒葶苈子，另外要把它捣一捣。

咳而胸满，振寒脉数，咽干不渴，时出浊唾腥臭，久久吐脓如米粥者，为肺痈，桔梗汤主之。

桔梗汤方

桔梗一两，甘草二两。

上二味，以水三升，煮取一升，分温再服，则吐脓血也。

桔梗汤方的特征之一就是，患者吐出的唾沫是有腥臭味儿的，另外它还治疗麻木，因为它治疗的是血痹。血痹脉无力的处方是黄芪桂枝五物汤，这里是桔梗汤，脉有力的用桔梗汤，这是理论上的一个探讨。

我们再来看桔梗白散。

治咳而胸满，振寒，脉数，咽干不渴，时出浊唾腥臭，久久吐脓如米粥者，为肺痈。

桔梗、贝母各三分，巴豆一分（去皮，熬，研如脂）。

上三味，为散，强人饮服半钱匕，羸者减之。病在膈上者吐脓血；膈下者泻出；若下多不止，饮冷水一杯则定。

一钱匕约等于3g，半钱匕约等于1.5g。

巴豆的副作用是拉肚子，患者拉得多了就喝冷水，喝一碗冷水，马上就不拉了。想让患者拉多，喝热水。巴豆的特性就这样，尽管这么简单，但我目前还是用不好，也用过好多例，确实是失败的多，成功的少，所以不讲了。

《千金》苇茎汤：治咳有微热，烦满，胸中甲错，此为肺痈。

苇茎二升，薏苡仁半升，桃仁五十枚，瓜瓣半升。

上四味，以水一斗，先煮苇茎，得五升，去滓，内诸药，煮取二升，服一升，再服，当吐如脓。

苇茎就是芦根，瓜瓣就是冬瓜子。生冬瓜子，用的时候最好捣一下，粉碎一下，有的人说用甜瓜子，我没有用过，我用的都是生冬瓜子。所甜瓜子效果是不清楚的，当然用用也不要紧，一个甜瓜子，也不会有副作用。这是《千金》苇茎汤。

肺痈胸满胀，一身面目浮肿，鼻塞清涕出，不闻香臭酸辛，咳逆上气，喘鸣迫塞，葶苈大枣泻肺汤主之。

这是讲葶苈大枣泻肺汤治疗患者的情况，流清鼻涕、吐黄痰或者吐血。

鼻子里有臭味儿，也是肺痈。

好多医生都不认识这个病。刚才讲桔梗汤的时候，我专门提出来腥臭。有腥味儿的是肺痈病，鼻子里面有臭味儿的也是肺痈病，鼻子里面有腥臭味儿的还是肺痈病。大家记住这一点，诊断是关键。患者说了一个症状，如果都不知道是什么病，那就没法治好。很多医生不知道，所以，本书专门给大家讲一讲。

※ 病案5

有个女孩子，正上大学，她觉得鼻子里面有臭味，检查正常。这个患者是网诊，我一听，肺痈病，就给她开了肺痈大合方，3天就好了。这也说明了病脉证治的准确性是经过多个病案证明了的。

※ 病案6

患者，女，38岁，左膝的关节红肿、热痛。当成风湿、类风湿来治疗，越治越痛，后来就高热，白细胞高，诊断为化脓性关节炎。输液治疗，有效，但是不除根。患者很发愁，找我治疗，脉无力，用肺痈大合方加人参12g。

这是一个北方的患者，所以用了人参。吃了半个月，症状消失，之后没有复发，说明肺痈大合方是可以治疗化脓性关节炎的。

肺痈大合方应用总结

这里不举具体的病案，给大家介绍理论方面的认识。肺痈大合方可以用来治疗肺纤维化、间质性肺炎、肺部感染、慢性阻塞性肺疾病。

特别强调一下，肺纤维化的患者呼吸困难，脉无力的要选升陷汤，咳吐脓血痰的选肺痈大合方，把升陷汤和肺痈大合方合起来以后效果非常明显。

此外肺痈大合方还可以治疗一部分放射性的肺炎和渗出性的胸膜炎，大家一看就知道都是肺部的一些疾病。

关于肺痈大合方，现在总结如下。

(1) 治疗肺部和气管方面的病变。特征就是痰里带血，痰里带脓，痰里既带血又带脓，还有痰臭的、痰腥气的，这些都可以用肺痈大合方治疗。比如支气管扩张、肺癌、肺纤维化、慢性阻塞性肺疾病、放射性肺炎等，这些都是肺部和气管方面的直接病变。

(2) 根据《黄帝内经》的理论，肺与大肠相表里，应用于慢性化脓性结肠炎的治疗。

(3) 根据"肺开窍于鼻"，应用于化脓性鼻窦炎的治疗。

(4) 根据"肺主皮毛"，应用于化脓性皮肤病的治疗。

(5) 根据"肺主治节"，应用于化脓性关节炎的治疗。

这样就扩大了以《千金》苇茎汤为主的肺痈大合方在临床上的应用，可以帮助我们更快、更好的解决临床问题。

临证问答

问：按照肺主治节，肺痈大合方能否用于治疗痛风？

答：这个想法好，我还没有用过，有机会可以验证一下。

问：是否可这样理解，现在很多病名只是个代号而已，只要用中医的思维进行诊断，再依其特点选出医圣总结好的处方来治疗效果就很好，不必在别的方面浪费时间和精力。

答：诊断很关键。当今社会，现代医学的诊断病名也要知道，可以供我们参考。

问：振寒怎么理解？

答：哆嗦。

问：肺痈大合方脉无力或有力都可以用，脉无力看情况加入党参、红参或西洋参，脉有力则不加，是这样吗？

答：是的。

问：请问治疗肺结节需要在肺痈大合方的基础上加什么吗？或者肺结节有什么好方子吗？临床上有太多这样的案例了。

答：有的肺结节就是肺痈病，当然可以用肺痈大合方，其他的情况就需要再琢磨了。我目前正在攻克中，这是个新课题。随着体检，越来越多的人发现了肺结节。

问：两目暗黑是什么？

答：瘀血。

问：下眼睑黑属于瘀血吗？

答：属于。

问：为什么桂枝剂有时加白芍，有时不加，白芍去或留的条件是什么？

答：只要胸闷，就去白芍。

问：用仙鹤草治结肠炎用不用辨寒热，还是说在辨寒热的基础上加上仙鹤草？

答：不用辨。

问：为什么胸闷去白芍？

答：关于为什么胸闷去白芍？为什么桔梗汤可以治疗血痹？我回答不

了，医圣就是这样用的。像这样的问题我根本就没有考虑过，就从来没想过，我只是想我在临床上怎么诊断，怎么应用可以把病治好，我从来都是在这上面下功夫，在诊断和临床应用上去下功夫。

我感觉就是我搞懂了为什么胸闷去白芍也无任何意义，何况我还真不一定能搞出来。有时候你费了好大的精力，最后也不一定能把这个机制说清楚，所以这些问题我是从来不研究的。现在面临的是好多病都治不好，患者太多了，我觉得治好病才是最重要的一个环节。我接诊的好多患者都面临着生死威胁，我实在没有精力在那些理论上绕来绕去。

问：是不是肺痈大合方对各种脓性疾病都可以治疗，比如肝脓肿、肛周脓肿、腹腔脓肿等？

答：不能这样认为，不过，思路不错，要验证了再说。化脓性的病变第一个是肺痈，第二个是肠痈。肠痈有两个处方，大黄牡丹汤和薏苡附子败酱散。另外，脓肿的疾病，还需要考虑到排脓汤、排脓散。医圣之所以没有写肝脓肿，我是这样考虑的，肝脓肿的患者用肺痈大合方应该也是有帮助的，但是肝脓肿可能会表现出胸胁苦满，这时候就需要用到大柴胡汤，在大柴胡汤的基础上加上肺痈大合方，我觉得这样是可以治疗的。好多东西都需要进行临床验证，现在在理论上推出了一些东西，将来可以在哪些方面去用这个肺痈大合方，但是到底行不行，需要验证，实践说了算，要坚持这个原则。

问：硝石矾石散里的药是哪两种中药？
答：火硝（硝石）、绿矾。

问：上次讲的皂荚丸可以用牙皂代替，就是猪牙皂吗？一般用5g？
答：是的。

问：火硝用芒硝可以吗？

答：绝对不可以，火硝加了一个火字，是热的硝。芒硝，是寒的硝，这两个是一寒一热的区别，区别非常大，绝对不可以互相代替。

问：甲状腺癌是不是属于少阳病，是不是用柴胡剂的思路？

答：甲状腺癌有的患者需要考虑到少阳病，或者厥阴病，但并不是说只用厥阴病的处方和少阳病的处方就可以治好甲状腺癌，达不到那个程度。癌症的治疗有独特的地方，有很多种处理技巧，我治疗癌症有 20 多年了，这方面的经验非常丰富。

问：肺痈大合方中的川贝母是打粉冲服，还是一同煎服？

答：一同煎。

问：只要见到膝关节的化脓，脉有力就可以用肺痈大合方吗？还有其他条件吗？

答：是的。没有其他条件。脉无力的话加补药。

问：绿矾好买到吗？白矾或枯矾可以代替吗？生病需要用什么补药吗？

答：中药尽量不要代替。

除非这个东西真的买不到，比如麝香，实在没办法才想代替的事，绿矾是可以买到的，可以在网上找，一些不好买的东西上淘宝找。

关于有病需要用什么补药的问题，气虚的用黄芪，阳虚的用附子，血虚的用当归，阴虚的用生地黄或者熟地黄，其他的人参、西洋参、党参之类的，看情况加。都得通过具体诊断再决定用什么药，而不是我给你规定一个药，我只是举了个例子，最起码分四大类。

问：脚气（癣）肿胀，流水感染算不算肺痈大合方的方证呢？

答：感染了就可以用。

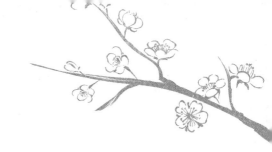

第9章　其他治验

一、慢性支气管炎的"金匮病"与"伤寒病"

一位女性患者，50岁，咳嗽多年，一年四季咳嗽，每天都要咳嗽几次或者十几次，每次咳嗽3~5分钟，嗓子痒，没有痰。现代医学诊断是慢性支气管炎。

临床上慢性支气管炎的诊断标准：①患者反复咳嗽，并伴有咳痰或者伴有喘息。②连续2年或者2年以上，每年发病持续3个月左右。③排除了肺结核、肺心病、心包炎等一类的疾病之后就可以确诊为慢性支气管炎。

这个患者来找医生的目的是要解决咳嗽问题，尽管她也有一些更年期综合征的症状（50岁正好是更年期的年龄段），另外她还有颈椎病。但是患者的目的是解决咳嗽，我们要紧紧围绕着患者的主诉来诊断治疗。

我当时一共问了患者五个问题，这五个问题都是用来诊断和鉴别诊断患者是金匮病里面咳嗽的哪个类型的。

患者的问诊结果如下：不吐痰，不吐涎沫，排除了肺痿病；不吐脓，不吐黄痰，不吐血，排除了肺痈病；没有咽炎，排除了"妇人杂病篇"里面的半夏厚朴汤；没有胸痛，也没有背痛，排除了胸痹病；咳嗽的时候，没有牵扯其他部位的疼痛，排除了悬饮病。

患者咳嗽的时候无法平躺，确诊为"肺痿肺痈咳嗽上气病脉证治第七"篇中的咳嗽上气病。

第七篇中有"上气喘而躁者，属肺胀""咳而上气，此为肺胀""肺胀，咳而上气，烦躁而喘"的论述。

上面的三句论述一个概念——肺胀。肺胀需要满足咳而上气，再加上喘和烦躁。通过肺胀的概念，证明了上气这个症状不是咳嗽，上气也不是喘，上气就是患者咳嗽时无法平躺，所以叫咳而上气。

这个患者确诊是金匮病里面的咳嗽上气病。

金匮病的咳嗽上气病有六个经方类型：①射干麻黄汤。②皂荚丸合厚朴麻黄汤。③皂荚丸合泽漆汤。④麦门冬汤。⑤越婢加术汤。⑥小青龙加石膏汤。

分析：患者不吐痰这个症状，马上就可以排除掉皂荚丸合厚朴麻黄汤、皂荚丸合泽漆汤，因为皂荚丸的这两个类型，都要求吐黏痰，而且吐个不停，黏痰非常多，所以就把这两个类型排除了。患者嗓子一痒就咳嗽，但平时她的咽喉没有难受的感觉。根据这个症状，可以直接排除麦门冬汤。患者的眼睛不难受，眼珠也没有突出的现象，根据这个症状排除了越婢加半夏汤。因为越婢加半夏汤有一个特殊的症状——目如脱状，指患者咳嗽上气的时候，眼睛憋胀感、突出。患者现在没有喘，也没有烦躁，根据这个症状可以排除小青龙加石膏汤。那只剩下射干麻黄汤了。

咳而上气，喉中水鸡声，射干麻黄汤主之。

射干十三枚，麻黄四两，生姜四两，细辛三两，紫菀三两，款冬花三两，五味子半升，大枣七枚，半夏大者（洗）八枚。

上九味，以水一斗二升，先煮麻黄两沸，去上沫，内诸药，煮取三升，分温三服。

射干麻黄汤必须符合上面两个条件，咳而上气、喉中水鸡声。必须先确诊患者是咳而上气病，然后嗓子里又有水鸡声，才能够用射干麻黄汤。

如果一个患者单纯喉中有声音，没有咳而上气的症状，是不能够用射干麻黄汤的。不能用射干麻黄汤，那它就是一个无效症状，不用理它。射干麻黄汤必须符合综合征，中医经方的汤证很多都是综合征，像射干麻黄汤就是两个证加起来才能用。

喉中水鸡声，是嗓子里面"呼噜呼噜"响，痰鸣音，或者像"叽咕叽咕"，哮鸣音。有的患者咳嗽上气的时候，嗓子会出现"叽咕叽咕"的声音，会"呼噜呼噜"响，但患者就诊时没有听到。这个时候为了鉴别患者到底是不是射干麻黄汤证，可以利用辅助手段，用听诊器在患者的颈部气管处听一听，在肺部去听一听。我听过，还是很明显的，有的患者有明显的哮鸣音，像上面这个患者就是，她有咳而上气的症状，同时又用听诊器听到了哮鸣音，因此这个患者就确诊了，是射干麻黄汤证。

确定了患者要用射干麻黄汤后，她的脉有力还是无力，不会影响选用的处方。咳而上气，喉中水鸡声，脉有力，用射干麻黄汤；脉无力也是用射干麻黄汤；一只手脉有力，另一只手脉无力还是射干麻黄汤。

也就是说，射干麻黄汤只需要满足咳而上气加上喉中水鸡声，不用管脉。那么问题来了，既然这样，医圣的《金匮要略》篇名上，为什么还要反复写病脉证治呢？这是因为在《金匮要略》里有一部分处方是必须要结合脉象的，一部分就不需要。

我们以"肺痿肺痈咳嗽上气病脉证治第七"里面的处方来看一看：射干麻黄汤，麦门冬汤不对脉象作要求；厚朴麻黄汤必须脉浮；泽漆汤必须脉沉；越婢加半夏汤必须脉浮大；小青龙加石膏汤必须脉浮。

有的要求，有的不要求，我们必须记住，把医圣教给我们的学会，让我们怎么做我们就怎么做。金匮病病脉证治分析结束了，最后确诊为咳嗽上气病，并且通过分析，确定了患者是咳嗽上气病里面的射干麻黄汤证。

金匮病辨证结果出来了，我们再来看她伤寒病的辨证情况：患者脉有力，是三阳病；患者不怕风，不怕冷，头不痛，颈部不难受，汗出正常，排除了太阳病；患者口苦，口干，怕热，不怕冷，大便有点儿干，这说明患者是少阳阳明合病，选用大柴胡汤。

第 103 条　太阳病，过经十余日，反二三下之，后四五日，柴胡证仍在者，先与小柴胡。呕不止、心下急（一云，呕止小安），郁郁微烦者，为未解也，与大柴胡汤，下之则愈。

第 136 条　伤寒十余日，热结在里，复往来寒热者，与大柴胡汤。但结胸，无大热者，此为水结在胸胁也。但头微汗出者，大陷胸汤主之。

第 165 条　伤寒发热、汗出不解，心中痞硬、呕吐而下利者，大柴胡汤主之。

柴胡半斤，黄芩三两，芍药三两，半夏（洗）半升，生姜（切）五两，枳实（炙）四枚，大枣（擘）十二枚，大黄二两。

大家看了这些条文就明白了，采用病脉证治的方法来选择大柴胡汤最简单，也是最明了的。依据原文去用，是可以的，但很多时候会用的不恰当，或者感觉没法用。采用病脉证治的方法，我们诊断为少阳阳明合病，选用大柴胡汤，这是最科学的方法，也是最简单的方法。以后大家再看大柴胡汤医案的时候，按照病脉证治的标准去看，就容易看懂医案了。

现在，我们用金匮病病脉证治，辨出来是射干麻黄汤。用伤寒病病脉证治，辨出了大柴胡汤。望闻问切我们都做过了，我们还要再做中医的诊断，接着做腹诊，腹诊诊断的意义是选择合适的瘀血剂。

案例里的女患者，肚脐的左边有压痛，用桂枝茯苓丸。

腹诊阳性瘀血剂的鉴别应用：心下压痛，小陷胸汤；心下满痛宜大柴胡汤；胸胁苦满，柴胡剂；脐上压痛，膈下逐瘀汤；脐左压痛，桂枝茯苓丸；脐右压痛，当归芍药散；脐中压痛，当归芍药散；脐下压痛，下瘀血汤；左少腹压痛，桃核承气汤；右少腹压痛，脉有力，大黄牡丹汤；右少腹压痛，脉无力，薏苡附子败酱散；耻骨上压痛，脉有力，抵当汤；耻骨上压痛，脉无力，大黄䗪虫丸。

在临床上也会碰到患者的肚脐左侧有压痛，肚脐右侧也有压痛，碰到这样的情况就合方，用桂枝茯苓丸合当归芍药散。

通过上面的分析，最终处方：大柴胡汤合桂枝茯苓丸合射干麻黄汤。

疗效：患者吃了 10 天之后，咳嗽减轻了约 2/3，又吃了 10 来天，咳嗽继续减轻，继续吃了 1 个月，咳嗽消失。

患者治好了病，还要想办法让患者除根。我们第一个目的是治好，第二个目的是除根。患者不想复发，我们也不想她复发。接下来我的建议：药物由原来的每天服用改为间断用药，由原来的每天服药改成吃一天停一天，再吃一段时间以后改成吃一天停两天，越吃越少。这是间断服药法。由原来的持续服药改为间断服药，最后断药。另外让患者注意别受凉、避免感冒、避免淋雨，别吃凉东西，这些情况都要让她注意。

病治好之后必须用善后方案，而且要持续用一段时间。

这个患者还有一个症状，口渴，但是不想饮水，这是瘀血。在《金匮要略》"第十六篇"瘀血病里面有这样一句话：口燥，但欲漱水，不欲咽……为有瘀血。

患者只有金匮病没有伤寒病，那么只用金匮病的处方；患者只有伤寒病没有金匮病，那么只用伤寒病的处方；患者既有伤寒病，又有金匮病，那么就要把两个病脉证治辨出来的处方合起来。

以前我看胡希恕老师的讲课，他治疗哮喘的时候，经常用大柴胡汤合桂枝茯苓丸。可以说受他影响的人非常多，他的好多患者用的都是这个合方，好像大柴胡汤合桂枝茯苓丸成了治疗哮喘的一个经验方。经过病脉证治分析之后，我们就明白了，之所以要用大柴胡汤合桂枝茯苓丸，是因为患者是少阳阳明合病，又有瘀血，特别是肚脐左边有压痛。

如果胡希恕老师没有这样讲，很多人就永远学不会，也根本不可能学会。学会病脉证治以后再回过头来看胡希恕老师的书，再看那些医案，心里是亮堂的、清楚的，就知道为什么要这样用了。当然，有的病案里面很多东西并没有讲，没有说患者口苦，也没有说患者大便干。所以很多医案天天看也学不会就是因为关键的知识点就没有讲。好多学中医的人，都是越学越糊涂，就糊涂在这个地方。

对一个慢性病患者来说，并不是不能根治，是可以根治的，根据我多年的行医经验，是完全可以根治的。只是我们的水平要跟得上。现在我还有很多病治不好，我治不好不能说这个病就治不好，只是说我治不好，所以我们要提高水平，大家共同来努力，最后会解决很多的问题。我们学习中医，要有坚定的信心，要坚信这个病是能够通过中医治好的，然后为了这个目标去努力。

临证问答

问：上气为什么可以解释为不可以平躺？

答：临床观察得出的结论。

问：咳而上气，是指咳的时候必须要坐起来吗？有些患者晚上咳嗽厉害，躺下来咳个不停算吗？

答：算，躺下咳嗽厉害就是咳嗽上气病。

问：现在有些支原体感染的小孩，半夜突然一阵剧烈干咳，咳到吐了才罢休，这是咳嗽上气，还是咳逆上气？

答：咳到吐了才罢休，明显是食积，用保和丸或者保和颗粒，或者调胃承气汤。

问：怎么判断咳嗽上气病的六个处方，哪几个方不用根据脉象的，临床经验还是书上所说呢？

答：《金匮要略》上写得很明确，提到脉就是对脉有要求，没有提到脉的，就是没要求。

问：咳而上气、咳逆上气、大逆上气有什么不同？

答：①咳而上气指的是咳嗽加上气的症状。②咳逆上气，这里的逆指的是气逆和食物的逆，就是消化道的逆，比如咳嗽时会伴有呕吐。③大逆

322

上气，那就是气逆程度非常厉害，这里的逆除了指咳嗽之外，还包括喘、恶心和呕吐。

问：心中温温液液是什么意思？

答：心中温温液液是指心脏说不出来的难受。即心中烦恼，恶心剧甚的感觉。

问：皂荚丸一定要按书上的用法吗？

答：可以在中药里加猪牙皂 3g 或者皂荚子 5g 来代替。

问：越婢加半夏汤里眼部不适的症状，包不包括眼睛流泪、发酸、眼睛痒等症状？

答：问得好，我的经验是包括的。实际上肯定包括眼部的过敏症状，还有炎症情况。

问：如果患者咳嗽时没有出现其他胸背、胁肋的疼痛，但会感觉胸骨后痒，痒也就是想咳，这种胸后骨痒和喉中痒是否一样？

答：一样。

问：左下腹有压痛，大便正常或不成型能用桃核承气汤吗？

答：能用。

问：有些患者右下腹、左下腹、肚脐左侧都有压痛，要三个方合方还是选一个？

答：多处压痛，可以把经方里的瘀血剂全部合用。

问：有没有左下腹压痛，脉无力的情况？

答：临床确实有左少腹压痛、脉无力的情况，这个时候用桃核承气汤加补药。

问：剑突下压痛是小陷胸汤，那剑突下再往下一段，胃的位置有压痛也是小陷胸汤吗？还有心下压痛，舌苔不黄腻，白腻的，能用小陷胸汤吗？

答：都是小陷胸汤。

问：肚脐上压痛，在神阙穴上面的一个点有压痛，这代表什么？

答：膈下逐瘀汤。

问：如果患者胃不好，有痞证，但同时肚脐左下腹有压痛，是先治痞还是和瘀血方合用？

答：应该先治痞，然后治瘀血。也可以同时用。

问：一个患者，胃的位置有压痛，但脉无力，这种是小陷胸汤加补药吗？

答：是的。

问：脐中压痛用什么方？

答：当归芍药散。

问：合方时，两方或多方里相同药的量是相加，还是取单一方的最大量？

答：取单一方的最大量。

问：桂枝茯苓丸是丸剂还是改为汤剂？

答：汤剂。

问：抵当汤的用量？

答：制水蛭、大黄各3g，土鳖虫6g，桃仁9g。

问：大黄䗪虫丸也治瘀血，临床应用方便，请问应用的指征是什么？

答：虚劳病，芤脉，有瘀血，用大黄䗪虫丸。

问：桂枝茯苓丸、当归芍药散、抵当汤这些不用区分脉有力无力吗？

答：脉象相符直接用；脉象不符合，比如抵当汤证，脉无力，要和补药一起用。

问：阳明病里有个绕脐痛，这个和腹诊的脐周围痛，有简单的区分么？

答：绕脐痛，是患者自己的感觉。我们腹诊的压痛，是医生检查的结果，有很多患者，没做过腹诊，都不知道原来肚子按下去会这么痛。肚子里有瘀血，是任何检查都检查不出来的，只有通过腹诊才能确定。

问：如果诊断为咳嗽上气病，但是只有咳嗽上气的症状而没有符合那六个方的其他症状怎么办？

答：不可能出现这样的情况。

问：《黄帝内经》是中医理论基础，但是不好学，到底有没有学习的必要？您有没有推荐的学习方法或者学习资料？

答：《黄帝内经》很重要，但是病脉证治更重要，所以，我建议先学习《伤寒论》和《金匮要略》。

葶苈子的攻伐对象

《神农本草经》里说葶苈子味辛寒，无毒，治癥瘕积聚，结气，饮食寒热，破坚逐邪，通利水道。

这是《神农本草经》的说法，在经方里一共有六个处方用到了葶苈子，这六个处方分别是葶苈大枣泻肺汤、大陷胸丸、已椒苈黄丸、牡蛎泽泻散、鳖甲煎丸，还有《金匮要略》最后的小儿疳虫蚀齿方。

经过综合分析，葶苈子治疗的疾病特征是水脓互结，就是既有水又有脓，混合在一起引起的病症。这就说明了葶苈子的作用非常特殊，具有不可替代的作用，特别是咳嗽咳喘平卧加重的患者，最容易出现葶苈子的这些症状。

在呼吸科里面，比如说肺心病心力衰竭的时候，呼吸困难，不能平躺，全身浮肿。很多患者吐黄痰，吐黄痰就是肺痈，吐黄脓痰，这个时候患者除了肺里有脓之外还有热水。判断要点：患者流清鼻涕的同时又吐黄脓痰，咳嗽喘不能平躺，平躺后病情加重，见到这样的情况就可以用葶苈子了。这个标准是非常精确的，应用时要有依据，要有证据，要病脉证治，不能凭自己的想象来用。

《金匮要略·肺痿肺痈咳嗽上气病脉证治第七》曰："肺痈，喘不得卧，葶苈大枣泻肺汤主之。""葶苈熬，令黄色"，要把葶苈子炒成黄色，"捣丸如弹子大"，还要捣一捣，现在可以用粉碎机。"大枣十二枚，先以水三升，煮枣取二升，去枣"，然后去枣，把枣去掉，当然枣核枣皮一起去掉。"内葶苈，煮取一升，顿服。"

医圣的用法就是先煮大枣，去掉1/3的水以后，然后把枣皮枣核去掉，这个时候加入炒好的葶苈子，再煮，再去掉一半的水量，就可以喝了，一次性喝掉。请大家注意，一定要用炒葶苈子，不要用生葶苈子，用量是15～30g。

※ 病案 1

一名51岁的女性患者，肺心病8年。半个月前病情加重，住院治疗，肺心病住院治疗惯例就是抗感染、强心利尿、吸氧这一套程序，疗效不佳，住院的次数也很多，患者想要配合中药治疗。

我本来是有原则的，凡是住院的患者我都不给开中药，不和其他药物一块用，担心互相影响疗效。而且患者一旦出现副作用，或者治疗效果不理想，就容易说不清，但这个患者的家属苦苦请求，所以就破了一次例。

当时患者的症状是，呼吸困难，咳嗽喘，不能活动，一活动就喘得更厉害，不能平躺。患者身体后面放了两个被子，不管白天还是夜里都得靠着被子，睡觉也是。

患者流清鼻涕，吐少量的黄黏痰，这说明患者体内既有水又有脓。同时患者心慌气喘，活动后加重，两个脚水肿，我当时的诊断是肺痈咳嗽上气病，处方葶苈大枣泻肺汤。

炒葶苈子30g，大枣12个，先煮大枣，然后去核去枣皮，加入炒葶苈子再煮15分钟，每日1剂，分2次，饭后服。

患者服药4个多小时以后，小便量开始增多，患者症状开始减轻，包括呼吸困难、饮食、睡眠、水肿，都开始减轻，连续吃了5天，水肿就退下去了，其他症状也相继恢复，随即出院。

出院以后，因为患者体内的水和脓基本没有了，就停用葶苈大枣泻肺汤，换成了补肾健脾争取除根的方案善后，增强患者体力。临床上不要害怕葶苈子的副作用，实际上几乎无副作用，但是也不能乱用，该用的用，不该用的不能用。

以后见到了咳嗽喘的患者平躺后加重，流清鼻涕，又吐黄痰的，就是葶苈大枣泻肺汤，不见得患者必须得心衰。再比如临床上有的患者顽固性的咳嗽，照样可以用葶苈大枣泻肺汤，用了也是效果如神，学习诊断要抓最主要最根本的东西。

总结一下，葶苈子治疗的是水脓混合体。很少有人注意到葶苈大枣泻肺汤的患者是流清鼻涕的同时吐黄稠脓痰。没有人讲也没有人关心，所以学不到葶苈大枣泻肺汤的正确用法，这是我提出来的。

※　病案2

我还用葶苈大枣泻肺汤治疗过一个慢性支气管炎的患者。一名62岁的男性患者，患慢性支气管炎 20 年了，冬天加重。几乎所有的慢性支气管患者都是这个特征。这一次他感冒以后发作，流清鼻涕吐黄痰，呼吸困难不敢平躺，一看就是非常典型的肺痈咳嗽上气病，非常典型的葶苈大枣泻肺汤，学会了以后，有些患者一看就知道是葶苈大枣泻肺汤证。

遂用了葶苈大枣泻肺汤，炒葶苈子 30g，大枣 12 个，吃了 1 剂就见效了，5 剂以后症状基本消失，赶紧补脾补肾，患者肯定有身体虚弱的地方。吃饭不好就考虑香砂六君丸之类的，气管炎的患者肯定肾虚。

己椒苈黄丸解决的是腹满，肠鸣，口干舌燥三联征。

肠鸣靠听诊，也有的患者会告诉医生，肚子里咕噜咕噜地响。

口干舌燥是患者的自觉症状，必须通过问诊或者患者主动告知。

腹满有两种情况，第一种是患者自己觉得腹胀。患者自己觉得肚子胀叫腹满，在这里强调一下，腹满不包括胃胀，胃胀是痞证，整个腹部的胀满不包括胃部，在经方里要有严格区分。第二种情况是医生能够看到的肚子胀，肚子大，比如看到肝硬化腹水的患者，肚子鼓得那么高，肯定是腹部胀大。

学习经方，要注意把《伤寒论》《金匮要略》里面的文言文和当今患者的症状和语言习惯有机结合起来。从这个角度看一个腹水的患者，无论是肝硬化腹水，还是癌症的腹水，肯定有腹满了，这个时候再看他有无肠鸣，有无口干舌燥。

三个条件，他已经满足了其中的一个条件，只要患者还具备肠鸣和口干舌燥两个条件，就可以直接确诊用己椒苈黄丸。

诊断为己椒苈黄丸证之后，如果患者的口不渴，就是口干舌燥但不想饮水，就是觉得干，那么就用己椒苈黄丸；如果口渴就需要加药，用己椒苈黄丸加芒硝。原文是这样规定的，这是医圣规定的，不是我们自己想怎么做就怎么做，加减的时候尽量按照原文来加减，这是原则，这就叫继承。

学习中医切记先继承，先不要发挥，先老老实实理解原文原意，把原来加减的方法及剂量比例学会。

《金匮要略·痰饮咳嗽病脉证并治第十二》:"腹满,口舌干燥,此肠间有水气,己椒苈黄丸主之。防己、椒目、葶苈、大黄各一两。"防己、椒目、炒葶苈子、大黄各一两,这四样的比例是1:1:1:1,"上四味磨之",就是粉碎,"蜜丸如梧子大,先食饮服一丸,日三服,稍增,口中有津液。渴者,加芒硝半两。"

关于己椒苈黄丸,我翻看了好多医案,大部分都是大小便不通畅,即小便短少的同时大便干燥,大部分都符合这个条件。

※　病案3

一名47岁的男性患者,肝硬化腹水,已经住过好几次院了,每次住院都是抽水,输白蛋白,吃利尿药或者直接输利尿的药,如呋塞米之类的。症状控制以后,出院了,等了一段时间,慢慢地肚子又大了,不仅不能吃饭,肚子也胀了,然后再去住院。患者感觉住院开支比较大,也不除根,所以想吃中药治疗,经过打听找到了我。

患者当时的肚子鼓得高高的,腹胀腹满肯定有了,他自己也觉得腹胀,说不能吃东西,一吃就撑得受不了。小便短少,腹水的患者小便都短少,小便正常、小便量大的就不会有腹水了。小便短少,大便干燥,患者口干舌燥,口渴想饮水,但不敢喝。因为本身肚子就撑得慌,同时又怕饮水后腹胀更厉害。

患者已经有腹满和口干舌燥两个症状了,我就问:"你的肚子响不响?"

患者答:"肚子响,能够听见肚子经常咕噜咕噜响。"

三联征出现了,腹满、口干舌燥、肠鸣,三联征一出现就可以诊断出患者是己椒苈黄丸证。防己9g,椒目9g,炒葶苈子9g,生大黄9g,冷水泡20分钟,水开以后煮20分钟,大黄和其他药一起煮20分钟,没有采用后下的方法。

关于煎煮方法,下面的医案就不再讲了,均采用这个方案。用药以后患者小便增多，大便通畅。吃了 3 剂药之后，患者自觉身体虚弱，感觉药劲挺大，大便以后觉得身体更加没劲，这是虚弱之象，身体虚弱的表现。这个时候把脉，患者的脉已经有点无力了，调整处方，防己 6g，椒目 6g，炒葶苈子 6g，大黄 6g，四样药均减为 6g，然后增加了党参 12g，生白术 12g，枳壳 6g。

3 天以后，小便继续增多，大便保持每天 1 次，脉象与以前差不多。再次调整处方：防己 3g，椒目 3g，炒葶苈子 3g，大黄 3g，党参 24g，白术 24g，枳壳 12g。

又吃了 3 剂，这个时候水就退净了，体力也明显的增强，然后就把上面的方案全停了，改为长期的治疗方案，争取解决他的肝硬化，解决根本问题。

临床上腹水常见的类型有下面这几种。第一个是肝硬化腹水。第二个是肝癌的腹水。第三个是其他恶性肿瘤的腹水，比如有的癌症转移到腹膜以后也可以引起腹水。第四个是其他疾病，比如慢性肾炎、肾病综合征、一部分心脏的疾病、一些腹膜的炎症、腹膜的结核。这些都会导致腹水的产生。

中医不能根据现代医学的病名来确定中医的处方，上面那些对于中医的诊断实际上帮助不大。来分析一下，患者有腹水了，就一定会肚子大，肉眼就能看得到，患者也会感觉到腹胀，所以腹满这个条件肯定具备了。小便也不用说，肯定不通畅，我没有见过腹水的患者小便多的，或者正常的，都是小便不利，这个是不用怀疑。下面只要患者再有口干舌燥和肠鸣的症状，或者再加一条大便干，大便可以干也可以不干，当然加上大便干就更能保证己椒苈黄丸了，三联征。

但是临床患者的情况是非常复杂的，特别是一些疑难患者，不复杂也就不叫疑难病了，己椒苈黄丸证的患者很少有单纯证的，大部分患者都是身体虚弱又合并有己椒苈黄丸证。

己椒苈黄丸是治疗实证的，现在患者虚实夹杂就需要根据患者虚弱的类型加上补药，既要用己椒苈黄丸又要用补药。最开始的时候可以以己椒苈黄丸为主，逐渐过渡到扶正为主，为什么要这样做呢？因为腹水的患者非常的痛苦，腹水为标证，急则治其标，就像上面的那个病案，刚开始的时候己椒苈黄丸为主，扶正为辅，逐渐过渡到己椒苈黄丸为辅助，扶正为主。

不管怎么样讲治疗，目的只有一个，就是帮助患者解决问题，同时要根据脉象，辨证用药。刚开始的时候讲了，葶苈子治疗咳嗽喘效果好，所以己椒苈黄丸在咳嗽喘的患者中也会经常用到。

※　病案 4

我曾治疗过一个哮喘的患者，大便干，小便又黄又少，我看他的肚子本身并不大，但是患者自己说肚子胀得受不了，口干舌燥，肠鸣。

这患者一看就是己椒苈黄丸证，患者当时的脉象是稍微有力的，和常人相比是有力的一个脉象，就直接用了己椒苈黄丸，防己 12g，椒目 12g，炒葶苈子 12g，大黄 12g，根据脉象没有给他加补药，吃了 1 剂见效，3 剂哮喘停止。

在临床上凡是实证，脉有力的患者都见效快，好的也快，好了以后还非常容易彻底，但是虚实夹杂证或者纯虚证难度就大了，不可能几天就好了。上面这个哮喘患者，尽管他的脉有力效果好，但是后来也根据他的脉象症状体征等方面，在己椒苈黄丸停用之后，进行了调理，争取让患者达到根治的目的。

在这里强调一下，己椒苈黄丸的主症是腹满，所以今后见到了以腹满为主诉的患者，千万不要忘了己椒苈黄丸证。己椒苈黄丸在临床上还有一个重要的作用，这是我通过实践验证出来的，我还没有看到过这方面的医案，也可能这方面的医案少导致我没有见到，但是非常的实用，非常的有效，所以我把这个临床经验分享一下。

有的糖尿病患者会表现出己椒苈黄丸证，这要用《金匮要略》中的理论来分析，《金匮要略·痰饮咳嗽病脉证并治第十二》："问曰：四饮何以为异？师曰：其人素盛今瘦，水走肠间，沥沥有声，谓之痰饮。"

这是痰饮的定义，糖尿病患者里面常见的症状原来胖，现在瘦，就是素盛今瘦。有的糖尿病患者肚子里咕噜咕噜响，这是肠鸣；沥沥有声，这是肠间有水气。好多的糖尿病患者经常会说口干舌燥。对于这些口干舌燥的糖尿病患者，三联征已经有一联了，只要这个患者还有腹胀，肠鸣，那就是己椒苈黄丸证。

※ 病案5

一名57岁的女性患者，糖尿病好多年了，刚开始口服降糖药控制血糖，后来控制不住了就改成打胰岛素，打了胰岛素以后，血糖基本控制的可以，平时控制在7～8mmol/L。患者经常便秘，找我治疗时主诉是口干舌燥，她觉得非常痛苦。口干舌燥的症状已经具备，经过询问患者便秘，肚子胀，有肠鸣。

处方：防己12g，椒目12g，炒葶苈子12g，大黄12g，芒硝5g，仙鹤草30g，大黄和其他药是一块煮的，芒硝是药煎好之后，倒进去趁热搅化。

1剂以后患者大便通畅，3剂以后口渴减轻，调整用量，防己6g，椒目6g，炒葶苈子6g，大黄6g，芒硝3g，仙鹤草60g。

又吃了7剂，口干舌燥症状消失，大便非常通畅，腹胀也消失了，停用己椒苈黄丸，改为调理糖尿病的方案给患者进行治疗。

临证问答

问：柴胡证是胸胁满痛，跟胸痹证该如何区分？

答：胸痹是胸痛和背痛。胸胁是胸和背的交界处。这是两个不同的位置。

问：要是有心脏病（非窦性心动过缓），同时又胸胁苦满，想睡觉，脉无力，该如何合方呢？

答：柴胡桂枝干姜汤合当归芍药散。

问：水与脓痰互结，可以用肺痈大合方吗？

答：可以用。

问：能否这样理解，己椒苈黄丸中椒目、葶苈清肺解表好比打开茶壶中的小孔后，防己、大黄就能充分打开下窍去水清便，表里同治，打通后气血大耗身体变虚易累？

答：可以。

问：患者自己感觉腹胀诊断腹满，医生看到了腹部胀大但是患者自己没感觉胀也可以诊断腹满吗？那"腹满篇"的方子是否可以用于那些想减掉肚子上肉的患者？（有的啤酒肚肚子很大）

答：患者感觉腹满叫腹满病。医生看到了腹满也叫腹满病。腹满病的处方可以用于减肥，减大肚子。比如，大柴胡汤。

问：攻补的先后顺序，能不能详细讲讲，什么时候先攻，什么时候先补，什么时候攻补结合？

答：攻和补取决于脉诊。脉诊有力时，先攻。病解决了，善后时，补。脉诊无力时，先补，补的有力了，再攻。脉诊一手有力，另一手无力，攻补一起用。

举一个例子，现在有一个过敏性鼻炎的患者，他的脉有力，通过病脉证治确定为小青龙汤。吃了小青龙汤，过敏性鼻炎好了。这个时候就是症状去掉了，病解决了，开始用补药。一般我都是用玉屏风和《金匮》肾气丸善后，这两种用的是最多的，让患者按说明吃一段时间。脉有力的患者先攻，症状解决了，善后的时候再补。

两个手的脉都无力时先补。一些慢性病的患者两个手的脉都无力时要补。举个例子，一个长期腹泻的患者，他两手的脉都无力时要先补身体。根据情况来补，不能自己想补什么就补什么，阳虚补附子类的，气虚补黄芪类的。补到一定程度时，患者就会开始感冒。这个时候患者的脉有力了，也感冒了，就可以攻了，攻完以后病好了，问题就解决了。

如果患者一个手脉有力，一个手脉无力，那就既要用攻的药，也要用补的药，攻补齐用。比如小青龙汤加附子就是攻和补一起用，附子就是补的药。攻和补的比例要根据脉象的比例来定。

一般到补的时候都是丸剂、颗粒之类的方便药，不再吃熬的中药了，让患者补脾、补肾，再巩固一下身体。比如十全大补丸、乌鸡白凤丸、归脾丸、附子理中丸、补中益气丸、薯蓣丸等。

问：睡觉打鼾可以按照咳嗽上气病来治疗吗？

答：不可以。因为患者打鼾时不需要坐起来。

问：身体好转后的感冒和体内受邪后感冒有什么区别？

答：没有区别。都要病脉证治后正确处方。

问：用葶苈大枣泻肺汤治疗肺心病的病例，您说他肯定有虚，但是急则治其标，先用了葶苈大枣泻肺汤，然后见效后加了补药，这个急则治标怎么理解？

答：葶苈大枣泻肺汤是有攻有补。大枣是补药，葶苈子是泻药。

问：感冒是属于身体的应激反应吗？这种应激反应能调动身体气血来抵御病邪入侵吗？

答：是的。是战争。

问：攻完后，补的常用方有哪些？

答：常用方有归脾丸、玉屏风、《金匮》肾气丸、十全大补丸、乌鸡白凤丸、附子理中丸、补中益气丸、薯蓣丸等。

问：葶苈大枣泻肺汤中，对于水的体现，如果不是清涕，而是水肿可以吗？

答：可以。

问：如果水脓互结体现为黄脓涕加清痰可以吗？

答：可以。

问：如果遇到脉非常无力的三阴病患者，是否还是应该考虑先补，待脉稍微有力再泻？

答：是的。

问：该怎么把握这个安全尺度，不至于泻出问题？

答：根据脉的力量。

问：己椒苈黄丸的三个特征：腹满兼肠鸣、口干舌燥。感觉这是三个常见症状，以此为条件是否会误诊，比如也可能是某泻心汤证跟其他证的合方。因为药力猛，是否主要在重病条件或老师讲的这几个病情况下才考虑？

答：不会误诊。痞证是痞证。

问：对于肝硬化腹水，如何鉴别不是皮水？

答：皮水诊断标准是四肢水肿。

问：是不是葶苈子的两个方对应的患者不会出现四肢的水肿？

答：如果四肢也肿了，合并皮水处方。

问：对腹水患者，如果患者有表证和痞证，是否依然遵循先解表治痞的原则，此时可以直接解表方合葶苈子方吗？

答：可以先解表。也可以解表方和葶苈子方同用。

问：己椒苈黄丸原方四样药的量是相等的，但临床千变万化，如果腹满兼肠鸣、口舌干燥三联征在程度上有明显的差异，如患者腹满严重，稍口干舌燥，那么四样药的量是相等的，还是有所加减？

答：如果是这样的情况，加芒硝。在目前的治疗水平情况下，尽量不要加减，不要改变剂量的配比比例，等以后水平高了，就可以调整了。那时可以根据临床的表现进行调整，但现在大家不要调整。

问：一位85岁女患者，咳嗽（诉咳白痰）3天，加重伴发热（38.3℃）半天，问诊有鼻涕，但没见鼻腔有水样涕，在输液时患者咳嗽时吐了一口黄白痰。可否用葶苈大枣泻肺汤？

答：可以用葶苈大枣泻肺汤。

问答补充

问：**肠虫清（阿苯达唑）服法？**

答：肠虫清用法，举例可以每月1日、4日、18日、21日，按照这样的周期来吃。都是早上空腹吃2片，半年后按上面方法再吃，早餐不要吃油腻的食物。

问：**柴胡加龙骨牡蛎汤可以合麻黄附子细辛汤吗？**

答：可以。只要辨证正确，完全可以合用。

问：复方斑蝥胶囊对治疗肺结节有效吗？

答：无效。如果边界不清，毛玻璃样的，可以用复方斑蝥胶囊，按癌症治疗。

问：凡是癌症肿瘤都可以配合复方斑蝥胶囊吗？

答：大部分都可以。

问：肺结节等肺部病变，病脉证治治疗以加肺痈大合方为底方加减吗？

答：是的。

问：肺部肿瘤术后或者化疗后，也可以用复方斑蝥胶囊吗？

答：是的。

问：强直性脊柱炎患者大部分是后背脊柱不舒服，是不是加葛根效果会更好？

答：是的。

问：小孩磨牙怎么办？

答：小孩磨牙的，先考虑有虫，先看有没有虫，有虫打虫。

问：甲减（甲状腺功能减退）的患者是不是可以经验性的用柴胡加龙牡汤？

答：是的。

问：桥本甲状腺炎的患者需要治疗吗？

答：需要。

问：抗甲状腺球蛋白抗体高，甲状腺微粒体抗体高，需要治疗吗？

答：需要。柴胡剂可调节免疫。

问：甲减需不需要善后治疗？

答：甲减没有善后过。原则上，比如让患者吃 2 个月后，逐渐地减少服药的次数，好多人就能除根了。

这个和我们治疗癌症的方案是一样的。一些慢性病，最后除根的方案是把病治好之后开始减量，从 1 天 1 剂改成 2 天 1 剂，再改成 3 天 1 剂，4 天 1 剂，5 天 1 剂，6 天 1 剂，7 天 1 剂，到最后患者不吃，就除根了。

问：一个男士 30 岁，双手双脚都出很多汗，别处不汗出，鼻子多时不透气，舌质红，苔薄白，脉无力，芤脉；并且阳痿，阳痿我给他用中药水丸治好了，多汗我用的是桂枝加龙骨牡蛎汤，有效但是暂时还不大。10 剂中药后，稍微有点作用，二诊我再合上玉屏风散可以吗？还有一个情况，假如他脉有力，考虑哪个处方比较适合，谢谢老师！多汗症现在也是个大难题。

答：患者鼻子不透气，说明有麻黄证。芤脉，桂枝加龙骨牡蛎汤，可以再合麻黄附子细辛汤。其中，补药量大，麻黄用 2g 就可以了。

大家以后看傅青主的书就明白了，用补药时，比如用山药、用白术可以用到 30g、60g、90g。但是其他的荆芥等，只用 1g 或者 0.5g。这就是说，患者的身体是需要用麻黄的，但是用的量要非常的小，比如 2g、1g 或者 0.5g。但其他的药，如附子可以量大至 10g、20g，因为她身体弱。桂枝加龙骨牡蛎汤里龙骨、牡蛎这些量都可以大。掌握好比例就行了。

刚才提到的攻和补，像这样的一个情况，肯定要补的成分占 90%，攻的成分占 10% 就可以了，从剂量、药味上改变，这样处理就可以了。

不然汗出不来，毛孔都堵塞着，所以必须用麻黄把那个通道打开。

这是个原则，现在学会治疗汗出少或汗出多的问题，以后碰到各种各样的情况，都要按照这个原则来处理。

如果患者脉有力，那就简单了，直接用桂枝二麻黄一汤就行了。总之它需要一个桂枝麻黄合剂，里面既要有桂枝又要有麻黄。

问： 有一同事，其他正常，就是在吃饭时汗出，如何调理？

答： 你的这个同事哪儿都正常，就吃饭的时候出点儿汗。

谈一下这个问题，有些人的这些毛病实际上不是病，是身体的一种保护性反应。如果他没有太大的痛苦，尽量不治疗，也完全没有必要治疗。

第一，这种一般治不好，因为它只是身体的一种保护性反应。

第二，治好了用处也不大。我举个例子，有一个皮肤病的患者，他有脚气，治好了脚气，还有其他的病，比如心脏病，那这个时候不要去治脚气，脚气是他身体排湿气的，排湿邪的一个途径，如果堵住了，麻烦就大了。

虽然每个人都想追求完全的健康，但这实际上是不可能的。一个人如果有一点小毛病，正常，不要理它，非常小的或者几乎没有痛苦的那些症状，可以不用理。往往可能因为服药调理把事情变复杂，很多时候都是人身体的一种代偿性反应。

二、冠心病

※ 病案1

刘某，女，50岁，洛阳人。2021年6月20日初诊。

主诉：冠心病，胸闷气短，晚上有时平躺感觉上不来气，需侧身睡。

刻诊：易汗出；饮食可，睡眠可，大小便正常，舌质淡，边齿痕，苔薄白；脉无力。

予处方15剂。请大家思考，该用什么处方（提示：一个时方加一味

经方讲习录（二）

中药，答案见下文）？

2021 年 7 月 4 日二诊：胸闷气短减轻，没有再发生平躺上不来气的情况；汗出减少很多，饮食可，睡眠可，大小便正常，舌质淡，边齿痕，苔薄白；脉无力。原方 14 剂，水煎服，日 1 剂。

分析：黄芪的副作用有腹胀、燥热，处方中加小剂量陈皮、知母可以解决。

此外，补阳还五汤的剂量比例要记住，必须黄芪量最大。其他的活血化瘀药剂量很小，效果才好。有人简单地把冠心病（冠状动脉粥样硬化性心脏病）等于胸痹病，简单地认为冠心病就是活血化瘀。但实际上临床上最常见的冠心病类型是补阳还五汤。

冠心病的患者，是不能够运动的，病发作的时候，要一动不动，绝对不可以活动，一活动心绞痛就会加重。这说明是虚证，而且以气虚为主，最主要的矛盾就是气虚。

冠心病的患者，有齿痕舌，同时又脉无力，一定要首选补阳还五汤。

补阳还五汤中黄芪的量要最大，一定要以补气为主，活血化瘀为辅，一般是8：2。补气和活血化瘀的量8：2或者7：3都是非常恰当的比例。

现在我都是常规加陈皮。因为我发现黄芪量大的时候，出现肚胀、腹胀的比例非常高。所以干脆就加上 2～3g 的陈皮，疗效满意，患者也不会出现肚胀、腹胀的现象。

现代医学治疗冠心病除了放支架之外，还要让患者吃 3～5 年的药。我们中医吃 1 年虽然是常见的，但到最后也不会天天服药。到最后就是 2～3 天吃 1 剂，或者隔三岔五吃 1 剂药。

大家记住这个类型，冠心病，舌质淡，苔薄白，边齿痕，脉无力，用补阳还五汤加陈皮。加 2～3g 的陈皮，效果非常好。等你们治的患者多了就知道了，冠心病最常见的类型就是补阳还五汤。

刚才也反复讲了，之所以是补阳还五汤，是因为冠心病的患者，心绞痛的患者，疾病发作的时候，是不可以活动的，只要一活动，病情必然加重，并且好多患者都是在劳累的情况下发作的。劳累的时候发作，讲诱因辨证的时候，就是气虚为主，那么考虑到冠心病的患者，毕竟是有一点瘀血的，所以经过多次的筛选以后，补阳还五汤正好是治疗这个类型的最佳处方。因为补阳还五汤在《医林改错》里面是解决气虚血瘀的代表方。

也许有的同学会问，咱不是讲经方吗？怎么又讲了补阳还五汤？其实我们可以把补阳还五汤认为是经方，《医林改错》里面的好多处方，也可以认为是经方，因为效果非常好。

答案：初诊处方补阳还五汤加陈皮。黄芪 60g，当归 6g，赤芍 2g，地龙 2g，川芎 2g，红花 2g，桃仁 2g，陈皮 2g。15 剂。

临证问答

问：冠心病没有胸痛，平躺不下去，躺下就胸闷气短，活动以后气喘气短心悸，能不能诊断为咳逆上气病和气短病？

答：可以诊断为短气病。

问：咳嗽气短不能平躺，躺下有猫叫声，这个猫叫声对疾病诊断用药有何帮助？

答：支气管哮喘，射干麻黄汤或定喘汤或麻黄连翘赤小豆汤。

问：黄芪的量从多少起步？

答：60g 起步，以后逐渐加量。

问：特别爱汗出用合上玉屏风吗？

答：不合。只有爱感冒、汗出、怕风的患者，才合玉屏风。

经方讲习录（二）

问：按照病脉证治，此人从胸痹病入手可否用枳实薤白桂枝汤合茯苓杏仁甘草汤、升陷汤。还是一定要考虑活血化瘀药，比如升陷汤合桂枝茯苓丸这样的呢？

答：胸痹病严格来说，有腻苔的用瓜蒌剂效果才好。气短，有水滑苔的才加茯苓杏仁甘草汤。

问：吃中药的时候，要同时吃其他药吗？

答：一般不吃。患者以前吃的药不要停，如果没有吃，可以不吃。就这么简单，患者以前是什么状态还是什么状态，只是再加上我们的中药。

问：如果血压高的话，能用补阳还五汤吗？

答：血压高的患者，该吃降压药还吃降压药。按照我们的诊断，一个舌质淡，苔薄白，边齿痕，脉无力，血压高的冠心病患者，照样用补阳还五汤。并且用上一段时间以后，血压就会逐渐下降的。但是不要给患者承诺，不要让患者停降压药，以前怎么吃还怎么吃，是没有任何问题的。大家不用考虑黄芪120g，会把血压给升上去，不可能的。只要是脉无力，齿痕舌的，吃了以后就不会升的。

现代医学的诊断跟我们都没关系，因为患者早就确诊了，就是这个病，想法儿治就行了。

齿痕舌，脉无力，冠心病，放心大胆用黄芪，不会有事儿的。如果脉有力的，用黄芪就诊断错了，那用什么都会出问题。正确诊断的前提下，绝对不会升血压的，不但不会升压，还会降压。

问：请问实证的冠心病（脉有力），除了用瓜蒌薤白白酒汤还有其他类型吗？

答：实证的，除了瓜蒌薤白半夏汤，最常见的类型就是柴胡加龙骨牡蛎汤。

实证，也是经常会碰到的，如果舌苔腻的，用瓜蒌薤白半夏汤；如果心下有压痛的，用小陷胸汤；我的经验，好多都是柴胡加龙骨牡蛎汤，不能说都是，只是说最常见的；大柴胡汤合桂枝茯苓丸类型的也不少。

※ 病案 2

刘某，女，53 岁，郑州人。2021 年 12 月 5 日初诊。

主诉：冠心病，近 1 个月胸闷，气短，上二楼就会喘；夜里有时会喘不上气被憋醒；眼睑有点发白，轻度贫血；纳可，睡眠可，大小便正常。

刻诊：舌质淡，边齿痕，舌苔薄白水滑，脉无力。

予处方 7 剂。请大家思考，该用什么处方（提示：一个时方合两个经方，再加一味中药，答案见下文）？

2021 年 12 月 12 日二诊：服药前 3 天半夜还有憋醒的症状，后几天再没出现。胸闷气短减轻；乏力，运动后气喘明显；纳可，睡眠可，舌质淡红，边齿痕，苔薄白水滑；脉无力。继服原方。

2021 年 12 月 19 日三诊：夜里不再憋醒了，白天会有气上不来的感觉，纳可，睡眠可，舌质淡红，边齿痕，苔薄白水滑；脉无力。原方加升麻 3g，柴胡 3g。

2021 年 12 月 26 日四诊：再没有出现夜里憋醒的症状，胸闷气短好了很多，上三楼喘不明显了，纳可，睡眠可，舌质淡红，边齿痕，苔薄白；脉较之前有力了。予三诊处方做成的膏方，剂量见下文。

分析：从现代医学的诊断上来讲，这个患者很危险，病情比较重，在夜里有憋醒的现象，这叫不稳定型心绞痛。不稳定型心绞痛发展成心肌梗死的概率非常高，猝死的可能性非常大。

经方讲习录（二）

这个医案可以学习一个知识点，贫血等于中医学里面的当归芍药散。以后见了贫血的患者，就用当归芍药散，效果非常理想。

这样也是为了照顾我们一些中医小白。中医小白基础比较差的，学一点儿非常实用的知识点，贫血的用当归芍药散。

合五苓散是因为舌苔水滑。舌质淡，舌苔水滑，这是冷水，所以用五苓散来治疗冷水，把冷水解决掉。

齿痕舌，脉无力，要选一个黄芪剂，因为冠心病，所以选择了补阳还五汤。

这个医案就在上一个医案的基础上，稍微有点儿复杂了。有贫血了，当归芍药散。有水有舌苔水滑，合五苓散。治疗的效果也是非常好的。

答案：初诊处方补阳还五汤合五苓散、当归芍药散加陈皮。黄芪120g，赤芍2g，地龙2g，红花2g，桃仁2g，陈皮2g，猪苓9g，茯苓9g，白术9g，泽泻15g，桂枝9g，当归9g，白芍15g，川芎9g。7剂，水煎服。

四诊膏方：补阳还五汤合五苓散、当归芍药散加陈皮、升麻、柴胡。黄芪3600g，当归900g，赤芍90g，地龙90g，川芎90g，红花90g，桃仁90g，陈皮90g，猪苓270g，茯苓270g，泽泻270g，桂枝900g，白术360g，升麻90g，柴胡90g，白芍270g。做成膏方。

临证问答

问：玫瑰茄和当归芍药散对治疗血虚的区别是什么？

答：玫瑰茄治疗贫血。当归芍药散也治疗贫血，效果都很好。

问：舌苔水滑，当归芍药散里面不是有茯苓和白术了吗？不用五苓散可以吗？当归芍药散不用按比例给量吗？

答：该用五苓散还要用。当归芍药散的比例按我的用法用。

问：怎样看出患者是贫血，有什么指标吗？

答：化验贫血，或者眼睑发白。

问：可以合茯苓杏仁甘草汤吗？

答：可以。

问：贫血有没有脉有力的？是实证的？

答：有，当然有。

※　病案3

王某，女，53岁。2021年9月19日初诊。

主诉：胸闷气短，乏力。

刻诊：喜叹气，干重活症状加重，怕冷，腿脚凉，精神欠佳；纳可，睡眠可，大小便正常，舌质淡，边齿痕，舌苔薄白；脉沉无力。

请大家思考，该用什么处方（提示：一个时方合一个经方，再加一味中药，答案见下文）？

该患者反馈，服药后胸闷气短明显改善，服药1个月后心脏症状基本消失，腿脚凉好很多。

分析：这个患者脉无力，怕冷腿脚凉，这是少阴病，用四逆汤。干重活儿以后症状就加重了，实际上就是运动后加重，气虚的典型表现。冠心病气虚瘀血类型的用补阳还五汤加陈皮。

答案：初诊处方补阳还五汤合四逆汤加陈皮。黄芪120g，当归6g，川芎3g，桃仁3g，红花3g，赤芍3g，地龙3g，黑附子6g，干姜6g，陈皮2g，炙甘草6g。

临证问答

问： 补阳还五汤合当归四逆汤加吴茱萸、生姜可否？

答： 当归四逆加吴茱萸生姜汤用于厥阴病，这个患者是少阴病。

问： 苔厚腻怎么办？

答： 冠心病苔厚腻，考虑合瓜蒌薤白半夏汤。

问： 这个患者用麻附辛合补阳还五汤加陈皮可以吗？

答： 这样的病，我们不会考虑麻黄剂，因为麻黄是泄气的，患者本来就气虚。所以不会去考虑麻附辛的，像这样的情况就是四逆汤。

问： 为什么不用升陷汤？

答： 升陷汤黄芪量是 18g，量小，像解决冠心病这样的情况往往效果不好。

问： "胸痹篇"没有提到脉象，是不是在病脉证治的基础上根据症状都可以合上？

答： "胸痹篇"倒是提到了脉象，但提的脉象大家都不会，所以现在我们先把脉象放一边。

问： 气短，气喘活动后加重是不是考虑虚证？

答： 是的，这种情况下，先考虑虚证。

※ **病案 4**

王某，女，58 岁，安阳人。2021 年 10 月 3 日初诊。

主诉：冠心病，左胸偶有隐痛，心慌、乏力，上楼喘气，有时上气不接下气；腿无力；胃有时不舒服，血糖高，血压高；纳可，睡眠可，大小便正常。舌淡，边齿痕，苔薄白水滑；脉无力。

予处方7剂。请大家思考，该用什么处方（提示：一个时方合一个经方，再加两味中药，答案见下文）？

2021年10月9日二诊：气短乏力减轻，心慌，有时上气不接下气；胃有时不舒服，血糖高，血压高；纳可，睡眠可，大小便正常，舌淡，边齿痕，苔薄白水滑；脉无力。原方30剂。

2022年1月1日三诊：再没有出现上气不接下气的症状，胸口隐痛症状再没出现，劳累后有些喘，腿有劲了，偶尔心脏会有压迫感；饥饿了心脏会难受；脉较之前有力；舌淡，边齿痕，苔薄白水滑。原方吃一天停一天。

分析：这个医案通过我们刚才的讲解已经变得非常简单了。患者有糖尿病加仙鹤草30g。因为劳累以后喘，脉无力，齿痕舌，用补阳还五汤，舌苔水滑，合五苓散。

答案：初诊处方补阳还五汤合五苓散加陈皮、仙鹤草。生黄芪80g，当归6g，赤芍2g，地龙2g，川芎2g，红花2g，桃仁2g，陈皮2g，猪苓9g，茯苓9g，泽泻15g，白术9g，桂枝9g，仙鹤草30g。7剂。

临证问答

问：脉是中等力度，不好确定有力无力时，应该怎么确定虚实？

答：脉不好确定的时候，按患者的肚子。如果肚子非常硬，按脉有力算；如果患者肚子比较软，按脉无力算。这是一个辅助诊断方法，在我们无法确定患者的脉到底是有力还是无力的时候，采用这个方法。

问：升陷汤和补阳还五汤都有气上不来，爬楼梯喘的感觉，怎么鉴别？

答：升陷汤用于上气不接下气，气喘吁吁的患者，患者有腹部胀的时候，就考虑用升陷汤。实际上用于更加危险的情况，即大气下陷。升陷汤用的时候是不用活血化瘀药的，这个时候，不能再活血化瘀了。单纯地把气升上来、补上来就行了，用于纯虚证。补阳还五汤里面还是有活血化瘀成分的，用于虚实夹杂证。

问：这个患者胸有隐痛，不考虑瓜蒌薤白半夏汤？

答：刚才讲了，胸有隐痛，胸痹病，往往是有腻苔的时候用瓜蒌薤白半夏汤效果才好。

问：脉无力属于三阴病，用了三阳病五苓散的处方，是因为加了补药的缘故吗？

答：是的。

※ 病案 5

蔡某，男，60 岁，郑州人。2021 年 6 月 19 日初诊。

主诉：冠心病，期前收缩，走路时间长会胸闷气短，晚上睡觉会憋醒，需要坐起来才能缓解，左右侧卧时能听到心跳声，胃不舒服，胃胀，吃多了会诱发期前收缩。脉无力；舌体胖大，边齿痕，舌苔薄腻湿润。

处方：补阳还五汤合五苓散。生黄芪 60g，当归 6g，赤芍 2g，地龙 2g，川芎 2g，红花 2g，桃仁 2g，陈皮 2g，猪苓 9g，茯苓 9g，泽泻 15g，白术 9g，桂枝 9g。7 剂。

2021 年 6 月 27 日二诊：胸闷气短症状缓解不明显，胃反酸，吃完饭后堵；舌体胖大，边齿痕，舌苔薄腻湿润；脉无力。处方：舒肝健胃丸。

2021年10月9日三诊：胸闷气短，活动后加重，晚上睡觉会憋醒，需要坐起来才能缓解，左右侧卧时能听到心跳声，胃不舒服，胃胀，吃多了会诱发期前收缩。脉无力；舌体胖大，边齿痕，舌苔腻。予处方7剂。

请大家思考，该用什么处方（提示：两个经方，再加三味中药，答案见下文）？

2021年10月23日四诊：胸闷气短症状缓解，胃胀，胃反酸明显好转，这周晚上睡觉没有出现憋醒的症状。走路长了胸闷，早饭多吃一点会出现期前收缩，脉无力；舌体胖大，边齿痕，舌苔腻。三诊处方7剂，配合保和丸。

2021年10月30日五诊：再没有出现晚上睡觉憋醒的症状，走路路程可以比以前长了，剧烈运动胸口闷不舒服，早饭可以多吃一点了；脉较之前有力；舌体胖大，边齿痕，舌苔腻。三诊处方，黄芪加至60g。

分析：这个医案刚开始我用的效果不太好，后来纠正了一下，然后又取得了效果。这个算是误诊误治的一个医案。后来也是感谢患者的信任，又给了我几次治疗的机会，进行了纠正。

从我内心来讲，我是希望一个患者，来我这里两趟，如果不见效我就不敢看了。但是也有些患者，他不是来了两趟而是来了十二趟，压力很大。

这也是患者在逼着我们进步。在这儿坐诊以后，回到家，不研究不行。患者下个星期还要来，到家就赶紧翻资料、研究、思考。大家看这个病案，实际上就是一个误案。

这个患者是有痞证的，有痞证，有冠心病。这个时候我自己就把原则忘掉了，有痞先治痞，痞解治其他。要先治疗痞证。另外，他的舌苔有点腻，当然，应该用瓜蒌薤白半夏汤。

这个患者失误在两个地方：第一，患者有痞证，没有先解决痞证。第二，患者的舌苔有点儿腻，应该首选瓜蒌薤白半夏汤，先把痰治下去。由于他脉无力，加了黄芪。

答案：三诊处方瓜蒌薤白半夏汤合半夏泻心汤加黄芪、丹参、陈皮。全瓜蒌30g，姜半夏9g，薤白9g，黄芩9g，干姜9g，炙甘草6g，人参6g，黄连3g，大枣3个，黄芪30g，丹参9g，陈皮3g。7剂。

临证问答

问：为什么加丹参？

答：这里加丹参，目的是活血化瘀。

问：冠心病在中医里叫什么病？

答：冠心病在中医里，是气短病，胸痹病。现代医学的病，很难跟中医学的病名很完美的对应。

问：这个病案里关于痞证能否加厚朴，枳实，就是合上枳实薤白桂枝汤？能否解决痞证？保和丸能否替换成焦三仙？

答：我觉得保和丸不能换成焦三仙，保和丸里边的成分比焦三仙的成分要多。

关于痞证，还是按照我们的九个痞证的处方来选择。半夏泻心汤解决患者的胃胀。因为这个患者有胃胀有痞证，所以我们开始用补阳还五汤，效果不好。效果不好的原因就是刚才分析的，这个患者误治了，犯的第一个错误是患者有痞证但没有先去解决痞证。

既有表证又有痞证的，九个痞证的处方里面五苓散是同时解决的，还有桂枝人参汤也是同时解决的。一般情况下是有表先解表，表解再治痞，痞解治其他。

问：保和丸可以用附子理中丸代替吗？

答：保和丸绝对不能用附子理中丸代替，因为患者吃饭多了以后严重，我们要帮助其消化。

问：舌苔腻的时候，选择薏苡仁还是瓜蒌薤白半夏汤的依据是什么？

答：冠心病，舌苔腻的时候肯定首选瓜蒌薤白半夏汤。

问：补阳还五汤配合生脉散改善气虚会不会效果更好？

答：补阳还五汤，在气阴两虚的情况下配生脉散，患者除了气虚还得有阴虚。

问：什么情况下用枳实薤白桂枝汤？

答：枳实薤白桂枝汤，有胁下逆抢心，见到这样的症状就是枳实薤白桂枝汤。

问：已经装支架的心脏病患者，辨证正确了可以用补阳还五汤为基础方来加减吗？

答：可以。

三、甲状腺功能减退症

甲状腺功能减退症，是现代医学里面的一个病名，简称"甲减"。

下面5个病案选的都是甲减的患者，这样有利于大家对这个病有一个整体认识。

先来讲一下甲减这个病，有好多人是做体检的时候检查出来的，平常没症状，也有的是一些比较轻微的症状，像怕冷，乏力，或者心率慢，食欲差，还有的是表情呆滞、反应迟钝、情绪低落。甲减最主要的一个特征叫黏液性水肿。这都是现代医学方面的一些知识点。总之，诊断和我们无关，因为患者来了以后，会直接告诉我们他是一个甲减患者。

我们看患者是不是甲减，就看促甲状腺激素（TSH），TSH 升高就是甲减。别的价值都不大，看不看都可以，就看 TSH 这一个指标，TSH 升高，就是甲状腺功能减退症。

※ 病案1

胡某，女，50 岁。2021 年 5 月 29 日初诊。

主诉：甲减（吃着左甲状腺素钠片）？

刻诊：漏尿，睡眠差，口苦，大便黏，无明显怕热或怕冷，手脚不凉，能吃凉食，精神可以。舌质淡红，边齿痕，苔薄白，脉有力。腹诊无压痛。

予处方 15 剂，中成药 1 瓶。请大家思考，该用什么处方（提示：一个经方，一个中成药，答案见下文）？

2021 年 7 月 10 日二诊：睡眠改善，大便黏，漏尿无变化。

分析：这个患者正在吃着左甲状腺素钠片，甲减的患者一般吃的都是左甲状腺素钠片。现代医学里面是缺什么补什么。现在患者缺甲状腺素，那么就补充甲状腺素。①脉有力，三阳病，不再考虑三阴病的处方。②脉有力，口苦，说明有少阳病。③一个少阳病的患者睡眠差，那就需要用柴胡加龙骨牡蛎汤。

这个患者的诊断依据需要我们一步一步推理：第一步，患者脉有力，是三阳病；第二步，脉有力加口苦，是少阳病；第三步，脉有力加口苦加睡眠差，就等于柴胡加龙骨牡蛎汤。所以，这个患者的经方处方是柴胡加龙骨牡蛎汤。另外针对患者的齿痕舌，我还给他推荐了一个中成药，补中益气丸。

关于这个病案，我再给大家提醒一点，患者当时的舌质是淡红的，所以用了红参。另外，龙骨、牡蛎、大黄都是一起煎的，没有先煎和后下。柴胡加龙骨牡蛎汤里铅丹是不能用的，铅丹要用代赭石来代替的，是绝对不能用铅丹的。

答案：初诊处方柴胡加龙骨牡蛎汤。柴胡24g，姜半夏9g，黄芩9g，龙骨30g，牡蛎30g，桂枝9g，茯苓9g，生大黄2g，生姜3片，大枣3个，人参9g，代赭石30g。15剂。配合补中益气丸。

临证问答

问：为什么用补中益气丸？

答：因为齿痕舌。齿痕舌就是气虚。

问：可不可以用大柴胡加龙骨牡蛎汤？

答：不可以。

※ 病案2

贾某，女，37岁。2021年11月27日初诊。

主诉：甲减正在吃左甲状腺素钠片，巧克力囊肿，乳腺增生，月经量少，心烦，胆小，大便2天一行。怕冷，汗出正常，小腹不凉，口不苦，可以吃凉东西，精神好，饮食可以，睡眠一般。舌质红苔薄白，脉有力。

予处方7剂。请大家思考，该用什么处方（提示：一个经方，答案见下文）？

2021年12月18日二诊：心不太烦了，胆小也好些了；睡眠浅；自己停了左甲状腺素钠片。痛经，痛时有下坠感，经量少。舌质红，苔薄白。

分析：患者正在吃左甲状腺素钠片，同时，除了现代医学诊断的甲减，还有巧克力囊肿，乳腺增生。患者脉有力，是三阳病，有心烦，胆小。大家记住，脉有力加心烦、胆小就等于柴胡加龙骨牡蛎汤，大家以后这样用就行了。

在临床上，只要见到一个患者脉有力，心烦，胆小，就一定是柴胡加龙骨牡蛎汤。

二诊的时候，患者的心烦减轻，胆小也好转了，对她是有疗效的，但是痛经没有好转。这个患者用了西洋参，是因为舌质红。第一个患者用红参，是因为舌质淡。

答案：初诊处方柴胡加龙骨牡蛎汤。柴胡24g，姜半夏9g，黄芩9g，龙骨9g，牡蛎9g，桂枝9g，茯苓9g，大黄2g，生姜3片，大枣3个，代赭石30g，西洋参6g。7剂。

※ 病案3

王某，女，43岁。2021年12月4日初诊。

主诉：失眠10年，长期上夜班导致甲减，吃着左甲状腺素钠片。手脚爱汗出，口渴喜热饮。怕冷怕热不明显，手脚不凉，口不苦，大便基本正常，可以吃凉东西，睡不着，在床上来回翻身，心烦，胆小，小腹凉。舌质红苔薄白，脉有力，腹诊，左少腹压痛。

予处方7剂，一个中成药。请大家思考，该用什么处方（提示：三个经方合方，一个中成药，答案见下文）？

2021年12月11日二诊：睡眠好转，小腹不凉了，舌质红，苔薄白，脉有力，腹诊，心下压痛，左少腹压痛。

予处方7剂。请大家思考，该用什么处方（提示：四个经方合方，答案见下文）？

2021年12月26日三诊：脾气好多了，睡眠改善不大，舌质红，苔薄白，脉有力，腹诊，左少腹压痛。

分析：这个病案，脉有力加心烦，胆小，等于柴胡加龙骨牡蛎汤。患者失眠，睡不着，在床上来回翻身，是栀子淡豆豉汤。患者做了腹诊，左少腹压痛，根据腹诊的结果，选择桃核承气汤。所以三个经方是，柴胡加龙骨牡蛎汤，栀子淡豆豉汤，桃核承气汤。

用方的依据是脉有力兼心烦兼胆小，等于柴胡加龙骨牡蛎汤，睡不着失眠，在床上来回翻身等于栀子淡豆豉汤，左少腹压痛等于桃核承气汤。

患者是个女性，腹部凉，用少腹逐瘀颗粒。初诊的时候我们用的是柴胡加龙骨牡蛎汤合栀子淡豆豉汤合桃核承气汤，中成药用少腹逐瘀颗粒，再看吃了药以后的情况。

服药后，先是睡眠好转，腹部不凉了。后半夜嗓子干咽干，比较明显，这个时候仍然是脉有力，腹诊的时候又多了一项心下压痛。心下压痛用小陷胸汤。二诊在上一诊处方的基础上，又多了一个小陷胸汤。三诊的时候脾气好多了。桃核承气汤治疗患者的坏脾气，是非常有把握的。

答案：初诊处方柴胡加龙骨牡蛎汤合栀子豉汤合桃核承气汤。柴胡24g，姜半夏9g，黄芩9g，龙骨30g，牡蛎30g，桂枝9g，茯苓9g，大黄2g，生姜3片，大枣3个，代赭石30g，西洋参6g，桃仁9g，芒硝6g，炙甘草6g，栀子9g，淡豆豉9g。7剂，配合少腹逐瘀颗粒。

二诊处方柴胡加龙骨牡蛎汤合栀子豉汤、桃核承气汤、小陷胸汤。柴胡24g，姜半夏9g，黄芩9g，龙骨30g，牡蛎30g，桂枝9g，茯苓9g，大黄2g，生姜3片，大枣3枚，代赭石30g，西洋参6g，桃仁9g，芒硝6g，炙甘草6g，栀子9g，黄连3g，淡豆豉9g，全瓜蒌30g。7剂。

临证问答

问：这个患者是第一次腹诊没发现心下压痛吗？还是一诊没有，治疗之后二诊才出现的？

答：这个患者一诊的时候没有心下压痛，二诊出现了。

问：芒硝需要后下吗？

答：芒硝是需要后下的，等药煮好以后，把药渣儿去掉，趁热儿把芒硝倒进去，赶紧搅一下。

问：手脚不凉和可以吃凉东西是排除三阴证吗？

答：只要脉有力就把三阴病排除了。

问：小陷胸汤不用看舌质和舌苔吗？如果舌淡苔白也可以用吗？

答：只要心下压痛就可以考虑用小陷胸汤了，一般这个时候不用看舌苔。我们现在教的腹诊，只要做出来就可以用，在脉无力的情况下，因为是虚证，需要再加补药。

问：脾气很差，但脉无力，用桃核承气汤，再加什么药？

答：患者脾气非常差，我们做出来该用桃核承气汤，这个时候脉无力，是需要加补药的。用的时候，桃核承气汤的量要小，同时要加补药，气虚加黄芪，血虚加当归，阴虚加生地黄或者熟地黄，阳虚加附子。

问：大黄的量加到 10g 可以吗？

答：大黄的用量都是根据患者大便干的情况来用的，大黄是必须得用的。

问：只能用姜半夏吗？可以用法半夏代替吗？

答：原则上来说，我们都应该用生半夏的，不是用法半夏也不是用姜半夏，就是应该用生半夏。

※　病案 4

段某，女，43 岁。2022 年 2 月 20 日初诊。

刻诊：甲减，大便干，外阴白斑，爱上火。又怕冷又怕热，手脚不凉，晨起口苦口酸，爱汗出，一动就汗出，可以吃凉东西，白带正常，睡眠不好；舌质红，舌苔黄腻，脉有力，腹诊无压痛。

予处方15剂。请大家思考，该用什么处方（提示：两个经方合方，再加一味治疗腻苔的中药，答案见下文）？

2022年3月13日二诊：睡眠好多了，入睡快了，大便不干了，还有口苦，头屑多，胆小，紧张性尿频。舌质红，舌苔黄腻，脉有力，腹诊无压痛。

分析：患者怕冷，爱汗出，脉有力，这是太阳病，桂枝剂。患者怕热，大便干，脉有力，这是阳明病，大黄剂。患者口苦，脉有力，这是少阳病。患者是三阳合病，选择柴胡加龙骨牡蛎汤。

患者爱上火，用下瘀血汤。患者舌苔黄腻，加薏苡仁。最后处方：柴胡加龙骨牡蛎汤合下瘀血汤加薏苡仁。吃了药以后，患者的睡眠好多了。当然这个患者也可以根据脉有力兼口苦兼睡眠差，直接用柴胡加龙骨牡蛎汤。

答案：初诊处方柴胡加龙骨牡蛎汤合下瘀血汤加薏苡仁。

临证问答

问：下瘀血汤无腹诊体征也可以用吗？

答：只要爱上火就可以用下瘀血汤。

问：大便稀，怕热，脉有力，也是大黄剂吗？

答：大便稀，怕热，脉有力，照样是大黄剂，这个时候往往患者大便是黏的。

问：舌苔黄腻可以用茵陈吗？

答：舌苔黄腻，我喜欢用薏苡仁，这是我的一个用药习惯。茵陈蒿汤往往用于吃饭的时候大汗出，或者但头汗出的情况下会考虑用茵陈。

问：外阴白斑怎么考虑？

答：外阴白斑，我考虑还是湿热导致的。患者脉有力，既有湿热，又有外阴白斑，考虑龙胆泻肝汤，也可以考虑当归拈痛汤。

问：口酸考虑什么？

答：这里口酸没有考虑，我们认为这是一个无效症状。

问：脉有力，口苦，整夜不能深睡，做梦，老是梦见去世的人，也用柴胡加龙骨牡蛎汤吗？

答：梦见去世的人，严格来说这是噩梦，还是要考虑柴胡加龙骨牡蛎汤的；春梦一般考虑桂枝加龙骨牡蛎汤。

问：甲减的患者脉无力怎么治疗？

答：我治了这么多甲减的患者，最起码有二三百例了，都是脉有力的，没有碰到脉无力的情况。你要是碰到了再跟我说，我没有碰到过，所以我给大家选了这几个病案来讲。

问：桂枝加龙骨牡蛎汤与柴胡加龙骨牡蛎汤怎么鉴别？

答：桂枝加龙骨牡蛎汤是芤脉，脉无力；柴胡加龙骨牡蛎汤脉是有力的，区别非常大。

问：齿痕舌，脉有力，也要加黄芪吗？齿痕舌不用考虑脉吗？

答：只要是齿痕舌，就是黄芪剂，说明有气虚。比如第一个患者，脉有力，推荐补中益气丸。另外，齿痕舌，脉有力的患者，治好之后要用黄芪剂来除根的。

举一个例子，一个过敏性鼻炎的患者，用小青龙汤治好了，但是有齿痕舌就要用玉屏风颗粒来除根，玉屏风颗粒里就含有黄芪。

问：桂枝加龙骨牡蛎汤是虚证，脉无力吗？

答：是的，桂枝加龙骨牡蛎汤，脉一定是无力的。

※ 病案5

刘某，女，68岁。2022年3月5日初诊。

刻诊：甲减，吃着左甲状腺素钠片；偶有头晕，心慌；失眠，夜里醒了不能再入睡，多梦。血糖高、血压不稳定，无明显怕热怕冷，口苦，吃凉东西没有不舒服，大便黏，舌质淡红，苔薄白，脉有力。

予处方15剂。请大家思考，该用什么处方（提示：一个经方，答案见下文）。

2022年3月20日二诊：睡眠明显改善，能睡到凌晨五点。头晕心慌没有出现。

分析：我治疗甲减的患者一般吃上两三个月，之后化验TSH正常，那就除根了，就好了，就停左甲状腺素钠片。一般都是要求他们20天或者1个月化验一次TSH，TSH在降低，这个时候左甲状腺素钠片就可以减量。等TSH正常以后，就可以完全停掉，不用吃了，除根了。疗效上面不用担心，效果非常好。但要想停药，需要吃上两三个月。

第5个医案非常简单，脉有力加口苦加失眠等于柴胡加龙骨牡蛎汤。吃了药以后睡眠好了，头晕心慌消失，效果非常好。

答案：初诊处方柴胡加龙骨牡蛎汤。柴胡24g，黄芩9g，桂枝9g，茯苓9g，龙骨 30g，牡蛎 30g，大黄 2g，代赭石 30g，姜半夏 9g，人参 6g，生姜 3 片，大枣 3 个。15 剂。

临证问答

问：上述几位患者在失眠都还没完全好的情况下，继续服用柴胡加龙骨牡蛎汤吗？

答：当然要继续用柴胡加龙骨牡蛎汤。患者需要吃两三个月才能够彻底好。

问：用磁石或代赭石代替铅丹哪个效果好？

答：一般情况下都是用代赭石代替铅丹。耳鸣的患者用磁石。

问：要是耳聋用磁石量是多少？

答：磁石用 30g。

问：术后的，左甲状腺素钠片是不是不能停服？

答：手术后的甲减患者左甲状腺素钠片也是可以停的。只要通过正确治疗，你觉得永远无法实现的都是可以做到的。

问：诊断阳明病最主要的依据是什么？

答：第一，必须脉有力。第二，要怕热。或者说脉有力，大便困难，也叫阳明病。